手术室医疗设备
精细化管理与操作指南

主 编 高建萍 姚 兰 杨雪松
副主编 许春娟 王 方 王妍真 宋玉玲

U0304322

科学出版社

北 京

内 容 简 介

本书以手术室医疗设备临床实际操作为中心内容，突出操作的直观性，对手术室医疗设备的适用范围、原理与性能、仪器组成及配置、操作技术、仪器特点、常见故障及处理、维护与保养等方面进行了较为详细的阐述。

本书内容详尽，具有较强的实用性、可操作性，可作为手术室仪器设备使用指导用书，可供医院手术室护士及相关临床科室人员参考学习。

图书在版编目（CIP）数据

手术室医疗设备精细化管理与操作指南 / 高建萍，姚兰，杨雪松主编.
—北京：科学出版社，2019.6
　ISBN 978-7-03-061702-6

　Ⅰ．①手… Ⅱ．①高… ②姚… ③杨… Ⅲ．①手术室－手术器械－设备管理－指南 Ⅳ．① R612-62

中国版本图书馆 CIP 数据核字（2019）第 121055 号

责任编辑：车宜平 康丽涛 / 责任校对：张小霞
责任印制：李 彤 / 封面设计：吴朝洪

科学出版社 出版
北京东黄城根北街 16 号
邮政编码：100717
http://www.sciencep.com
北京凌奇印刷有限责任公司 印刷
科学出版社发行 各地新华书店经销
*
2019 年 6 月第 一 版 开本：787×1092 1/16
2022 年 1 月第三次印刷 印张：19 3/4
字数：458 000
定价：88.00 元
（如有印装质量问题，我社负责调换）

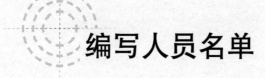

编写人员名单

主　　编	高建萍　姚　兰　杨雪松
副 主 编	许春娟　王　方　王妍真　宋玉玲
编　　者	（按姓氏汉语拼音排序）

班翠普　冯晓双　高　伟　高建萍
康毓玲　李　娇　李　婷　李　渊
李恩润　李晓娟　刘　蛟　刘国库
宋玉玲　王　方　王　静　王妍真
魏雪娇　邢丽君　许春娟　杨　建
杨雪松　姚　兰　殷　宏　于善江
张　娟　张　微　郑清耀　周小英

图片摄影　王妍真　宋玉玲

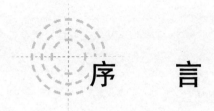

序　言

　　《手术室医疗设备精细化管理与操作指南》很好地涵盖了当下现代化外科手术技术发展所需的医疗设备。外科医生拥有高超的技术，在手术仪器的辅助下，手术追求的最高目标正逐步实现：切口变小、创伤减少、出血量减少、血管损伤减轻。

　　手术室内医疗设备繁多，且一些设备的操作十分复杂，医护人员只有提高专业操作技能，才能确保手术更安全、更精准。无论是刚入职的手术室护士，还是经验丰富的临床工作者，都能从这本书中获益，从而更好地理解和掌握手术室最新医疗设备的具体操作方法。

　　该书的编者均为临床一线医护人员，且对手术室医疗设备具有丰富的操作经验。该书以临床实际操作为中心，以教学为基础，介绍了先进手术室仪器设备的操作方法及工作原理，总结了一系列实用且易掌握的故障处理方法，可明显减少手术室仪器设备使用中可能出现的问题，为手术的顺利进行提供保障。同时，该书可用于手术室护理培训，以极大提高培训效果，优化仪器设备管理工作，具有较高的临床实用价值。

北京大学国际医院院长

2019 年 4 月

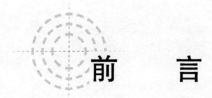

前　言

　　随着外科手术技术的飞速发展，越来越多的手术仪器及治疗设备在外科手术领域得到广泛应用，这对手术室护理人员提出了更高的要求。本书从临床工作需要出发，汇集了最新手术室医疗设备，详细介绍了其操作技能。本书文字精练，图片丰富，便于读者更好地理解和掌握，是一本颇具实用价值的手术室专业教科书，也是手术室岗前培训、临床护生带教、进修轮转学习的重要教材。

　　本书共分为十二章，内容以手术室医疗设备的临床实际操作为中心，突出操作的直观性。从手术室医疗设备的适用范围、原理与性能、仪器组成及配置、操作技术、仪器特点、常见故障及处理、维护与保养等方面进行了详细的介绍。例如，第二章信息类设备中，突出了信息类设备在临床工作中的应用；第三章特殊手术室中，详细介绍了术中磁共振手术室、复合手术室、正负压转换手术室的应用与管理；第十一章微创外科设备中，详细介绍了以微创为特色的3D腹腔镜系统、荧光腹腔镜系统；第十二章显微外科设备中，详细介绍了眼科蔡司OPMI LUMERA 700显微镜和最新的徕卡增强现实荧光（AR荧光）显微镜。

　　本书实用性、可操作性强，是一本手术室仪器设备使用指导用书，对于手术室的专科操作技术工作有较大的实用价值，可供医院手术室护士及相关临床科室人员参考学习。

　　本书在编写过程中得到了北京大学国际医院陈仲强院长、俞红霞执行院长、冯岚副院长、梁军副院长、大外科罗成华主任及各科主任的热忱帮助和大力支持，谨在此表示诚挚谢意！希望本书能对读者有所帮助！

编　者

2019年4月

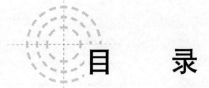

目　　录

第一章

手术室医疗设备管理制度及管理特点

第一节 管理制度

一、目的与范围

1. 为保障各临床科室医疗设备在手术室能够安全、有效的使用，结合实际情况和《北京大学国际医院在用物资使用管理办法》制订本制度。

2. 本制度适用于麻醉手术部医疗设备及各临床科室放置手术室的医疗设备。

二、医疗设备安全使用规定

1. 医疗设备的安全使用由物资部进行统一组织管理。

2. 由科主任负责医疗设备的管理工作，并设置设备管理员，专人负责。

3. 严禁使用未经医院正式批准使用的医疗设备。

4. 严禁使用未依法注册或备案、无合格证明文件、过期、失效、淘汰及检验不合格的物资。

5. 严禁私自将在用物资外借或携带出手术室。

6. 设备操作人员必须具备相关资质，持证上岗。设备使用前操作人员必须接受操作培训及考核，考核成绩合格者方可操作设备。设备操作流程及用户手册需随机存放。

7. 麻醉手术部配合物资部做好国家强制检定设备的计量工作。不可使用未计量或计量证书已过期的设备。

8. 设备使用时注意电气安全及环境情况。在结束当天的工作后，一定要关闭设备电源，避免发生危险。各种仪器设备均需定点放置，使用后应立即放回固定的位置。

9. 设备配备使用记录本，使用人员做好设备使用记录并存档。

10. 设备使用人每次取用设备时先检查外观和配件有无破损，如有破损应告知麻醉手术部设备管理员，由设备管理员决定是否使用设备。如设备发生故障或无法使用，由设备管理员负责拨打报修电话报修，并由麻醉手术部承担相应维修成本。如使用过程中发生故障，由使用部门负责拨打报修电话报修，告知麻醉手术部设备管理员，并承担相应维修成本。

11. 设备管理员负责每月检查设备使用记录。如发现记录内容与事实不符，按规定通报批评，并督促改正。

12. 对于科室放置于手术室使用的设备，由相关科室清点好并由科室设备管理员交付麻醉手术部设备管理员。麻醉手术部设备管理员负责清点数量、使用说明书、操作卡并记录设备型号、序列号。

三、医疗设备维修保养管理规定

1. 设备发生故障,应通过全院统一的报修平台报修至物资部处理。

2. 麻醉手术部配合物资部做好医疗设备的维护保养记录,包括电池定期充放电(配备蓄电池的设备),设备及设备配件表面清洁,除颤仪、血气分析仪自检等相关工作。

3. 急救、生命支持类及大型诊疗设备必须做到每天进行安全检查,包括检查设备外观、报警功能、各指示灯和指示器是否正常等。

4. 设备使用人员应积极参与物资部定期组织的设备维护保养培训及设备应用培训。

四、医疗设备维护保养内容

1. 外观检查 检查设备各旋钮、开关、插头插座有无松动及错位;插头插座的接触处有无氧化、生锈或接触不良;电源线有无老化;散热排风是否正常;各种接线的连接和管道的连接是否良好。

2. 清洁保养 对设备表面、内部的电气部分和机械部分进行清洁;清洗空气过滤网及有关管道;对与仪器有关的插头、插座进行清洁,防止接触不良;对有需求的机械部分进行加油润滑。

3. 更换维修 对已达到使用寿命及性能下降、不合要求的元器件或使用说明书中规定要定期更换的配件要进行及时更换,预防潜在故障的发生、扩大以致整机故障;对电池充电不足的情况要督促有关人员进行定期充电;排除设备上各种明显的或潜在的故障。

4. 功能检查 检查各指示灯、指示器是否正常;通过调节、设置各个开关和按钮,进入各功能设置,以检查设备的基本功能是否正常;通过模拟测试,检查设备各项报警功能是否正常,包括参数设置范围报警、故障代码显示与报警、声光报警、机械安全保护、过载报警、开机自检或手动自检功能等。

5. 性能测试校准 测试各直流电源的稳压值、电路中主要测试点的电压值或波形,并根据说明书的要求进行必要的校正和调整;检查光路的强度、气路的压力、各转换器工作点的指标测试并与标准值进行比较,以保证设备各项技术指标达到标准,确保设备在医疗诊断与治疗中的质量。

6. 安全检查 检查各种引线、插头、连接器、急停开关等有无破损;接地线是否牢靠,接地线电阻和漏电电流(患者漏电电流、机壳漏电电流)是否在允许限度内;检查光路、气路是否有泄漏;检查机架是否牢靠,机械运转是否正常;各连接部件有无松动、脱落或破裂等迹象。

五、应急预案

1. 当手术进行时,术间设备发生故障,麻醉手术部设备负责人在接到通知后第一时间到达现场。确认情况后及时协调备用设备并同时通过报修平台报修。

2. 急救设备置于麻醉恢复室,如遇紧急状况就近取用。

第二节　管理特点

一、医疗设备主要特点

1. 手术室医疗设备数量多、分类细。
2. 设备使用率较高。
3. 使用设备的人员较多。
4. 需做应急处理的设备较多。

二、管理特点

1. 医疗设备标签、包装标识一致　应包括以下几项内容。
（1）产品名称、型号、规格。
（2）生产企业名称、注册地址、生产地址、联系方式。
（3）医疗设备注册证书编号。
（4）产品标准编号。
（5）产品生产日期或批（编）号。
（6）电源连接条件、输入功率。
（7）限期使用的产品，应当标明有效期限。
（8）依据产品特性应当标注的图形、符号及其他相关内容。
2. 设备专管专用　如C形臂X线机等设备，采用专管专用方法进行管理。
3. 设备专管共用　如手术床、高频电刀及腔镜等设备，采用专管共用方法进行管理。

第二章

信息类设备

第一节　智能手术室行为管理系统

　　智能手术室行为管理系统是一款专门为满足医院手术室区域管理，规范医务人员手术室行为，有效管理手术服的发放及回收等需求而开发的智能物联网信息管理系统。

　　智能手术室行为管理系统通过手术室智能物联网设备与医院信息系统互联，应用无线射频识别技术（radio frequency identification device，RFID），将刷手衣、鞋与领用人信息关联，实现对手术室人员准入行为的可追溯管理。通过管理系统的运行能够有效提高手术室人员的工作效率，提高手术室区域内感染控制的监管能力，从而建立手术室资源和人员行为的智能化管理体系，为手术室的安全、高效运行提供可靠保障。

一、组成及配置

　　1. 智能发衣机　是一套全流程智能化的手术室自助服务系统，采取刷卡式操作，按尺码自动发放新的刷手衣，并带有智能语音及储物柜显示屏指示功能。设备配有数据传入端口，可将现有的数据直接接入智能发衣机，与排班记录对接，对进入手术室需要刷手衣的相关人员逐一鉴定发放（图2-1）。

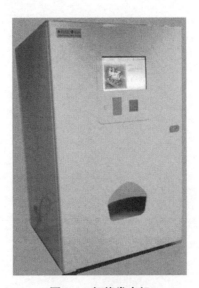

图2-1　智能发衣机

辅助区智能管理系统支持自动（可启用手动模式）选择大、中、小号刷手衣类型并自动发放刷手衣，在智能发衣机上刷IC卡即可领取对应持卡人尺码的含芯片刷手衣，并自动绑定IC卡进行信息关联登记。

2. 智能回收机　全流程化手术智能回收机能够通过感应刷手衣上的芯片，自动记录衣物的归还信息，并将信息回传至辅助区智能管理系统（图2-2）。

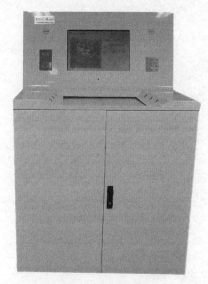

图2-2　智能回收机

3. 智能更衣/鞋柜　医护人员在对应的智能更衣/鞋柜上刷卡或使用分发的刷手衣/鞋进行扫描，智能更衣/鞋柜会自动弹开分配的柜门。医护人员在错误的更衣/鞋柜上扫描，系统会语音提示用户正确的更衣/鞋柜信息（图2-3）。

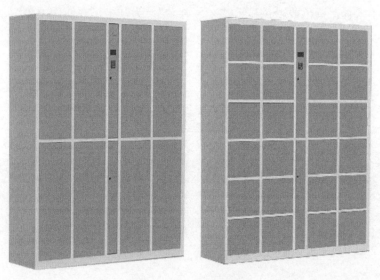

图2-3　智能更衣/鞋柜

4. 自助终端　更衣柜/更鞋柜管理系统界面（图2-4）。

模块切换区域

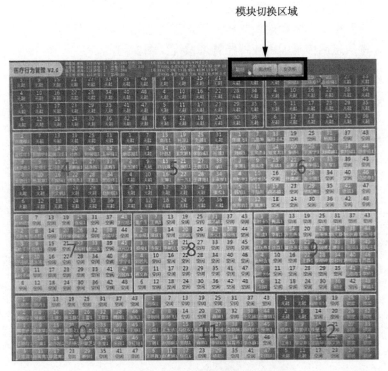

图2-4　更衣柜/更鞋柜管理系统界面　　　　彩图

（1）管理人员系统界面：界面分为三个模块，即"鞋柜""男衣柜""女衣柜"，点击相关模块即可获取箱柜信息。

（2）鞋柜状态分为三种：白色显示"空闲"，为无人使用鞋柜；红色显示"无鞋"，为鞋柜已无手术鞋；蓝色或粉色显示"××姓名"，为鞋柜正在使用中（图2-5）。

鞋柜

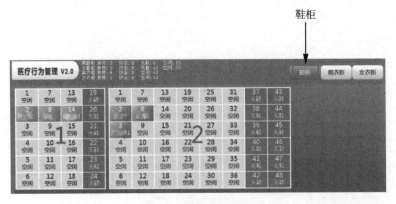

图2-5　鞋柜状态界面　　　　彩图

（3）衣柜状态分为两种：白色显示"空闲"，为无人使用衣柜；蓝色或粉色显示"××姓名"，为衣柜正在使用中（图2-6）。

男衣柜

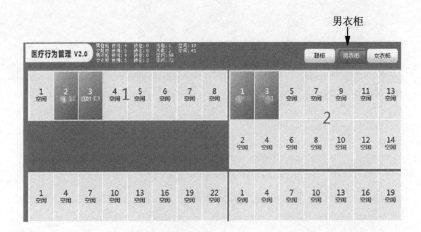

女衣柜

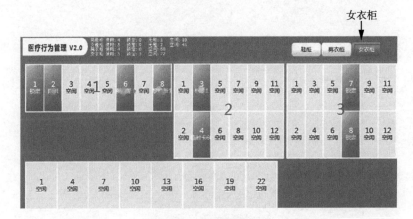

图2-6　衣柜状态界面

彩图

二、操作流程

1. 医护人员操作流程

（1）取鞋流程

1）手术鞋领取：在更鞋柜刷卡处刷卡，可打开柜门（图2-7）。

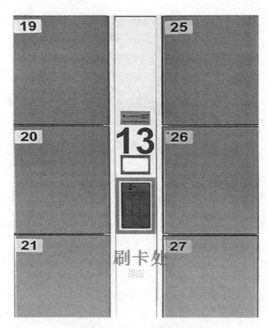

图2-7　手术鞋领取

2）取鞋、放鞋：医护人员将自己的鞋放入更鞋柜下层，取走上层内手术鞋，关闭柜门。

（2）取衣流程：刷手衣领取时，在发衣机刷卡处刷卡，可进行领取（图2-8）。

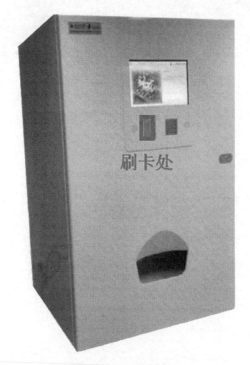

图2-8　刷手衣领取

（3）更衣柜领用流程：衣柜领取时，在更衣柜刷卡处刷卡，可打开柜门（图2-9）。

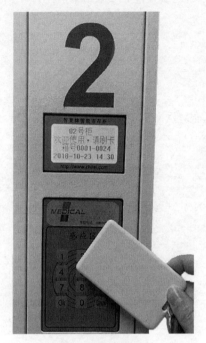

图2-9　更衣柜领用

（4）还衣流程：将刷手衣放置在还衣机玻璃面板上，在刷卡处刷卡（图2-10）。

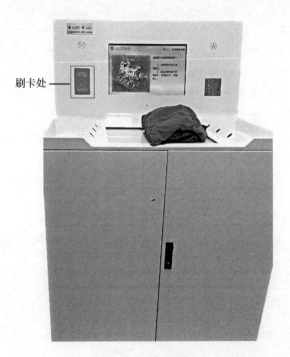

图2-10　还衣机

（5）还鞋流程：将手术鞋放置在还鞋机玻璃面板上，在刷卡处刷卡（图2-11）。注意：只有刷手衣和手术鞋都归还后才能在更鞋柜内取出自己的鞋。

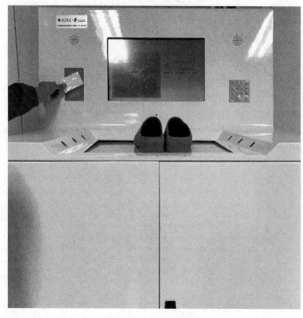

图2-11　还鞋机

2. 管理人员操作流程

（1）鞋柜信息显示：选中"鞋柜状态显示界面"上的某一鞋柜，单机鼠标右键，即可显示如下信息（图2-12）。

1）个人查询：查询使用人员历史使用鞋柜信息。

2）人员分配：将该鞋柜使用权限分配给指定人员。

3）取消分配：取消该人员鞋柜使用权限。

4）卡重置：重置一张卡的使用信息。

5）锁定：锁定有物却无人认领的鞋柜。锁定状态时，无法对此鞋柜进行任何操作。

6）开锁：解除"锁定"状态。

7）开箱：打开指定鞋柜。

8）还鞋：手工还鞋。

9）弹开空鞋柜：弹开X组鞋柜里的空鞋柜。

10）加满鞋子：对某组鞋柜里的空鞋柜进行"加鞋"操作，使深红色"无鞋"状态转变成白色"空闲"状态。

11）锁定柜子：取消某组鞋柜的使用权限。

12）解锁柜子：恢复某组鞋柜的使用权限。

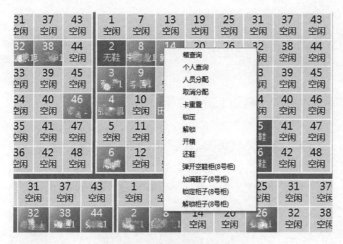

图2-12 鞋柜信息显示界面　　　　　彩图

（2）衣柜信息显示：选中"衣柜状态显示界面"上的某一衣柜，单机鼠标右键，即可显示如下信息（图2-13）。

1）个人查询：查询使用人员历史使用衣柜信息。

2）人员分配：将该衣柜使用权限分配给指定人员。

3）取消分配：取消该人员衣柜使用权限。

4）卡重置：重置一张卡的使用信息。

5）锁定：锁定有物却无人认领的衣柜。锁定状态时，无法对此衣柜进行任何操作。

6）解锁：解除"锁定"状态。

7）开箱：打开指定衣柜。

8）锁定柜子：取消某衣柜的使用权限。

9）解锁柜子：恢复某衣柜的使用权限。

10）弹开空闲柜：弹开某组衣柜里的空衣柜。

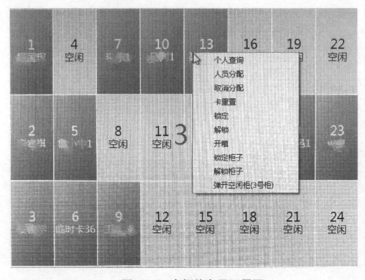

图2-13 衣柜信息显示界面

（3）手术鞋添加（图2-14）

1）在"鞋柜状态显示界面"上选中显示"空闲"的鞋柜，单机鼠标右键。

2）在所出现的信息栏内，点击"弹开空鞋柜"即可打开某组鞋柜的所有"无鞋"柜门。

3）管理人员将手术鞋放置于鞋柜上层并关闭柜门。

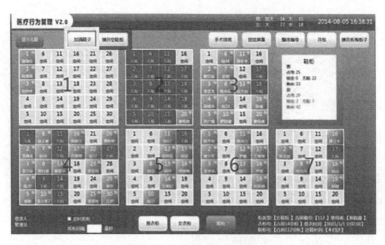

图2-14　手术鞋添加界面

（4）刷手衣添加

1）打开发衣柜的发衣系统，点击发衣系统右上角，在弹出的对话框中输入密码，进入刷手衣添加程序。

2）在"空白"刷手衣添加处进行添加。

3）手工添加刷手衣后，在发衣系统中选中已添加刷手衣"空白"方格，点击程序左下角"加衣操作"选择对应刷手衣尺码，点击"关闭"确认添加完成（图2-15）。

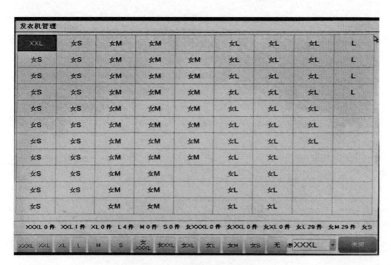

图2-15　刷手衣添加界面

三、系统优势

1. 全流程闭环管理　医院刷手衣流转过程为洗衣房（清洗）、消毒供应中心（消毒）、智能发衣机（净衣）、医护人员使用、智能回收机（污衣）。通过运行智能手术室行为管理系统，可将流程中各部门各环节数据对接，保证刷手衣配送、发衣柜补充、回收柜清理、污衣回收等工作及时进行，在刷手衣跨部门交接时快速清点数量并记录，防止刷手衣丢失等非正常损耗。

2. 人员准入控制　进入手术室的流动人员较多，通过智能手术室行为管理系统的运行，可根据手术排班台次信息来管理各类别人员进入手术室的准入权限、准入时间、准入区域限制，可以将刷手衣上RFID信息与人员绑定以便实时动态管理手术室内全部人员，控制手术间内人员总数，提升手术室的洁净度及规范医护人员的行为。

3. 行为管控　刷手衣不按要求放回、手术人员不按时到位、未穿着刷手衣的人员随意进入洁净区等，这些行为均会给手术室的良好运营带来风险。通过智能手术室行为管理系统的衣物反查询、人员电子签到、人员定位、RFID门禁识别、自动统计考勤等功能，可高效管理手术室人员的行为，从而避免手术室交叉污染风险、刷手衣流失，保障手术间使用率、手术开台率。

4. 更衣柜自动智能分配　根据进入手术室的人员为固定人员或流动人员，将更衣柜分为固定更衣柜和分配更衣柜。在自动发衣柜领取刷手衣时，会显示分配的更衣柜信息。

5. 保障系统安全稳定运行　利用成熟核心技术，通过后台管理软件系统全面监控各终端运行情况，并及时对异常状态进行预警。同时启动应急预案与数据恢复流程，保障系统的安全稳定运行，减少对医院正常工作的影响。

6. 强大的定制化服务　智能手术室行为管理系统可对手术室数据进行管理，定制化开发数据统计管理内容，分级配置不同级别管理者权限，为医院手术室管理提供强大的数据支持及管理保障。

第二节　医流机器人管理系统

医流机器人即医院物流机器人（hospital transmission robot，HTR），是指专为医院物资传送而设计，在计算机和无线局域网络控制之下，以电池为动力，经导向装置引导并按设定的程序自动执行传送、调度、装卸任务的医院物流机器人，可满足医院90%以上的物资配送需求。机器人可自动完成接货、送货、收货等任务，实现院内物资高效供应，保障各科室安全、高效运营。通过与医院信息系统互联，系统可将物资与发放科室、使用科室、使用者自动关联，构成物资流通的追溯链，实现院内物资的精细化管理。

一、适用范围

1. 医院消毒供应中心内布草、器械、耗材等物资大批量集中配送到手术室各二级库。
2. 手术室无菌物品间内布草、器械等物资配送到手术间。
3. 手术室耗材间内高值耗材、低值常用耗材配送到手术间。

4. 手术室药品间内麻醉药品、普通药品配送到手术间。

5. 手术后污染耗材、布草、医疗垃圾配送到各回收站点。

6. 手术后未用耗材等物资按规定退回到原供应科室或指定地点。

7. 手术中标本送至病理科。

8. 病区用药从中心药房配送到各病区。

9. 静脉药物调配中心（pharmacy intravenous admixture service，PIVAS）内部药品运输。

10. 病区静脉输液用药从PIVAS配送到各病区。

11. 病区患者标本从病区配送到检验科。

12. 检验科内部物资递送。

13. 从医院一级库到二级库的大批量物资运输。

二、原理与性能

1. 医流机器人需在其设定的轨道中行驶，采用激光导航，无须铺设轨道，导航精度可达±1厘米。医流机器人行驶速度为0.5～1.5米/秒，且根据路况自动调整运行速度。

2. 医流机器人具有多种避障传感器，如激光雷达、红外传感器、超声传感器、视觉传感器、接触式传感器等，以保障配送途中遇到障碍物时可以提前停止运动不与障碍物发生碰撞，并可以重新规划路线，主动避让障碍物继续执行任务。

3. 医流机器人具有电量管理功能，可检测自身电量，并通过指示灯、语音、管理系统等多种方式显示电量，还可自动到充电桩充电，无须人工干预。

4. 医流机器人具有无线射频识别卡、二维码、账号密码、指纹识别等多种身份识别方式，并支持多种功能操作权限管理。

三、系统配置及功能

医流机器人系统主要包含如下多种机器人和相关配件及软件系统。

1. 管控物资递送机器人（图2-16）

（1）功能：机器人自动规划路线到达目的站点，可自动检测电量，自动充电，乘坐

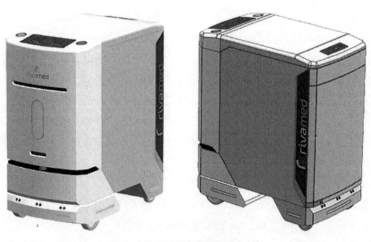

图2-16　管控物资递送机器人

电梯到达目标楼层；通过指纹或刷卡方可打开相应柜门和抽屉，确保物资存放安全，并可通过扫码实现物资配送过程全程追溯。

（2）适运物品："毒麻精贵"类药品、耗材、器械、标本。

（3）适用科室：手术室、无菌物品间、检验科、药房、PIVAS。

2. 洁净物资递送机器人（图2-17）

（1）功能：通过激光定位，机器人自动规划路线，并在途中躲避障碍物及人到达目的站点；可自动检测电量，自动充电；可自主乘坐电梯到达目标楼层；可搭载专用物料车或配合医院相应型号手推车使用。

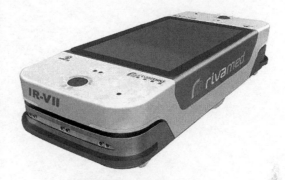

（2）适运物品：手术敷料包、无菌物品、耗材、布草、餐食、非管控药品。

（3）适用科室：手术室、无菌物品间、消毒供应室、药房、PIVAS、食堂。

图2-17　洁净物资递送机器人

3. 洁净物资递送物料车（图2-18）

（1）功能：可根据配送物资选择多种规格多种材质的物料车；物料车具有智能锁，有权限的用户方可刷卡开锁取出物资，确保物资安全。

（2）适用科室：手术室、无菌物品间、消毒供应室、药房、PIVAS、食堂。

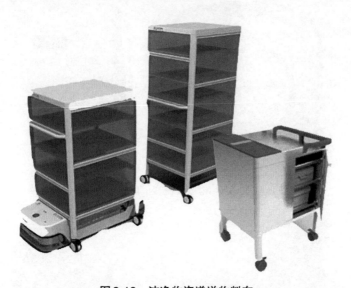

图2-18　洁净物资递送物料车

4. 机器人充电站　每套机器人配置一台，可为机器人充电；具有多种状态；监控端可实时读取充电站状态，合理调度机器人；具有安全防护，无机器人时电极不带电（图2-19）。

5. 收发货提醒端　采用无线通信，配合物流机器人使用，机器人到达站点后提醒端可发出声光提示，提醒科室内的医务人员收货（图2-20）。

6. 中央监控系统及管理工作站　搭载物流机器人智能管理系统，实现物流机器人的订单收发、智能调度、电量管理、状态监控等功能；医院可根据各科室的实际使用需求配置不同的管理工作站终端，包括台式电脑、平板电脑（PAD）、智能手机、个人数字助理（personal digital assistant，PDA）等设备（图2-21）。

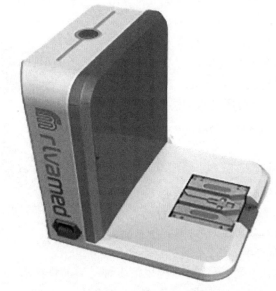

图2-19　机器人充电站

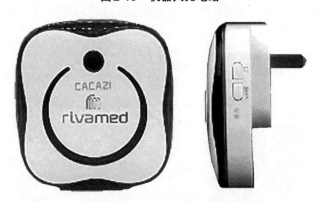

图2-20　收发货提醒端

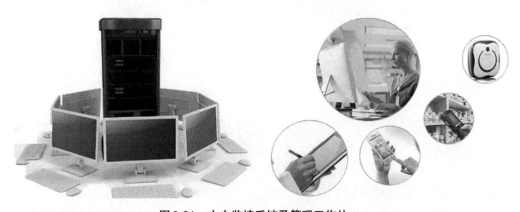

图2-21　中央监控系统及管理工作站

四、操作技术

医流机器人在不同使用环境中的操作方式和流程有所不同，其操作流程可归纳为以下六步。

1. 订单下达　物资使用科室在机器人管理系统中下达订单，选择所需物资。
2. 订单处理　物资供应科室在机器人管理系统中查看各科室订单，并进行处理。
3. 机器人接货　机器人从停靠站到供应科室接货，供应科室医务人员将物资放入机器人内，并确认发货。
4. 机器人配送　机器人按订单信息将物资配送到各需求科室。
5. 提醒接货　机器人到达后，通过提醒端提示使用科室医务人员接货。
6. 确认收货　使用科室医务人员取走货物，并确认接收完成。机器人继续执行下一订单，或返回停靠站停靠。

五、设备特点

1. 自动收发货　医护人员可登录医流机器人管理系统建立发货单，机器人装载货物后送往目的地。到达目的地后自动卸货，并提醒相关人员接货。
2. 最优路径排序　当一次配送多个科室物资时，机器人内置算法自动规划最优路径，按最短路程依次送至各目的地。
3. 历史配送信息查询　机器人管理系统自动记录全部配送信息，医院管理者可轻松查找任何一次配送的发货者、发货时间、签收者和签收时间，使物资追溯变得更加简单。
4. 动态显示机器人配送流程　中心控制系统中设有友好的界面系统，动态显示整个系统的运行状况。医院可以选择手动或自动来控制系统的启/停、改变配送任务的优先级等调度工作。
5. 用户权限管理　系统可根据用户要求为用户提供权限管理，确保物资安全，减少机器人资源浪费，确保货物按时到达使用科室。
6. 自动避障　机器人前/后端配有多个障碍物探测器，可探测运行前方距离1米、120°扇形范围内的障碍物，逐级减速至停止，有效防止碰撞的发生。
7. 自动充电　机器人自带电量管理功能，当电量低于设定阈值时，空闲机器人将自动到充电桩充电。当电量低于警戒电量时，机器人将不再接收新的配送订单。
8. 与其他设备兼容　系统能够兼容市场上的条形码扫描器，实现条码的全程追溯；能够兼容医院电梯，机器人可在无人帮助下选择楼层搭载电梯；能够按医院要求提供数据给医院信息系统（hospital information system，HIS）或药品管理系统（电子签名、位置信息等）。

六、使用注意事项

1. 应保证机器人使用环境干燥、清洁，不应把机器人放置在潮湿的环境中，否则易使电气元件受潮而影响使用寿命。
2. 不使用机器人时，应将电充满后关闭开关、断开电源，妥善保管。再次使用时，应先充满电。

3. 电池保养：使电池充分放电充电，以提高电池的使用性能。如果长时间不使用，将机器人停靠到阴凉干燥的地方，切记勿暴晒。

七、维护与保养

1. 定期对机器人内部的灰尘进行清除。

2. 采用专用的润滑机油，对机器人各轴承、制动系统进行润滑，确保各轴承点润滑无锈迹。

3. 检查机器人各线路的磨损情况，将有磨损的线路进行更换维修，确保电路不出现短路等现象。

4. 定期对控制器、电动机进行检修与保养，对出现运转不正常及噪声过大的应立即找寻专业的技术人员进行维修保养。

第三节　Rivamed智能高值耗材管理系统

Rivamed智能高值耗材管理系统是针对医院提出的以降低医院运营成本、提高院内工作效率为设计目的，基于医疗物联网技术，以分布式集中控制系统（distributed control system，DCS）为管理构架的医疗物联网整体耗材物流服务的解决方案。它通过医疗物联网及智能硬件终端的实现形式，将智能RFID高值耗材柜、智能耗材管理工作站及智能耗材确认终端等作为智能终端设备，延伸至医院的耗材一级库及临床使用科室二级库，在院内实现耗材使用科室与其他相关科室的"物流""信息流""资金流"统一对接，院外搭建与供应商相连的物流平台，实现耗材从"供应"物流向医院内部"使用"物流的延伸，最终使申领、采购、配送、使用、退损、追溯等过程全部实现闭环管理（图2-22、图2-23）。

一、适用范围

1. 适用场所　手术室、麻醉科、恢复室、放射介入治疗室、内镜中心、血透治疗室、血透门诊、病区等。

2. 主要管理的高值消耗类材料类别

（1）骨科材料类：人工关节（膝关节、髋关节等）、替代钢板、髓内钉、脊柱等。

（2）导管材料类：冠脉支架、经皮腔内冠状动脉成形术（percutaneous transluminal coronary angioplasty，PTCA）球囊、起搏器、造影导管、导丝等。

（3）消化材料类：食管支架、斑马导丝、网篮、治疗针、套扎器等。

（4）心外材料类：心脏瓣膜、膜肺、压力套组、体外循环导管、球囊反搏导管等。

（5）麻醉材料类：镇痛泵、人工鼻、气管插管、麻醉吸附器等。

（6）眼科材料类：人工晶体、粘弹剂、重水（眼科用）、玻切头、乳切头、硅油等。

（7）其他材料：吻合器、缝合器、化疗泵、助听器等。

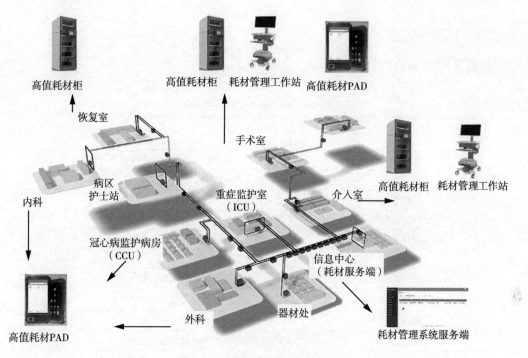

图2-22　智能高值耗材管理系统

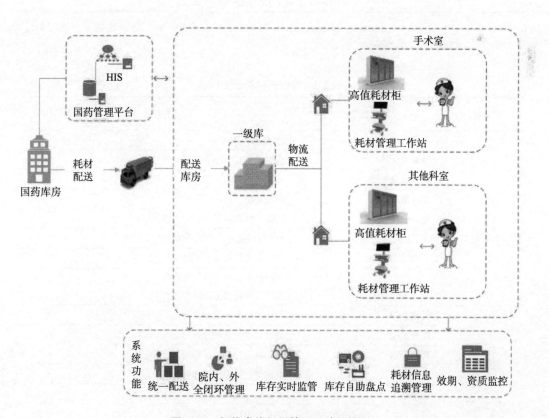

图2-23　智能高值耗材管理系统架构图

二、原理与性能

1. 智能RFID高值耗材柜（表2-1）

表2-1　智能RFID高值耗材柜

功能模块	子功能模块	简要描述
耗材管理	耗材入库	将耗材放入耗材柜中，进行入库操作
	耗材领用	将耗材从耗材柜中取出，进行领用操作
	耗材退回	将耗材放入耗材柜中，进行退回操作
	耗材移出	将耗材从耗材柜中取出，进行移出操作
	耗材移入	将耗材放入耗材柜中，进行移入操作
查询统计	耗材库存	统计耗材柜耗材库存数量
	耗材库存告警	显示库存低于警戒值的耗材信息
	效期告警	显示临近效期的耗材信息
	耗材流水	支持多种查询方式查询耗材流水
	盘点	对耗材柜中耗材库存数量进行盘点核对
系统设置	请领单查询	根据护士登录信息，查询术间请领单详情
	柜体耗材配置	配置耗材将耗材放入指定耗材柜
	用户个人设置	对于操作者进行用户设置

2. 智能耗材管理工作站（表2-2）

表2-2　智能耗材管理工作站

功能模块	子功能模块	简要描述
手术室	库房选择	选择分库房信息
	手术间选择	选择患者对应的手术间或者诊间
患者信息	患者信息查询	查询患者基本信息
	确认领用	耗材和患者关联
	耗材信息移除	解除耗材和患者信息的关联
	本机出库信息查询	查询本设备的耗材出库信息
	已领详细查询	查询患者的所有领用详情
	计费提报退费	对已使用耗材进行计费操作 对已计费耗材进行退费操作
耗材管理	耗材入库	对耗材进行入库操作
	耗材领用	对耗材进行领用操作
	耗材退回	对耗材进行退回操作
	耗材移入	对耗材进行移入操作
	耗材移出	对耗材进行移出操作
	退货申请	对耗材进行退货申请操作

3. 智能耗材管理系统服务端（表2-3）

表2-3 智能耗材管理系统服务端

功能模块	子功能模块	简要描述
基础数据	分库房物资	可对已入库耗材进行分库房操作，进行耗材基线值及预警的设置
	供应商字典	查询管理耗材供应商基本信息
	物资字典	查询管理耗材的基本信息
库房管理	库存监控	对指定库房及供应商进行库存信息监控管理
	库存历史记录	查看指定库房耗材具体日期的状态记录
	已出耗材	查询指定库房的耗材出库情况记录
	耗材详情	对入库状态的耗材进行实时查询
订货管理	补货申请	提交耗材补货申请
	订单审核	对补货申请的订单进行审核
	既往订单查询	对申请过的补货订单，可进行订单查询
退货管理	退货清单信息	由库管人员退货确认后产生的退货清单信息
	退货申请	提交退货申请
	退货科室内审	提交申请后进行退货申请的科室内审
	退货审核	器材处进行退货申请的审核
	退货通知	进行通知取货
	科室取货确认	供应商来科室取耗材，科室进行取货确认
	退货确认	库管人员对耗材进行退货确认
供应商供货管理	预入库	供应商对补货耗材进行扫码贴标签操作
手工管理	手工出库	在科室进行手工扫描标签出库操作
	手工入库	在科室进行手工扫描标签入库操作
	手工退回	在科室进行手工扫描标签退回操作
计费管理	计费信息	根据患者使用的耗材产生计费信息操作
报表管理	财务报表	根据财务要求出具一、二级库收支报表
	出库报表	根据二级库出库详情出具月（日）报表

4. 智能耗材供应商管理平台（表2-4）

表2-4 智能耗材供应商管理平台

功能模块	子功能模块	简要描述
首页	预警提醒	查看资质、效期近期及过期提醒
供应商订单	供货管理	查收、确认订单详情

续表

功能模块	子功能模块	简要描述
基础信息	耗材信息编辑	针对耗材信息进行变更、添加编辑
	供应商详情	针对供应商详情进行编辑
	资质编辑	针对院内非停用耗材、供应商资质信息进行编辑

三、仪器组成及配置

1. 智能RFID高值耗材柜　用于存储高值耗材的智能RFID耗材柜，可通过RFID腕带、指纹等方式进行操作人员信息识别，进行高值耗材的入库、领取、退库、盘点等操作。耗材柜将实时的耗材使用信息、患者信息、操作人信息进行绑定传输并存储于系统服务端，可供院方人员进行实时信息查询、追溯。同时，可实时进行柜内存储的全部耗材的智能化盘点，快速将系统中账面库存与实物进行对比，显示盘盈盘亏明细、效期提示及给予补货提示，方便使用者了解（图2-24）。

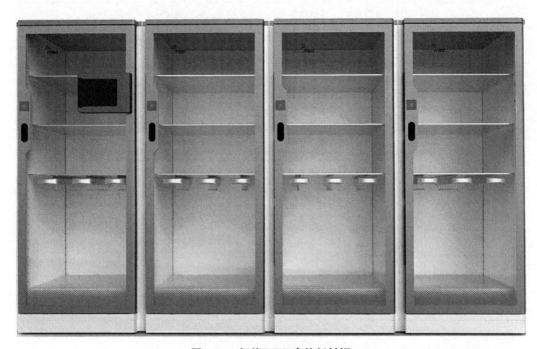

图2-24　智能RFID高值耗材柜

2. 智能耗材确认终端　用于高值耗材在术间或诊间的确认使用管理，可通过刷卡、用户名登录等方式进行操作人员信息识别，进行高值耗材的手术耗材申请领用、确认领用及计费等操作。耗材确认设备将实时的耗材使用信息、患者信息、操作人员信息进行绑定，传输并存储于系统服务端，可供院方人员进行实时信息查询、追溯（图2-25）。

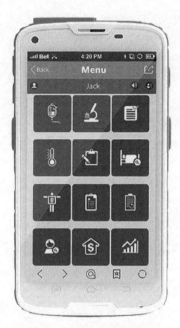

图2-25　智能耗材确认终端

四、仪器特点——优势介绍

1. 建立信息化档案　系统建立了耗材供应商的电子档案信息、耗材字典信息，档案信息归集管理更规范，而且通过系统可实现供应商资质、耗材资质及有效期等信息的自动监管。

2. 实现高值耗材精细化管理　实时了解耗材库存动态，同时进行库存耗材的基数监管、效期监管、账实监管和流转监管，有效地降低了科室库房管理的运行成本，对耗材使用的全过程实现了可查、可控、可追溯，真正做到了耗材的精细化管理，提高了医疗服务质量。

3. 实现高值耗材全流程闭环管理　通过信息化系统实现了耗材的订货、审核、派发订单、采购、入库、出库、领用、计费、结算的全流程闭环管理。

4. 提高临床人员工作效率　系统与医院信息系统（HIS）实现了信息的对接与共享，使临床科室医务人员对耗材的操作更便捷，减少了临床医务人员在不同系统中重复手工输入信息的烦琐操作，提高了工作效率。

5. 符合国家法律法规对高值耗材追溯管理的要求　高值耗材实现单品管理，通过唯一身份电子标签可以有效地跟踪记录单品耗材的全生命周期的流转过程，符合国家对高值耗材管理的政策及要求。

6. 提高临床耗材使用的安全性　系统运用智能RFID高值耗材管理柜的自动识别技术，可进行高值耗材的实时库存盘点工作，并与账面库存进行实时比对，出具盘盈盘亏明细表，避免了因手工盘点带来的医务人员的庞大工作量，规避了因盘点造成的数字疏漏及人工记录的错误。

7. 有力支撑临床人员绩效管理及财务支付管理　系统可追溯单品高值耗材的实时使

用量及操作者记录，并可多维度进行查询，出具统计报表及符合财务要求的收支报表，为临床绩效考核及管理提供有效依据。

五、使用注意事项、常见故障及处理

1. 放置环境

（1）选择地面（地板）结实平整处。

（2）将智能RFID耗材管理柜、智能耗材管理工作站放到平稳处。

（3）在移动该智能RFID耗材管理柜、智能耗材管理工作站时，应尽可能清除或转移智能RFID耗材管理柜、智能耗材管理工作站工作范围内的障碍物，包括地面上的和悬挂放置的物品。

2. 安全注意事项

（1）使用独立三孔专用插座，并进行可靠接地，接地线不得引到电话线、水管及避雷针上。

（2）在任何情况下，切勿切除或拆除电源线的地线；不可将插座上零线（N端）与接地线（E端）接在一起，否则可能导致设备外壳带电，发生触电事故。切勿湿手触碰电源线或设备开关。

（3）不要使用延长电源线，不要使电源线贴近压缩机等热源，应避免挤压、折叠、打结或损坏电源线。

（4）电源线一旦损坏，为避免危险，必须由厂商来更换。

（5）不要在设备附近使用挥发性可燃物，如喷漆、乙醇（酒精）等，可能会因设备中电器件触点的火花而导致着火。

（6）严禁存放除药品和耗材之外的其他物品，尤其是易燃、易爆等危险品和强酸、强碱等腐蚀性物品，如丁烷、醚、苯、硫酸、酒精等。

（7）禁止自行拆卸、修理、改造，因为错误的工作会产生火灾、触电、机械伤害等事故。

（8）停电或清洁时，须拔下电源插头。

（9）注意

1）有异常声音、异味或烟时应立即把电源插头拔掉，通知厂商或经销商。

2）移动设备时，须将插头从电源插座上拔下，取出易碎的药品和耗材，防止在移动过程中发生破损；切记不可把设备倒置、横放或倾斜，移动时或抬起时不可抓住抽屉、显示器等部件或其他连接用组件，防止部件或组件活动，导致柜体砸伤人员。

六、维护与保养

1. 智能RFID耗材管理柜、智能耗材管理工作站的显示器和键盘容易吸附灰尘，可用干布、酒精进行不定期清理。

2. 保养后的安全检查

（1）外置线路有无断裂、破损。

（2）外置线路的插头是否连接紧固。

（3）各插头有无异常发热现象。

第四节 个人数字助理——PDA

个人数字助理（personal digital assistant，PDA）是以手持设备为硬件，采用互联网移动技术，实现医院信息系统（HIS）在病房的扩展与延伸（图2-26）。

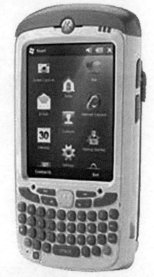

一、适用范围

适用于管理人员和工作人员的耐用型Wi-Fi企业移动数据终端。

二、原理与性能

个人数字助理以无线网络为依托，将医院各种信息管理系统通过无线网络与PDA连接，实现护理人员在病床边实时输入、查询、修改患者的基本信息、医嘱信息、生命体征信息等功能；可快速检索患者的护理、营养、化验等临床检查报告信息；还可以将二维条码标识技术应用于患者腕带，通过PDA附加的条码识别功能扫描腕带信息，准确地完成出入院、临床治疗、检查、手术、急诊等不同情况下的患者识别。

图2-26 个人数字助理——PDA

三、模块组成及操作技术

1. 移动护理

（1）移动护理菜单分为五个模块，分别为"明日手术病人""明日以后手术病人""既往手术病人""腕带扫描""待审核术前交接单"（图2-27）。

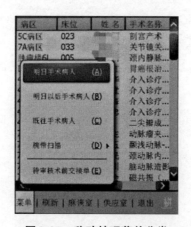

图2-27 移动护理菜单分类

（2）手术患者腕带扫描的操作方法

1）开机：点击电源开关按钮，即可进入PDA开机主界面（图2-28）。

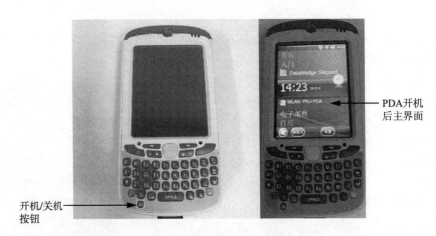

图2-28　开机及开机后界面

2）点击屏幕左下角开始功能键，进入PDA子菜单界面（图2-29）。

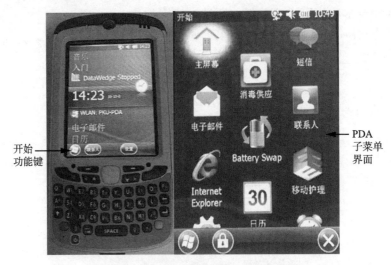

图2-29　开始功能键及PDA子菜单界面

3）点击PDA子菜单界面的"移动护理"模块，在点击后出现的界面输入用户代码、用户口令，最后点击"确认"即可进入移动护理程序（图2-30）。

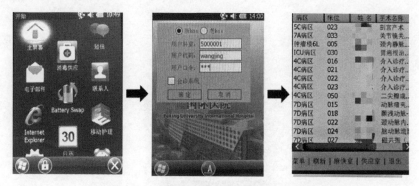

图2-30 "移动护理"登录及登录后界面

4）点击"菜单"选项，在出现的界面选择"腕带扫描"，点击相对应的腕带扫描操作选项后（包括进手术室时间、进手术间时间、出手术间时间、进麻醉恢复室时间、出麻醉恢复室时间、出手术室时间）再扫描患者腕带，即可完成患者的腕带扫描（图2-31）。

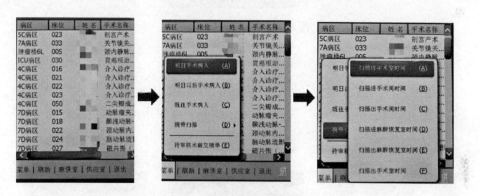

图2-31 腕带扫描的操作方法

5）患者腕带扫描执行后显示匹配结果（图2-32）。

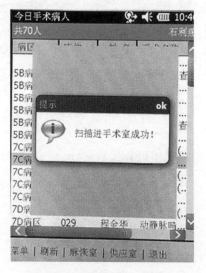

图2-32 腕带扫描结束提示

2. 消毒供应

（1）消毒供应分为八个模块，分别为清洗、打包、灭菌、灭菌结果、包接收、回收、包使用、包查询（图2-33）。

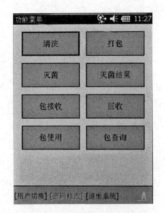

图2-33　消毒供应功能菜单

（2）包接收的操作方法

1）开机及PDA子菜单界面的进入：同腕带扫描的操作方法。

2）点击PDA子菜单界面的"消毒供应"模块，在点击后出现的界面输入用户名、密码，最后点击"登录"即可进入消毒供应程序（图2-34）。

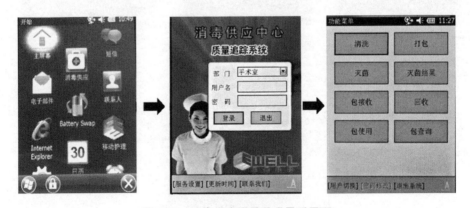

图2-34　消毒供应登录及登录后界面

3）点击包接收，在出现的界面填写接收楼层，扫描器械条码，即可完成器械包接收（图2-35）。

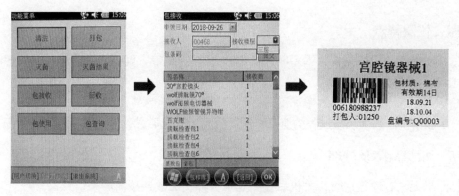

图2-35　器械包接收主界面及器械包条码

（3）包使用的操作方法

1）点击包使用，在出现的界面输入病历号，点击查询即可显示患者信息（图2-36）。

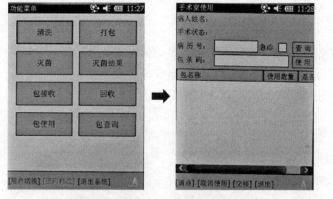

图2-36　包使用及患者信息查询界面

2）在患者信息查询界面输入患者信息后，扫描器械包条形码，与患者进行绑定使用。

3）根据患者手术进行情况，实时进行器械包清点和物品添加，如果术中发现器械包扫描有误，在器械包进行术前清点之前可以取消包使用（图2-37）。

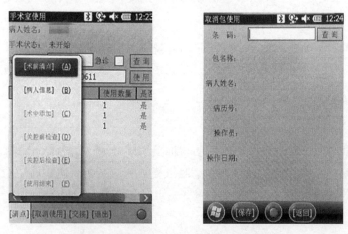

图2-37　器械清点及器械包取消使用界面

四、仪器特点

1. 移动护理。患者进入手术室时，通过PDA扫描腕带，确认患者身份，从而保障患者安全，提高护理质量。

2. 提高临床人员的工作效率。

3. 建立清洗、灭菌质量过程的监督机制，提高了灭菌质量，保证了手术患者的安全。

五、常见故障及处理

1. 网络无法有效连接时，关机后重新登录。如仍无效连接需联系信息科。

2. 屏幕无法按时校准时，打开"设置"选项，然后选择"系统"选项，点击"屏幕"即可进行校准。

3. 出现无法扫描腕带的情况，须及时对扫描窗口进行清洁。

六、维护与保养

1. 清洁指导

（1）勿将仪器浸入液体中，可使用蘸湿的软布对仪器进行清洁。

（2）不要将设备卷到软布或抹布中，而应轻轻擦拭每个部位。

（3）不要使液体滴落到显示屏或其他部位。

2. 特别清洁提示

（1）许多乙烯基手套都含有邻苯二甲酸添加剂（通常不建议作为医用），其会对仪器的外壳产生损害。

（2）如果佩戴含有邻苯二甲酸的乙烯基手套，在去除残余残滓并清洗双手前，不要使用移动数据终端。

（3）如果在操作仪器前，使用了任何含有有害成分的产品（如含有乙醇胺的洗手液），那么在操作仪器前，必须将双手完全晾干，以防止对塑料元件产生损坏。

第五节　手持式数据终端扫描器——扫描枪

扫描枪是光学、机械、电子、软件应用等技术紧密结合的高科技产品，是继键盘和鼠标之后的第三代主要的电脑输入设备，是在医院信息系统的支持下，通过扫描二维码对高值耗材进行管理追溯的数据工具。

一、适用范围

这款简单易用的设备具有全面先进的数据采集功能，可采集各种标签及移动电话显示屏上的所有常见条码，并且具备直观的瞄准模式和无死角全向扫描功能，不必精确对准条码与扫描器也能正常工作，从而提高了吞吐量和工作效率。

二、原理与性能

手持式数据终端扫描枪可以帮助简化日常应用流程，巡回护士可通过对高值耗材条码的扫描完成收费，避免遗漏。将扫描枪与物资管理系统相关联，会自动进行各种数据的处理，并自动生成各种数据统计报表。当某种物品数量少于基数时，物资耗材管理系统中将出现提示信息提示补充物资，确保耗材的足量使用。

三、仪器组成

扫描枪的组成见图2-38。

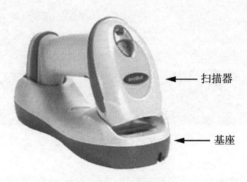

图2-38　仪器组成

四、扫描枪在手术室的临床应用

1. 医院耗材库的库管人员将高值耗材相应的品种、规格、数量、价格、生产批号、失效期、生产厂家、供应商等信息输入电脑系统，生成材料入库单，并打印出二维码（图2-39）。

图2-39　高值耗材二维码

2. 手术室高值耗材库的入库管理　高值耗材库库管人员应用扫描枪扫描高值耗材上的二维码即可实现耗材入库的管理，并通过扫描货位号的条码与相对应耗材的存放位置进行匹配（图2-40）。

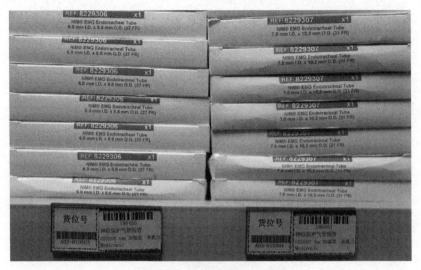

图2-40　高值耗材库货位架

3. 手术室高值耗材库的出库管理　库房工作人员扫描带有二维码的高值耗材，高值耗材出库登记系统会显示将出库的耗材，最后将高值耗材发放至术间，以供手术使用。

4. 计费管理　术中巡回护士打开手术计费系统后，应用扫描枪对相应耗材的二维码扫描，即可对所使用的高值耗材进行收费。

五、仪器特点

1. 采用蓝牙技术　蓝牙技术为扫描器和主机之间的无线数据传输提供了更高级的保护，有助于保障电量供应充足，能供全班次使用。产品可在距离主机设备100米的范围内有效工作，无须使用绳缆，从而提高了操作的安全性。

2. 出色的耐用性

（1）可承受从1.8米高处跌落到混凝土地面的冲击。

（2）可保护敏感的电子元件不受灰尘和液体的侵蚀。

3. 能够满足未来需要　该设备可以实现更好的库存管理，完善采购决策，简化供应链。能够读取手机屏幕上显示的条码。

4. 符合人体工程学的轻巧设计　不论手大还是手小，都能轻松握持，有效保持扫描密集型应用环境下的工作效率。

六、使用注意事项

1. 扫描器更换至别的术间时，无须更换底座，扫描相应术间基座的二维码进行匹配即可使用。

2.可在室内正常照明和室外自然光线（直射阳光）条件下使用。

七、维护与保养

仪器的使用环境：①工作温度为0～50℃。②储存温度为-40～70℃。③湿度为5%～95%（无冷凝）。

第六节 智能药品管控系统

智能药品管控系统是针对医院药品管理的智能系统，对药品从进入药房至应用于患者的整个流程进行监管，对药品使用的各个环节进行把控，保证患者的用药安全，同时节省了医务人员对药品管理的时间，可提高工作效率，降低用药风险。

一、组成及配置

智能药品管控系统的组成及配置见图2-41。

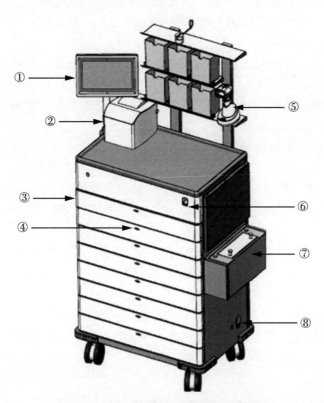

图2-41 智能药品管控系统的组成及配置
①显示屏；②打印机；③药盒；④指示灯；⑤扫描枪；⑥指纹仪；⑦空安瓶回收箱；⑧电源及网络接口

二、功能模块及功能简介

1.麻醉

（1）手术排班：进行添加手术、更新手术、删除手术操作。

（2）急诊模式：支持医生在药车端先取药然后再分配给相应的手术患者。

（3）进入手术：进入手术后进行麻醉取药、红处方打印等操作。

2.报表

（1）药物库存报表：查询、打印药车上药物的库存情况报表。

（2）药物库存位置报表：查询和打印药物库存位置报表。

（3）手术信息报表：查询手术信息及手术用药详情、打印手术信息等。

（4）医生取药报表：查询和打印医生取药情况及取药详情报表。

（5）急诊医生取药报表：查询和打印急诊模式的医生取药情况、药物分配情况的报表。

（6）药品使用情况报表：查询及打印各存储单元和设备中药物的使用数据及操作详情。

（7）空安瓿核对报表：核对手术中空安瓿的使用情况和数量。

3.存储药品　实现药品的填充、卸载等功能。

4.药品、耗材及套装管理

（1）药品管理：维护药品的基本信息，进行药品的添加、更新、停用、启用等操作。

（2）耗材管理：维护耗材的基本信息，进行耗材的添加、更新、停用、启用等操作。

（3）套装管理：维护套装的基本信息，进行套装的添加、更新、删除、复制等操作。

5.患者管理　进行添加患者信息、更新患者信息、添加手术、更新手术等操作。

6.用户管理　进行用户的添加、更新、删除、重置密码及用户角色分配等设置。

7.系统设置

（1）设置医院基础信息：进行医院ID、名称、联系人等基础信息设置。

（2）密码安全设置：对用户账号密码安全进行设置，如重试次数、最小长度、过期时间等。

（3）药柜硬件关联：配置药车药柜、药格与实际硬件的关联。

（4）角色授权：进行角色添加、角色授权等管理，用于用户角色及权限的分配。

三、操作流程

1.普通药品

（1）连接电源，打开电源开关。

（2）开机后进入登录系统界面。

（3）登录智能药品管控系统：输入用户名、密码或指纹登录（图2-42）。

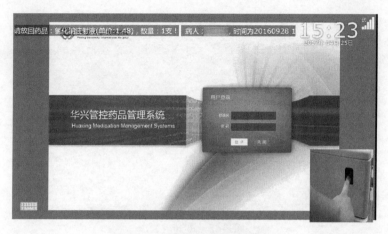

图2-42 登录智能药品管控系统

（4）点击屏幕下方的"麻醉"选项，进入手术列表界面（图2-43）。

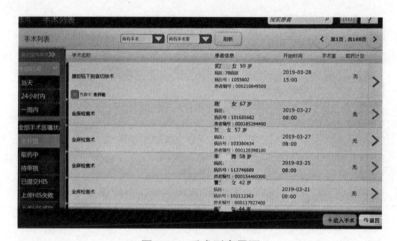

图2-43 手术列表界面

（5）选择相应的患者，点击右下角"进入手术"，进入取药界面（图2-44、图2-45）。

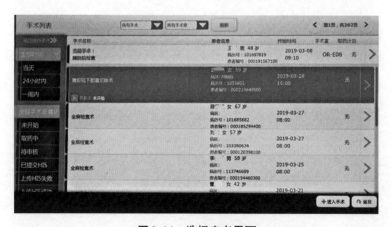

图2-44 选择患者界面

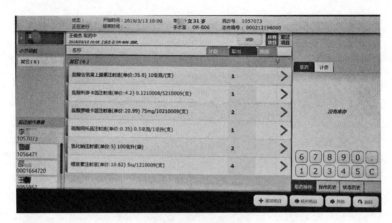

图 2-45　取药界面

1）计划取药：点击"开始取药"，抽屉指示灯亮，按照提示取出药品。取出药品的同时，打印机将打印出相应的药品标签（图 2-46）。

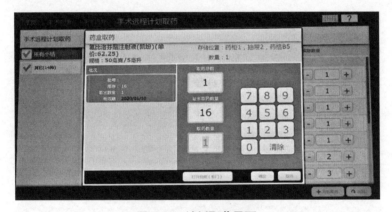

图 2-46　计划取药界面

2）位置取药：点击"位置取药"，进入与实体抽屉对应的虚拟抽屉界面，点击虚拟药格，相应实体抽屉指示灯点亮，输入取出药品数量，取出药品。取出药品的同时，打印机将打印出相应的药品标签（图 2-47）。

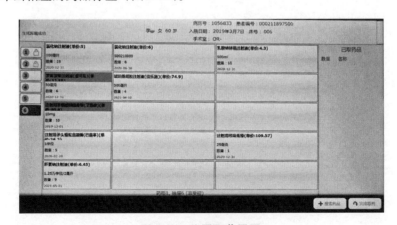

图 2-47　位置取药界面

2. 毒麻药品 领取毒麻药品时，系统会自动识别药品类别，需双人进行指纹或者用户名验证后，方可将药品取出（图2-48）。

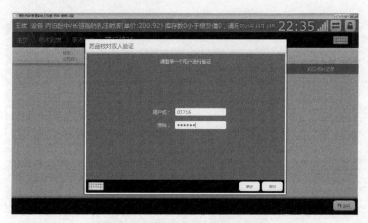

图2-48 毒麻药品双人验证界面

3. 未使用的毒麻药品 对于取出但未用的毒麻药品，可进行放回操作。

（1）进入手术取药界面，选择药品，点击"放回"（图2-49）。

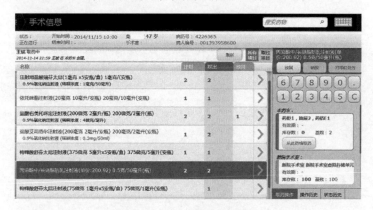

图2-49 毒麻药品放回界面

（2）输入放回数量，扫描该药品打印出二维码，将二维码贴于药品上，将药品放回至药品回收箱（图2-50）。

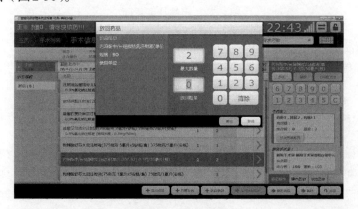

图2-50 放回药品

4. 放回空安瓿　毒麻药的空安瓿需放回药品回收箱内，由药师进行扫码回收（图2-51）。

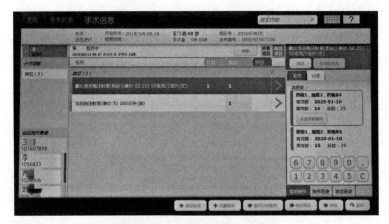

图2-51　毒麻药空安瓿放回界面

5. 计费　提交医嘱列表，待麻醉医生审核后传到计费软件（图2-52）。

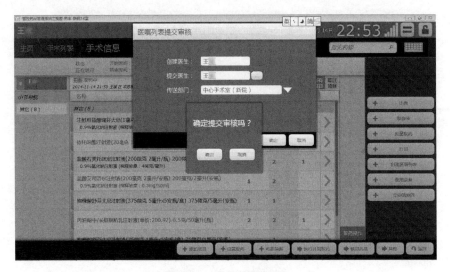

图2-52　审核计费界面

6. 毒麻药品的销毁　销毁药品需要在手术麻醉系统将用药信息上传，并打印出麻醉单后才能准确进行。销毁药品需要麻醉医生和护士双人核对，共同见证药品销毁的过程。

7. 指纹录入　支持每个用户同时录入10个指纹。

（1）选择并单击要录入的手指按钮（图2-53）。

（2）根据提示点击"继续"按钮，在指纹仪提示灯闪烁时将相应手指放在指纹仪上进行录入，在第一个指纹显示窗口出现录入指纹快照。

（3）点击"继续"，再次将相应手指放在指纹仪上进行录入。当上方的两个指纹显示窗口显示录入的两个指纹，并提示指纹录入成功后，点击"完成"按钮完成指纹录入。

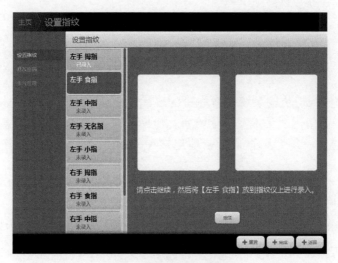

图2-53 指纹录入界面

8.修改密码

（1）单击"修改密码"进入修改密码界面（图2-54）。

（2）依次输入原密码、新密码、确认新密码（密码长度为6～16个字符）。

（3）点击"保存"按钮，完成修改密码操作。

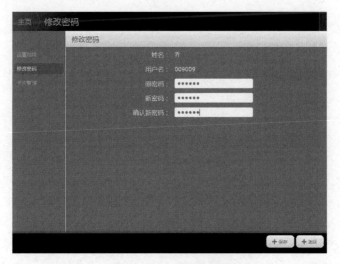

图2-54 修改密码界面

四、仪器特点

1.通过智能药车对药品进行管理，减少取还药品过程。

2.将取药、耗材、收费信息直接上传计费系统，无须再次在计费软件上录入。

3.按计划取出药品，智能药车自动提示药品位置，提高用药安全。

4.药品标签自动打印，且带有相应药品的稀释方法，减少工作量。

5.形成毒麻药使用管理闭环，提高安全指数。

第七节　气动物流管道传输系统

医用气动物流管道传输系统集合先进的现代通信技术、光机电一体化技术，将医院的各个部门，如门诊、手术室、化验室、血库、医技科室、住院部各个护士站、中心供应室等，通过一条专用管道紧密地连接在一起，全面解决了医院物流自动配送问题。

一、适用范围

该系统主要用于医院内部各种日常医用物品的自动化快速传送，主要包括血标本、尿标本、化验结果、药品、病历卡、票据、处方等能装入承载器的物品。

二、工作原理

该系统是以气压为动力，通过密闭管道传输各种物品，由计算机实时监控的自动控制系统。传输管道组成的路径和转换器、工作站组成的节点构成了完整的系统，使传输瓶从一个工作站移动至另一个工作站。

三、组成及功能

医用气动物流管道传输系统由传输管道、动力设备、转换器、工作站和中央控制设备五大部分组成（图2-55）。

1. 传输管道　气动传输管道在系统中是连接工作站风机的路径，使之形成一个网

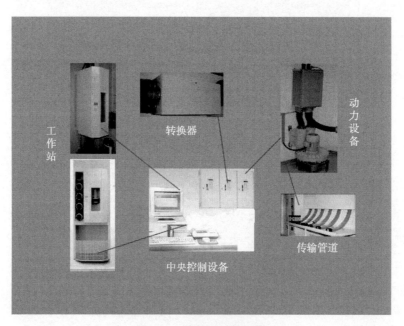

图2-55　传输系统的组成

络。气动传输所用的管道分几种规格，常用的为以下两种。

（1）MP10000-NW110型：外径110毫米，壁厚2.3毫米。

（2）MP10000-NW160型：外径160毫米，壁厚3.2毫米。

2. 动力设备 主要由空压机（鼓风机）、空压机控制器及空气换向器组成。空压机是气动传输系统中输送传输瓶的动力机，工作时通过转向器经系统控制在管道中形成正/负空气动力，完成传输瓶在管道中的前进和返回运动。

3. 转换器 主要由高智能多线程转盘式快速转换中心、高智能监控软件、子系统、机房专用回收站、空压机、空压机变频控制器、不间断电源（uninterrupted power supply，UPS）和路由器组成。转换中心是一种可以使各独立系统相互联系在一起的设备，能直观地看到承载器在管道内运行的情况。

4. 工作站 是发送及接收物件的地方。通过承载器（传输瓶）装载重量极限之内的物品，经管道传输到各个工作站。工作站面板上有一个控制器，控制器上的中文液晶显示屏可显示工作状态，供发送时操作。

5. 中央控制设备 强大的软件功能支持站点操作面板显示，支持远程控制能力；监控电脑自动记录每一次的运送数据和故障信息；在监控电脑上能控制系统设备的每一个动作，极大地方便系统的维护和对故障的判断。

四、操作技术

1. 物品传输的操作

（1）用专用塑料袋或海绵将需要传送的物品包裹并固定在传输瓶内（图2-56）。

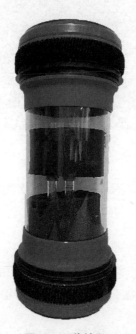

图2-56 传输瓶

（2）将传输瓶放入工作站载物仓内，此时发送操作结束（图2-57）。

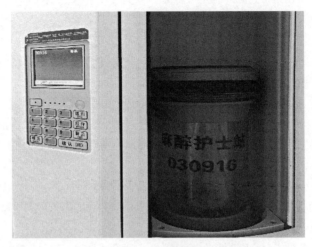

图2-57 载物仓

（3）输入目的站用户号码（参见系统工作站地址名称对应表）并按发送键，此时工作站显示屏上会显示"目的站名称"（操作人员需核对发送目的站或科室是否正确）（图2-58）。

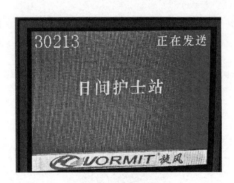

图2-58 显示屏

2. 返还传输瓶的操作 只需把返还的传输瓶放入载物仓内，便可自动返还。

五、使用注意事项

1. 传送物品

（1）传输瓶只能装载不会损伤容器并在传输瓶容积范围之内的物品。

（2）所要传送物品必须保证放在传输瓶中不会摆动或摇动，可使用厂家提供的专用塑料袋、海绵等进行保护。

（3）传送物品为液体或标本时，需确保密封良好并固定在传输瓶中。

（4）传送物品如为纸张，可以直接放入传输瓶中传送。

2. 其他方面

（1）所有的传送操作最好在系统提示准备良好的状态下进行。

（2）当工作站显示屏上显示"正忙"时，可以把传输瓶放到载物仓内，输入目的站地址，按发送键即可。待系统完成其他站点的发送后，会自动执行传输任务。

（3）确保当前闲置的传输瓶两端瓶盖盖好、盖紧，并安全放置到相应的位置，以防摔坏传输瓶盖。

（4）接收到的传输瓶或空传输瓶，不要长时间放入载物仓和接物筐内以免影响工作站的正常传送及下次传送砸坏传输瓶。

（5）为保证每次传送的正确与物品安全，建议在每次传送前与传送后电话联系确认。

六、建筑要求

1. 所有工作站背面墙体均为实心砖或混凝土墙。

2. 机房墙体要求为实心砖或混凝土墙，并设置独立的监控室，可在机房内隔出15平方米左右的小房间。

3. 管道材质为硬质承压聚氯乙烯，在管道排序时物流管道与发热的管道相距不少于30厘米。

4. 转换器安装在吊顶内，应预留检修口。

5. 机房配备AC380V和AC220V专线供电电源，配电箱内空气开关为快速关断式。机房内设置通风、空调、电话、网络等，满足办公条件。

七、特点

1. 提高救护速度，减轻医护人员的劳动强度。
2. 化验设备资源共享，缓解电梯压力。
4. 有利于避免人为交叉感染。
5. 节省人力、物力与时间、空间。

第三章

特殊手术室

第一节　OR1数字一体化手术室

OR1是KARL STORZ公司一体化手术室的商标，是一体化手术室的代名词。数字一体化手术室将净化工程与数字信息化完美融合，将所有关于患者的信息以最佳方式进行系统集成，使手术医生、麻醉医生、手术护士获得全面的患者信息、更多的影像支持、精确的手术导航、通畅的外界信息交流，为整个手术提供更加准确、安全、高效的工作环境，也为手术观摩、手术示教、远程教学及远程会诊提供可靠的通道，从而创造手术室的高成功率、高效率、高安全性，并促进手术室的对外交流。

一、基本组成与功能

1. 医疗设备集中控制系统（Storz communication bus，SCB）　使用串行控制总线控制所有设备，自动识别控制已连接设备（图3-1）。

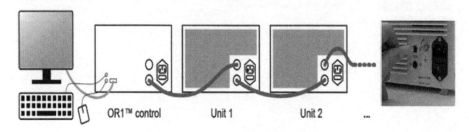

图3-1　医疗设备集中控制系统

（1）原型化控制系统：原型化控制手术灯（图3-2）。

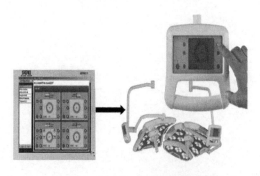

图3-2　原型化控制系统

（2）第三方设备控制系统：控制第三方手术床（图3-3）。

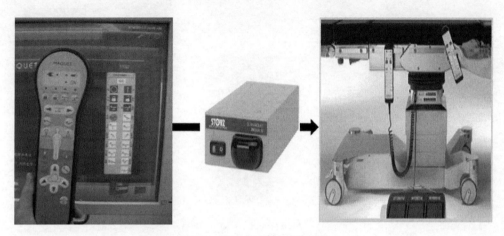

图3-3　第三方设备控制系统

（3）集中控制系统：集中控制KARAL STORZ设备（图3-4）。

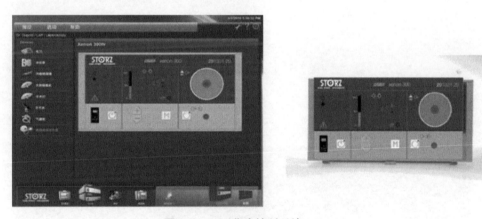

图3-4　SCB集中控制系统

2. 先进的影像数据储存管理（advanced image and data archiving，AIDA）系统

（1）录音、录像、拍照。

（2）数据管理。

（3）图像存储与传输系统（picture archiving and communication system，PACS）及医院信息系统（HIS）对接。

3. 音视频传输系统

（1）接入各种视频信号（图3-5）。

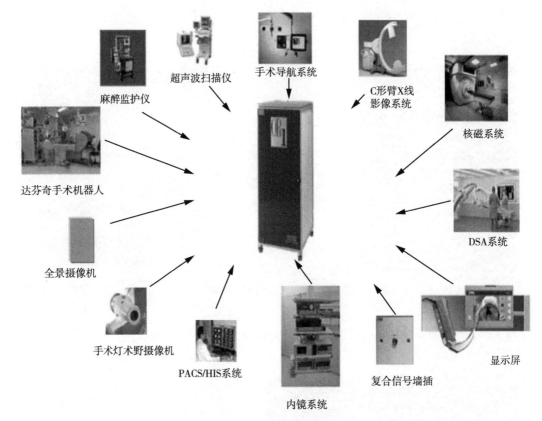

图3-5　接入各种视频信号

（2）分配视频信号（图3-6）。

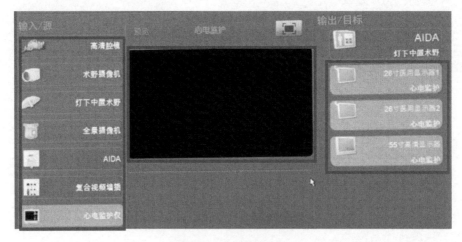

图3-6　分配视频信号

（3）学术交流平台（图3-7）。

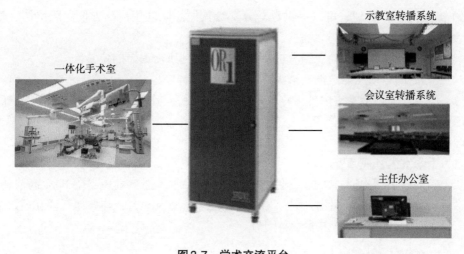

一体化手术室　示教室转播系统　会议室转播系统　主任办公室

图3-7　学术交流平台

二、应用范围

1.设备控制

（1）医疗设备控制：①内镜摄像系统、光源；②气腹机；③电外科设备；④手术灯；⑤手术床；⑥术野摄像机。

（2）环境控制：①音乐播放；②环境灯光；③旁置术野摄像机、全景摄像机。

2.设备控制临床应用

（1）护士通过工作站的触摸屏对设备进行调节，减少走动。

（2）预设功能：可以将手术时各项设备参数预先存储于配置清单中，转台时无须重新调节各项参数，直接调出预设清单，增加转台效率。

（3）自动识别已连接的设备并进行控制，可随意增加和减少现有设备，保证医院未来的升级和扩展。

3.信息整合

（1）信息储存：安全、高效。

1）简单安全的信息存储流程，支持2D（4K或全高清）或3D影像采集。

2）双路影像同时或单独采集，帮助手术团队获取更多珍贵手术资料，加强教育教学。

3）内置手术安全核对表（世界卫生组织标准），提升患者安全。

4）可通过无菌区触摸屏、护士工作站、摄像头按钮、脚踏等多方控制，提高操作效率。

（2）信息管理：提高效率、优化管理。

1）集中管理手术录像，节省录像拷贝时间，方便主任、护士长集中管理珍贵手术数据。

2）快速调阅，在院内任何地方（院内网接入）、任何时间都可以访问，且与院内账号同步使用。

3）高效的账号管理，可以提供数据分享给其他团队的用户，方便团队协作、教学培训。

4）在线编辑视频、自动视频分析，帮助快速找到所需编辑的位置。

5）根据时间自动压缩数据，减少存储的空间。

（3）信息互通：手术室内外诊疗信息的快速交互，与医院信息系统对接，调取患者的HIS信息、PACS诊断影像等。

4.信息传播

（1）手术室内音视频管理。

（2）院内外灵活沟通：①提供业内最高质量的手术转播，最高支持3D全高清转播；②提供医疗级开放外科可视化方案；③搭建远程学术交流平台，与各地互联互通，学术共享；④提供交流平台，开展多学科交流。

三、手术间特点

1.各配置之间的区别

（1）高配

1）功能：SCB医疗设备集中控制系统（KARL STORZ腔镜设备＋第三方医疗设备控制）＋AIDA医疗数据管理系统＋音视频传输系统。

2）硬件设备：护士工作站＋1台无菌区触摸控制屏＋1台55寸高清显示器＋2台悬吊医用高清显示器。

（2）中配

1）功能：SCB医疗设备集中控制系统（KARL STORZ腔镜设备）＋AIDA医疗数据管理系统＋音视频传输系统。

2）硬件设备：护士工作站＋多媒体控制触摸屏＋1台55寸高清显示器＋1台悬吊医用高清显示器。

（3）标配

1）功能：AIDA医疗数据管理系统＋音视频传输系统。

2）硬件设备：护士工作站＋多媒体控制触摸屏。

2.设备整合带来手术室环境整洁

（1）安全的工作环境，地面无线缆。

（2）提升感控质量，减少手术室污染源。

（3）高度客制化，符合手术团队的工作习惯。

（4）合理的布局，为手术团队带来人性化的工作环境。

四、手术间管理

1.一体化手术区管理模式　"专人专管专维护"的管理模式。

（1）手术设备专人定期检查。

（2）手术器械专人、专柜管理。

（3）手术器械灭菌效果专人检测。

（4）手术区护士为固定的专科护士。

（5）一体化主机由公司专人负责定期维护。

2. 仪器设备管理

（1）所有腔镜设备吊塔式摆放，既节约空间，又免去了仪器在推车上来回搬运。

（2）壁式中心供气系统将手术所需的气体直接送入手术间。

（3）仪器设备均配备专人统一管理，按计划定时保养与维修。

（4）仪器使用清点登记：建立仪器清点及使用登记本，掌握仪器的使用情况，及时如实填写并做好登记。

（5）仪器性能动态登记：实行专人每日、每周和每月检查相结合的管理方式，即每日由专人对设备进行检查，每周由公司技术人员进行维护，每月由院设备科专业维修人员检查一次，并将检查结果登记在设备检查维修登记本上。

（6）仪器检查维修登记：如在手术中仪器临时出现故障，须立即在手术区内协调仪器使用，并马上请医院设备科专业维修人员或公司技术人员解决，以确保设备正常运行。

（7）建立操作手册及程序卡：其内容包括操作方法、保养及注意事项，随时提供使用操作并提示仪器运转情况。

（8）建立培训制度：由专业人员介绍仪器性能、原理、操作步骤、清洁和保养等知识，定期组织学习。

3. 手术医生管理

（1）在进修医生进手术室前，先组织讲课介绍手术室环境、制度及简单的手术流程。

（2）培训内容包括刷手、消毒、铺单及标本的处理流程。

（3）对于特殊感染手术，限制参观医生的数量，防止交叉感染。

4. 环境管理

（1）各手术间设有立体音响系统，舒缓的音乐可缓解患者及医生的紧张情绪。

（2）手术区的环境卫生由保洁公司按洁净手术室的要求，对腔镜手术区的物表、地面、墙面、回风口等实行术后清洁、每周常规清洁、每月大清洁，从而保证腔镜洁净手术区的要求。

（3）空气层流净化系统由设备公司按计划保养更换，手术区内的感染监测人员定期对手术间的空气、物品表面、无菌物品等进行全方位的监测。

5. 质量管理

（1）护士长：质量及安全检查、围手术期质量监控、规范操作规程、把好环节质量关，定期进行理论、技能操作考核。

（2）专科组长：手术配合技术指导，组内手术、人员、物品及时协调，确保每日手术顺利进行。

（3）专科护士：落实个人负责项目，重点检查所管辖手术间仪器设备处于良好的备用和使用状态。

五、使用注意事项

1. 保证系统正确开关机，不恰当的开关机会造成系统运行异常。

2. AIDA的硬盘空间仅限于手术录像和照片的缓存，内部存储的录像应及时导出。

3. 手术间内的监视器、触摸屏及吊塔上的设备都需要手动开关机，手术完成后，应及时关闭设备。

4. 手术间内监视器弹簧臂较多，工作中须留意周围弹簧臂，避免磕碰造成人员伤害和设备损坏。

5. 一体化手术室系统关闭后，不要按动护士工作站上的"SCB/AIDA"按钮。如果按下"SCB/AIDA"按钮，SCB集中控制系统和AIDA数据储存系统会再次被开启。

六、维护与保养

1. 设备使用时，正确的开关机对系统的稳定运行至关重要。

2. 日常清洁时，不要拔除设备背板上的连接线。

3. 设备机柜要保持通风，避免把易燃物和污染物堆放在机柜周围。

4. 手术结束后，要把监视器吊臂放置到安全位置，避免人员磕碰受伤和设备损坏。

5. 不要用蘸有高浓度酒精的纱布或滴水的纱布擦拭设备表面，避免火灾或漏电事故发生。不要用强酸、强碱及溶剂类清洁剂擦拭设备表面，避免设备表面腐蚀、褪色。

七、常见故障及处理

1. 动作按钮变灰色，则AIDA不能进行录像，须清空AIDA的硬盘空间。

2. 全景摄像机的动作不能被控制

（1）原因：机柜电源没有启动。解决方法：使用一体化多媒体触摸屏的电源控制启动机柜电源。

（2）原因：全景摄像机电源没有打开。解决方法：将全景摄像机电源打开。

3. 无法播放音乐，须检查电源、音量控制。

4. AIDA或SCB切换按键变灰色，无法进行切换操作

（1）在对应机柜中找到AIDA Control NEO主机，长按开关键至电源指示灯闪烁，随后常亮即完成启动。

（2）在对应机柜中找到SCB OR1 Control NEO主机，长按开关键至电源指示灯闪烁，随后常亮即完成启动。

（3）在对应机柜手动关闭AIDA Control NEO主机及SCB OR1 Control NEO主机，长按主机开关键至电源指示灯闪烁，随后熄灭即关闭该主机，再通过护士工作站启动系统即可。

5. 进行会议转播时，不能进行双向语音交流

（1）检查无线头戴式麦克风电源、音量控制。

（2）原因：示教室没有将需要沟通的手术室切换至中央位置的等离子显示屏。解决方法：通过一体化集控系统的控制触摸屏将该手术室切换至中央位置的等离子显示屏。

（3）如果仍没有效果，须"结束转播"并重新输入密码连接。

6. AIDA患者输入区域不能更改

（1）结束当前操作，重新启动AIDA。

（2）打开D：\Data\Data\Active，将文件夹内容清空。

7. 当系统无法把视频图像分配到某一个监视器时，应将其他信号源的图像切换至该监视器。

8. 当音视频（AV）界面预览窗口或AIDA界面预览窗口图像显示异常时，应将其他信号源的图像切换至预览窗口。

9. 不正当关机造成开机后无法弹出SCB和AV界面时：①按下AIDA右上角的⏻按钮关闭AIDA，SCB的对话框就会弹出；②点击对话框确认后，SCB和AV功能可恢复正常；③再按下"SCB/AIDA"按钮，重启AIDA。

10. 当AIDA/SCB系统的触摸屏和键盘鼠标任何操作均无效，且AIDA/SCB无法正常关机时，须按下机柜内的AIDA/SCB主机前面板的开关持续6秒强制关机，然后重启。

11. 当系统不能把视频信号分配到某一个监视器时，应关闭系统、拔下机柜电源，然后再插上电源并开机。

12. 在SCB界面内，如果控制的设备不在控制列表时，须检查吊塔上设备的SCB线缆是否正确连接，是否连接良好。

第二节 术中磁共振手术室

术中磁共振手术室是指配有VISIUS IMRI（intraoperative magnetic resonance imaging）磁共振诊断设备的术间。这一设备用于在诊断室（diagnosis room，DR）内采集诊断用图像，可在术前、术中获得高分辨率图像，术后图像可供外科医生在患者离开手术室前确认是否存在手术并发症（图3-8）。

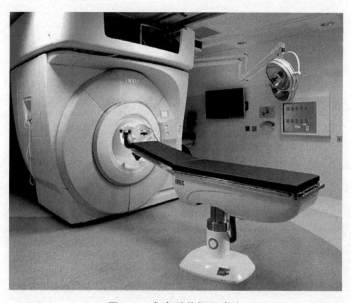

图3-8 术中磁共振手术室

一、基本组成与功能

1. 室内配置　VISIUS IMRI 系统可配置为能提供多个由单个磁体和电子元件作用的成像点，所有成像点都由同一个控制室进行控制，且均带有射频屏蔽措施。北京大学国际医院手术室 VISIUS IMRI 系统有 4 个成像点，配置为术中手术间（operation room，OR）-磁体室（magnetic bed，MB）-DR-OR。

在 OR-MB-DR-OR 的配置下，系统将保留标准的诊断功能。磁体在 OR 中进行术中成像时，诊断手术床将移出磁体孔。磁体朝向 OR 的一侧设有额外的线圈插口，方便进行各种术中成像操作。不需进行术中成像时，磁体将存放于 DR 中，且磁体可以在 DR 中旋转使其正面朝向正确的 OR（图 3-9）。

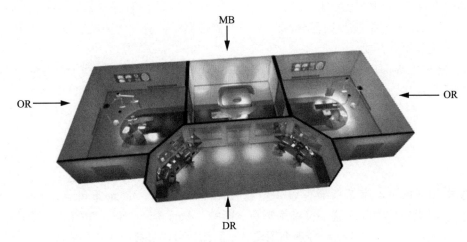

图 3-9　VISIUS IMRI 系统室内配置概览

2. VISIUS IMRI 系统组件

（1）磁体

1）磁体组件的组成：磁体、梯度线圈和射频体线圈。

2）磁体移动系统的组成

A. 上部导轨系统：需要扫描时，磁体移动系统通过上部导轨将磁体从 MB 移入 OR。利用电缆管理系统和柔性骤冷管线，磁体可在保持电子、液体和气体连接的同时双向移动。

B. 磁体移动器和控制器：磁体移动系统将磁体悬挂于上部导轨系统，并移动磁体进出手术室，电机驱动磁体旋转或直线移动。磁体的一侧设有侧面控制面板和手持控制器，帮助操作员控制磁体移动；磁体移动系统还配有手动控制功能，用于在发生电力或设备故障时将磁体从患者处移开。图 3-10 展示了 OR-MB-DR-OR 配置下压敏防碰撞保护系统、带手持控制器的侧面控制面板、手动控制操作面板、显示屏和线圈插口的位置。

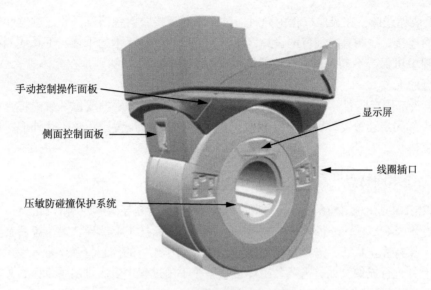

图 3-10　磁体移动器和控制器

C.碰撞检测系统：磁体孔的周围表面上配有以压力敏感材料制成的泡沫垫，用于在磁体与患者或与 OR 手术床之间存在有害碰撞时向操作员发出警报。当与泡沫垫发生碰撞时，系统会立即停止磁体的移动，待操作员清除障碍物后再继续向前移动磁体。如果未能将障碍物完全清除，该过程就会重复进行。

D.电缆管理系统和柔性紧急骤冷管线：电缆管理系统在 DR 和 OR 之间移动时携带磁体接口电缆、冷却管线和柔性骤冷管线。当磁体向前进入手术室时，骤冷管线紧随其后，提供放电路线，防止液氦汽化（磁体中最多可装有 1500 升液氦，相当于约 1 130 000 升氦气）。

（2）OR 手术床：该手术床适用于在进行诊断检查或外科手术时为患者提供支撑和定位。在手持控制器的操作下，床面可以由液压控制进行四轴运动及 180º 范围内的旋转。在与磁共振成像（MRI）无关的外科手术中，该手术床也可以作为标准手术床，搭配手术室内各种标准的外科手术器材与设备使用。图 3-11 展示了控制诊断手术床移动和患者舒适度的 Siemens 控制面板。

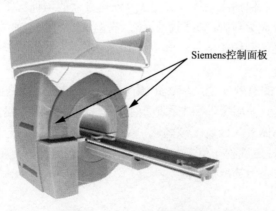

图 3-11　Siemens 控制面板

（3）成像线圈：在成像过程中同时通过多个通道接收射频信号，并通过柔性电缆与磁体表面连接。线圈具有独特的设计，尽可能减少对外科手术的干扰。下片线圈在整个手术过程中可保持不动，也可在成像前取下并更换；上片线圈则是在磁体进入OR之前置于患者的上方。

（4）头部固定装置：在图像中引入最小伪影，同时在有限的成像区域内将骨骼牢牢固定。头部固定装置支撑臂的设计和位于OR手术床上的位置旨在减小其外形，使其可以进入磁体孔。

二、手术间特点

1. VISIUS IMRI磁体场强为3特斯拉，采用液氦作为超导磁体线圈的制冷剂。

2. 磁体长1.95米，外径2.3米。磁体重约8.3吨，悬挂于上部导轨上。患者在整个手术过程中保持静止状态，需要查看MRI时，通过操作人员的控制将磁体带入手术室，悬于患者上方进行成像。如有需要，磁体可在整个手术过程中多次进出手术区，外科医师可在手术区查看更新后的MRI。

3. 系统内孔直径为70厘米，配有水冷式自屏蔽梯度线圈，梯度线圈提供最高梯度场强，并能够执行高级迅速的采集功能。体线圈安装在磁体孔中，用于在扫描过程中进行射频传输及接收磁共振（magnetic resonance，MR）信号。

4. 磁体移动系统包括上部导轨系统、磁体移动器和控制器、电缆管理系统和柔性骤冷管线。利用磁体移动系统，磁体可在需要扫描时从存放区域进入手术室；利用电缆管理系统和柔性骤冷管线，磁体可在保持电子、液体和气体连接的同时双向移动。

5. 安装在磁体上的风扇引导空气穿过磁体孔，向患者输送新鲜空气。磁体孔的前方装有麦克风，方便操作人员与患者保持联系。

三、手术间管理

1. 安全管理

（1）营造安全的MR环境：MR设备的不当使用可造成严重或致命损伤。为了安全高效地使用MR设备，应确保所有进入MR手术室的人员（MR技术人员、手术室护士、外科医生、麻醉医生、保洁人员等）接受MR安全方面的培训：①了解与MR设备有关的潜在危险，包括可成为射弹的铁磁性物体、高温及外周神经刺激、噪声和交叉污染；②遵循正确的设备操作和维护流程；③了解并遵守关于MR设备操作及MR人员和患者安全的一切法规。

（2）移动磁体时的有效安全区域：将磁体移入OR进行成像之前，为了确保患者和现场安全，工作人员应使用警告标志和地板上的记号作为提示，建立出入受限或受控的区域，防止铁磁性物体进入区域（该区域包括5高斯线，高斯线定义了特定位置磁场的场强）。应确保所有铁磁性物体位于5高斯线以外，铁磁性物体会在磁场的影响下飞射，可能导致严重损伤或死亡及设备受损。

2. 管理制度

（1）进入此区域的所有人员必须严格遵守术中磁共振扫描的各项管理规定。未经培训或考核的人员不得上岗，无关人员未经允许不得擅自入内。

（2）所有手术相关人员，包括手术医生、麻醉医生、手术室护士、术中协助人员、后勤保障人员和保洁人员等都应接受岗前培训并且不存在磁共振禁忌。

（3）在手术间内外显要位置设置相关警示标志，标明相关注意事项。手术间内常用设备和物品应标明安全等级（安全、相对安全、不安全）。

（4）术中磁共振扫描手术间应由专人进行管理，设立相应储物间、储物柜。

（5）所有相关医务人员在术前访视和谈话时都应向患者详细说明术中磁共振的注意事项和禁忌证，进行危险告知并签字。

（6）患者进入手术室前应由病房医生确认并完成术中核磁扫描的安全排查并签字，相应文件夹入病历，手术室护士在推患者入室前再次确认是否已进行磁共振安全告知。

（7）医务人员及患者严禁携带任何金属物品（如钥匙、打火机、皮带、义齿、手表、硬币、小刀、项链、耳环、手机、寻呼机、磁卡、胸罩、金属避孕环）进入手术间。

（8）不能明确体内是否有金属物时应先行磁探测或X线检查。

（9）参加手术人员不得私自换班或将其他无关人员带入磁共振手术间。

（10）不得私自将磁共振专用设备与其他手术间设备互换使用。

（11）物品应在固定位置摆放，不得随意挪动。

（12）所有掉落物品应及时捡起以免构成投射威胁。

3. 筛查与培训

（1）工作人员的筛查

1）首先确定磁场环境工作的筛查流程，然后组织全体工作人员观看安全视频并参与系统的图表演示和教程。

2）所有新员工都要接受本系统的培训。

3）为避免事故和损伤，必须对所有在手术室和控制室的人员及所有进入手术室观察手术的人员进行筛查。所有筛查表都由指定工作人员保管。

4）全体员工必须通过MR技术人员或指定团队领导的筛查和批准，方可进入术中MR区域，确保员工不存在阻碍其在磁场周围工作的健康情况。

（2）患者的筛查

1）患者术前评估：确认患者的体型、体重和手术部位，同时对MR筛查进行审查。确保识别和彻底检查体内有外科植入物的患者，评估风险因素，避免患者在MR环境中存在任何潜在危险。

2）MR检查不适用于体内有下列物体的患者：①以电子、磁力或机械方式激活，已知有磁性或无法证明无铁磁性的植入物（如起搏器、动脉瘤夹、主动脉夹、电子生物刺激器、输液泵等）。②临时用于患者治疗或诊断的MR不安全装置（如导管、导线、电线等）。③遇到磁场、振荡磁场和（或）传输的射频波，功能可能改变或可能发生故障的植入装置。④嵌入身体的金属碎片。⑤已知含有金属颜料且位于检查部位的文身。

注：MR预筛选时，无铁磁性的颅内动脉瘤夹或主动脉夹可能会发生变位而引发致

命后果。接触磁场前应确保患者体内没有任何铁磁性的夹子。

（3）探访者的筛查：手术室探访者进入受控区前，要对其进行必要的安全注意事项说明。

4. 成像前的手术室配置及患者的安置

（1）手术区域由医生、器械护士、巡回护士、麻醉医生共同完成保护：①手术室中的所有人必须仔细检查口袋中有无线圈、信用卡、钥匙、寻呼机等物品，并在磁体进入手术室前将这些物品带离手术室。②成像期间不要把含射线可透材料的纱布或其他物品留在手术腔内，上述材料可能具有铁磁性或在成像过程中吸收射频波，从而引起局部加热。③在进行术中MR扫描前，收集所有器械并将其移出无菌区。④将无影灯移至远离磁体的安全位置。⑤将所有非MR安全设备移至5高斯线外（如无影灯、显示器、导航仪、座椅、器械车、电线、显微镜、吸引器、垃圾桶等）；相对安全的麻醉机、输液泵、监护仪等应处于锁定状态。按照"危险解除检查表"逐一落实，双人（巡回护士、技师）签字确认后可将磁体移出。⑥扫描前器械护士与巡回护士清点器械、缝针、纱布、纱垫等。术中掉落在地上的物品，巡回护士须及时保管好。⑦术中减少手术视野周围器械数量并及时收回暂时不用的器械。⑧在进行术中成像前，器械护士与手术医生负责铺好保护无菌手术区域所需的铺巾。

（2）成像前患者的安置：①不要环绕电缆或直接将电缆放在患者身上，成像过程中产生的射频有可能在该区域增强并导致电灼伤。②将垫片、床单或绒毛毯置于皮肤接触的部位（如头到身体、手臂侧、腋下、大腿到大腿、脚踝到脚踝、小腿到小腿之间）防止形成导电回路。③使用线圈和（或）心电图引线时采取下列预防措施：使用前检查每根线圈，确保线圈电缆或监控电缆不直接与患者皮肤接触；仅使用MR安全心电图引线和电极；正确放置心电图引线，注意按照指示编排引线，以减小回路范围。④患者的外耳道需用棉球封闭，患者尿袋内无存尿。

四、使用注意事项

1. 进行成像前，留在手术室中的所有患者和工作人员需戴上耳塞。使用可将噪声级别降低25分贝以上的耳塞。

2. 离磁体较近时，较强的主磁场可使患者和操作人员暂时产生眩晕感或其他知觉刺激。操作员应告知患者和工作人员产生上述现象的可能性，并指示患者和工作人员在感到麻痹、恶心或感觉有金属味时应告知。

3. 测试设备和仪器：在MR手术室中使用仪器或设备前，要使用扫描仪对其铁磁性和射频干扰进行彻底的测试。测试设备和仪器时注意四点：①使用MR扫描仪时，设备能正常安全地工作；②设备不影响MR扫描仪的功能；③设备不会给患者带来由高温或感应电压引起的额外风险；④设备或仪器不含有足以被磁体吸引的铁磁性材料。

4. 设备过热、短路、摩擦可引发电气火灾。如果发生电气火灾，需尽可能断开附近所有设备的电源，使用非磁性二氧化碳灭火器。

5. 磁场关闭（失超）：将大型物体拖离磁体的动作可使磁体开启失超功能，应将物体滑向磁体一侧而不是从磁体正面拖离。磁体的失超功能可快速降低磁场场强，失超将引起最少3～7天的停机并需要更换昂贵的制冷剂，因此，只可在磁场威胁人员生命时激活失超功能。

6. 以下情况中不能激活失超功能：①如果患者在磁体中心搏骤停，严禁激活失超功能。失超过程可能会对患者护理和治疗造成不良影响，如果氦泄漏，失超过程中氦气可能会将氧气排出手术室。②着火时无须激活失超功能（如果明火与磁体的距离够近，系统会自动进行失超），因为氦气不可燃且不存在爆炸的危险。③如果一件物体卡在磁体中且没有对人员造成伤害，无须激活失超功能。

五、维护与保养

1. 所有直接与患者接触的设备都有可能造成患者间的交叉污染，因此在初次使用设备前及每次诊断和手术后，应对OR手术床、垫子、配件、射频线圈和电缆、头部固定装置的所有组件、磁体孔及前盖进行彻底清洁和消毒。须遵守以下原则：①清洁前彻底关闭系统。②消毒前对物品进行彻底清洁，清洁所有可能或已经接触患者的受污染部件。③使用中性消毒剂清洁磁体前盖、后盖和侧盖。患者使用后应使用消毒剂擦拭磁体内孔和前盖，无须在同一位患者的多次扫描间对设备进行消毒。④清洁或给线圈接口、磁体组件消毒时，不要使线圈接口受潮。⑤勿将水或清洁剂溶液直接倾倒在设备表面。⑥不要使清洁液渗入系统开口处。

2. 移动部件上的积灰会阻碍设备移动，须定期清洁并为导轨和接头等除尘。

3. 保持所有组件的通风孔畅通。

六、常见故障及处理

1. 如果发生了IMRI设备事故或损伤，需按下列步骤处理：①不要干扰设备，除非需要进行磁体失超以防止进一步损伤；②收集全部设备维护日志；③定位事故目击者；④联系IMRI客户支持部门。

2. 手术过程中磁体失超，骤冷管线能正常工作：①将磁体完全移出手术室，关闭滑动门；②虽会有极少量氦气泄漏，但无须中断手术；③在失超过程中及失超结束后监控手术室中的氧气水平，确保氧气水平在可接受的限值以内；④预防起见，打开通往走廊的手术室大门。

3. 手术过程中磁体失超，骤冷管线出现故障：①将磁体完全移出手术室，关闭滑动门；②立即打开通往外边走廊的手术室大门，使氦气快速排出手术室；③立即装备非铁氧气面罩和氧气瓶，疏散除外科医生、手术室护士和麻醉医生外的所有非必需人员；④如果氧气水平低于19.5%，勿在不使用自给式呼吸器或供气式呼吸器的情况下进入或滞留在某区域；⑤指派至少两名人员在安全区域观察仍留在手术室的工作人员是否出现缺氧症状；⑥如果手术室中的氦气已基本清除，外科医生、手术室护士和麻醉医生应与患者一起留在手术室；⑦工作人员应保持在尽可能低的位置，因氧气会被较轻的氦气推至地面，使人窒息。

第三节　复合手术室

复合手术室（hybrid operation room）又称杂交手术室，通过把普通手术室与先进的医疗影像系统相结合，使原来需要在不同部门分期完成的重大手术一次完成，无须在影像学科室和手术室之间多次转移患者，避免患者多次麻醉、转运带来的风险。

一、基本组成与功能

1. 房间结构

（1）防护设施：手术间面积为87.8平方米，四周墙壁及天花板设有铅板屏障，手术间门窗具备铅当量的防护厚度。能容纳各种仪器设备，具有足够空间方便患者出入。手术间面积越大，散射线对人体的损害作用就越小。

（2）射线防护设备：铅屏风、铅帘、铅衣、铅帽、铅眼镜、铅围脖、X线剂量监测装置、射线指示灯等。

（3）空气洁净度级别：特别洁净手术室，适用于神经外科、心脏外科、血管外科等无菌手术。

2. 仪器设备

（1）数字减影血管造影机：将注入造影剂前后拍摄的两帧X线图像经数字化输入图像计算机，通过减影、增强和再成像过程来获得清晰的纯血管影像，同时实时地显现血管影像（图3-12）。

（2）高压造影注射系统：能在数秒内自动将对比剂和常用冲洗剂注射进人体以使血管系统显影（图3-13）。

二、应用范围

1. 血管疾病的介入检查和治疗。

2. 直视下移植与介入。

3. 进行复杂大血管病变的手术。

4. 手术种类：颈部、胸部、腹部、四肢动静脉疾病介入微创治疗及复杂病变的杂交手术，各类大出血患者栓塞止血。

三、手术间特点

1. 手术床具有X线透射功能，并与数字减影血管造影（digital subtraction angiography，DSA）设备完美整合。

2. 具有广阔的悬臂手术灯，确保与DSA设备相容。

3. 百级层流净化手术间为开放手术提供了先决条件。

4. 多功能手术床具有平行移动、床面左右倾斜、头高足低、头低足高等功能。

5. 吊塔可在手术间内灵活旋转定位。

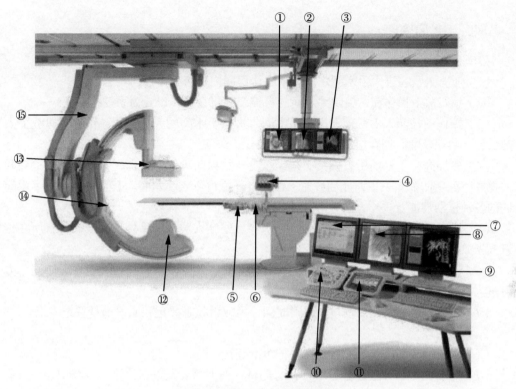

图 3-12　数字减影血管造影机

①实时监控器；②参考监视器；③3D-RA 监视器；④Xper 模块＋遥控器；⑤Xper 机架模块；⑥Xper 图像模块；⑦数据监视器；⑧复审监视器；⑨3D-RA；⑩Xper 复审模块；⑪Xper 模块（选件）；⑫球管；⑬平板探测器；⑭C 形臂；⑮L 形臂

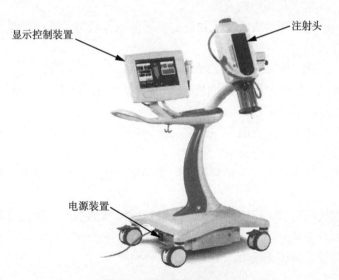

图 3-13　高压造影注射系统

四、手术间管理

1. 人员管理

（1）所有人员在进入手术间之前，须确认房间内是否处于放射状态。

（2）执行放射操作前，关闭手术间的自控门并将自控门设置为手控状态。

（3）操作中任何人不得随意出入手术间，进入手术间的人员必须穿铅衣并佩戴个人剂量计。孕期及哺乳期女性避免入内。

（4）参加介入手术的所有人员必须经过专业放射防护知识培训、考核及体格检查并取得放射卫生防护知识培训证和放射工作人员证方可进入手术间。必须熟练掌握手术间内的各种仪器性能及操作方法，并严格执行岗位职责和流程规范。

（5）床旁监护技师、麻醉医生除按要求穿戴好个人防护用品外，应根据各自所在位置预先放好铅屏风。

（6）保洁人员及物流配送人员，须经房间负责人确认及检查后，在责任人陪同下方可进入术间执行保洁工作及运送患者。

（7）每位患者的受照射剂量和照射时间，由放射技师登记在照射剂量登记本上。

2. 物品管理

（1）每日清点术间仪器设备并在登记本上登记。

（2）库房人员每日根据基数填补普通耗材，根据需要发放高值物品并登记、回收剩余耗材。

（3）每周对房间物品及设备进行彻底整理、清洁。

3. 数字减影血管造影（DSA）设备管理

（1）DSA设备为大型贵重仪器，必须由专业技术人员按照操作要求进行操作，未经操作人员许可，其他人员不得随意操作。

（2）每日由放射技师负责开关机并检查机器的工作状态，发现问题及时报告维修人员和手术室工作人员。

4. 放射防护用品及个人剂量计管理

（1）每个衣架上标有每位放射工作人员的姓名，使用后按姓名挂放铅衣。

（2）个人铅防护用品超过5年须报废。

（3）个人剂量计夹在工作服的左胸前，正面朝外。个人剂量计不得故意将其放射照射或无故不佩带。

（4）个人剂量计由专人统一保管，医生应按编号佩戴，切勿随意丢弃，使用后交还负责人。

（5）每季度放射防护小组工作人员定期取走并测试剂量计，测试结果反馈科室并由放射防护安全员负责记录。

（6）发现剂量计损坏或丢失，及时查找和补充。

五、使用注意事项

1. 术前提前打开并检查设备是否正常运行，DSA设备需在床边控制台进行全部机械运动检查。注意在运动中是否有异常的声音或报警，显示器是否有报错信息显示灯，在系统检查后方可进行手术。

2. 手术完成后，及时关闭 DSA 设备的 X 线开启按钮，并将设备脚踏移至安全区域，防止误操作。

六、维护与保养

1. DSA 设备

（1）清洁前先关闭设备，待设备冷却后再进行清洁。

（2）DSA 设备表面可用湿毛巾和中性洗涤剂清洁，导轨等未覆盖油漆的金属部件不能用湿布清洁。禁止使用有腐蚀性的清洁剂和研磨剂，清洁完毕后及时用干毛巾擦干表面。

（3）定期校准 DSA 设备，检查各运动部件有无松动并及时紧固。

2. 高压造影注射系统

（1）先切断电源再进行清洁，使用蘸有清洁液的抹布或湿布进行清洁，以除去对比剂或其他污染物。切勿清洁针筒，切勿使用烈性清洁剂，切勿将一次性组件与清洁剂接触，组件不可浸泡。

（2）切勿使用高压灭菌器对压力保护套进行消毒，用于保持气雾剂罐压力的气体可能会损坏压力保护套。执行每个程序前，检查压力保护套有无损坏或老化迹象，发现缺陷立即更换压力保护套。

（3）每日清洁注射头、针筒保温套、针筒固定器盖、压力保护套、活塞及针筒接口并检查台托架；每月清洁显示控制装置、基座及电源装置；每年执行全面的系统校准和性能检查。

3. 射线防护服

（1）切勿折叠、挤压防护服。

（2）切勿将防护服与任何锐角或类似锐角硬物等接触。

（3）切勿穿着防护服蹲、坐、躺或靠压。

（4）切勿高温 30℃以上、低温 5℃以下穿着或存放。

（5）切勿用任何指定方法以外的方法洗涤，使用后及时用温水或中性洗涤液轻柔擦掉衣服表面的污渍。

（6）按照规范要求，用防护服专用衣架悬挂衣服。

（7）切勿高温、高压消毒防护服。

4. 防护铅玻璃　由专业人员负责维护和保养，污渍和血渍及时用 75% 乙醇溶液或卡瓦布擦拭。

七、常见故障及处理

1. DSA 系统　系统出现故障时会出现提示信息，提示信息分为警告信息和错误信息。出现警告信息时可继续使用，但应按信息提示框内提示及时解决问题；出现错误信息时不可继续使用，可按信息提示框内提示操作或重启设备，如仍不能恢复，应及时报修并告知错误代码或提示信息。

2. 高压造影注射系统

（1）设备发出错误消息（即系统故障消息）时，显示错误消息的同时会发出三声蜂鸣声并提供建议，防止该情况再次发生。如果无法纠正错误情况，须记录对话框左下角的代码和编号，然后联系维修部。

（2）针筒（包括针筒推杆）中有气泡，用手轻拍压力保护套底部使气泡汇集到针筒尖端，确保所有气泡均排出后方可使用。

第四节　正负压转换手术室

正负压转换手术室将正压手术室、负压手术室融为一体，根据实际工作需求进行室内压力控制，将手术室变换为正压状态或负压状态，以满足不同手术的需要。

一、原理与性能

正负压转换手术室采取增设排风机等有效手段以调节排风量，使洁净手术室由正压变为负压。在洁净区域内用空气负压差来控制气流，吸收有害气体，洁净室内空气，使用负压手术室可以从根本上控制和解决手术室空气污染问题。在正压状态下，外界污染源不会进入洁净区域，需要洁净且无菌的空气及时补充进该区域来维持其正压状态；在负压状态下，受污染的空气经过净化后再进行排放，避免造成二次污染，且始终保持该区域的负压状态。

二、应用范围

正负压转换手术室中负压状态是切断空气、飞沫传染的重要手段，主要适用于传染疾病、特殊感染手术和患者不能进行卫生处理的急救手术，如严重急性呼吸综合征（SARS）、人感染高致病性禽流感、甲型流感、肺结核等呼吸道传染病，以及破伤风、气性坏疽、突发不明原因的传染病等。

三、手术间特点

1. 正负压转换手术室自成一区，设独立出入口，防止因人流、物流而将污染空气传播到其他区域；设准备室，既能做消毒等准备工作，也可作为缓冲室，起到有效隔离作用（图3-14）。

2. 该手术室的顶棚排风口入口处及室内回风口入口处均设高效过滤器，排风出口处设止回阀，回风入口处设密闭阀，在部分回风口上设高效过滤器，另一部分回风口上设中效过滤器。

3. 回风口百叶片为竖向可调叶片。新风过滤器根据环境空气状况采用一道、二道或三道过滤器串联组合形式。

4. 正负压转换手术室净化空调系统的排风机应与送风机连锁。当负压状态运行时，排风机先于送风机开启，后于送风机关闭；当正压状态运行时，连锁顺序与负压状态相反。

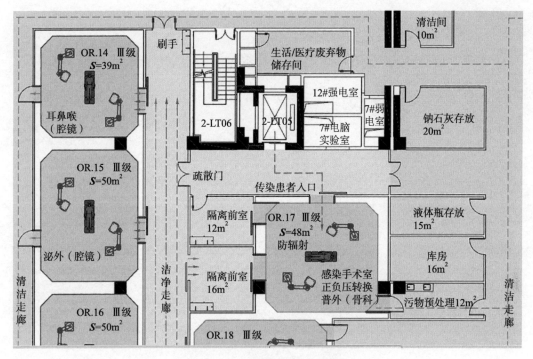

图 3-14　正负压转换手术室概览

四、手术间管理

1. 手术间前后门悬挂隔离手术标识。

2. 参与手术的工作人员必须严格执行消毒隔离技术，穿隔离衣及隔离鞋。

3. 禁止人员参观，术间人数控制在 6 ～ 10 人。

4. 术中尽量减少人员走动。

5. 安排一名外围巡回护士，供应术中急需物品。

6. 术后按照隔离手术的要求擦拭地面、墙及各种设备。

五、使用注意事项

为了保证手术部有序的压力梯度，防止交叉感染，正负压转换手术室在使用期间，循环空调机组与排风机的启停顺序是不同的。

1. 正负压转换手术室处于正压状态做手术时，先开启循环机组再开启小风量排风机；先停排风机，再停循环机组，手术室内的正压状态不会中断。

2. 正负压转换手术室处于负压状态做手术时，先开启排风机，再开启循环机组；先停循环机组，经过一定时间延时（排走手术室内的污染空气），再停排风机，新风机组处于值班运行状态，手术室恢复正压状态。

六、维护与保养

1. 洁净区域内的回风口格栅应使用竖向栅条，每天擦拭清洁一次，每周彻底清洁，若有污染应随时清洁。

2. 每次手术结束后应进行负压持续运转15分钟后再进行清洁擦拭，达到自净要求方可进行下一个手术。

第四章

手术室通用设备

第一节　手　术　床

手术床是手术体位摆放的主体部分，通常由底座、床柱、床面、控制单元、附件等组成。手术床的基本作用是能够安全、正确地摆放患者体位，利于术者暴露手术视野，同时便于麻醉医生观察和操作，确保手术顺利进行。

一、种类

1. 显微外科手术床。
2. 牵引手术床。
3. 多功能手术床。
4. 转运功能手术床。
5. 核磁功能手术床。
6. 碳纤维脊柱手术床。

二、适用范围

1. 显微外科手术床（图4-1）

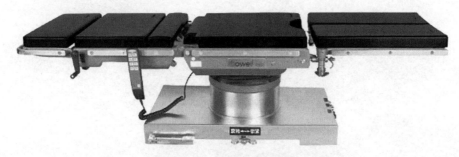

图4-1　显微外科手术床

（1）适用范围：五官科、眼科、手足外科、神经外科等显微外科手术。

（2）特点：此类手术中，医生通常采取坐位，需要手术床能降到足够低的高度，降低医生的疲劳度及工作强度。此类手术多为精细手术，因而对手术床的稳定性具有较高的要求，而且手术床通常还需配备一些电动配件、颅骨牵引头架、医生的搁手架等特殊配件，来提高手术的效率。

2.牵引手术床（图4-2）

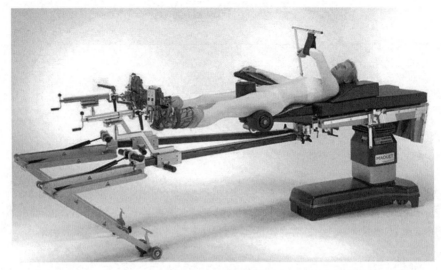

图4-2　牵引手术床

（1）适用范围：术中运用C形臂机、导航等的骨科、神经外科手术（如上下肢骨折、关节镜、颈椎手术等）。

（2）特点：床面以碳纤维为佳，需要有足够的透视范围，配备多种骨科专业配件，以保证各类型骨科手术的开展。手术中需要对患者的肢体或身体某一部分进行持续的反向牵引，来达到复位及内固定的需求。

3.多功能手术床（图4-3）

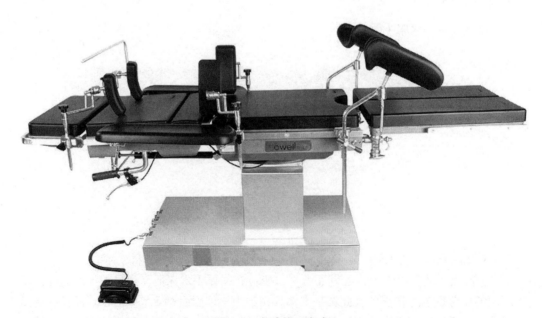

图4-3　多功能手术床

（1）适用范围：适用于胸、腹部手术（如心脏外、胸外科、妇产科、泌尿外科等）。

（2）特点：①配件、功能齐全，由4～8个截面组合而成，可调节成各种不同的位置，以适用各科手术体位的调整，满足外科医生手术的需要。②手术床的设计不仅满足手术的要求，还适合于未来手术的升级要求。床体采用高质量不锈钢，耐高温、耐腐蚀、易操作，方便手术室工作人员的使用。③手术床垫厚50厘米，不仅能适应患者体位变化，使患者舒适，而且易于拆除及清洗。④手术床板为非金属材料，可透X线，以适用于各种手术中的摄像及配合C形臂使用。⑤底座为T形结构，为医生留下了最大的自由空间，减少长时间手术时术者的疲劳。⑥腿板操作轻便，可卸下，并可安装骨科牵引架或连接妇产科、普外科、泌尿外科所用的手术床配件。

（3）分类：①手动机械床：不依赖任何电源及遥控器，由医护人员驱动完成。手动机械床适用于各种类型的手术，坚强的固定部件和坚实的底盘确保手术床在各种地形下都平稳、安全。无须使用任何外接电源，在各种恶劣的气压环境下都运行自如。②电动手术床：以电动液压为动力，通过控制开关来完成手术床各组成模块间的相对运动，如背板升降、腿板升降、床面侧倾、床面平移等功能，完成对患者体位的摆放，从而达到手术操作的要求。

4. 转运功能手术床（图4-4）

（1）适用范围：适用于神经外科、脊柱外科、心血管外科等危重患者的手术台面转运，可将患者平稳地转运至一些大型的诊疗设备中，进行术中检查、评估，确保最佳手术效果。

（2）特点：运动稳定、轻巧，固定稳固、可靠，防护舒适、安全。

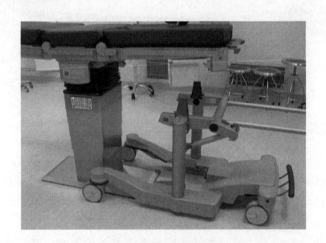

图4-4　手术转运床

5. 核磁功能手术床（图4-5）

（1）适用范围：主要用于核磁检查及术中核磁手术。

（2）特点：有利于术中进行核磁及X线成像，提供最佳患者头部摆放位置，提升患者安全性。

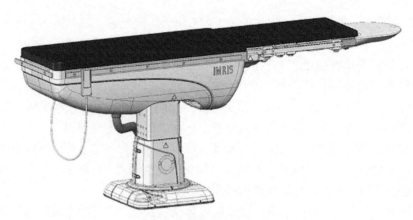

图4-5　核磁功能手术床

6. 碳纤维脊柱手术床（图4-6）
（1）适用范围：用于颈椎、胸椎、腰椎手术。
（2）特点：由碳纤维合成材料制成，可完成180°翻转。

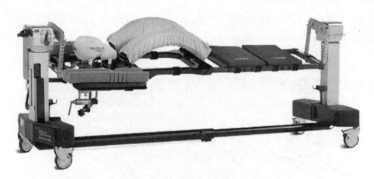

图4-6　碳纤维脊柱手术床

三、配件及使用方法

1. 麻醉架　由带活动关节的两根立柱和一个可伸缩的组合架顶构成。通过固定夹与手术床侧面导轨链接并锁紧第一转动手柄，将麻醉架插入固定夹锁紧并锁紧第二转动手柄，可在其上铺设消毒巾，具有将麻醉区与手术区隔离开的作用（图4-7）。

2. 支手架　在手术患者治疗过程中，通过固定夹与手术床侧面导轨链接，调整高低位置并锁紧第一转动手柄，将该装置插入固定夹锁紧并锁紧第二转动手柄，在支手架尾端上抬控制板调整搁手板与球头的角度，松开控制板支手架位置固定（图4-8）。

3. 肩挡板　使用方法同支手架，须配合固定夹固定在手术床侧面导轨使用。手术过程中当手术床倾斜时可固定患者防止下滑，可根据需要调节支撑的宽度（图4-9）。

4. 侧挡板　配合固定夹固定于手术床两侧，患者行90°侧卧位手术时，前面固定于耻骨联合，后方固定于腰部，挡板与患者之间夹垫软垫后加紧身体固定并旋转手柄锁定，可保持患者术中体位固定，保证患者安全（图4-10）。

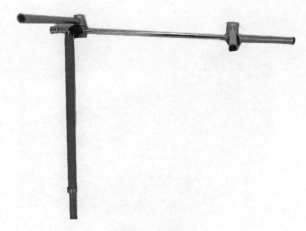

图4-7　麻醉架

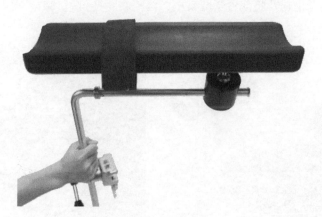

图4-8　支手架

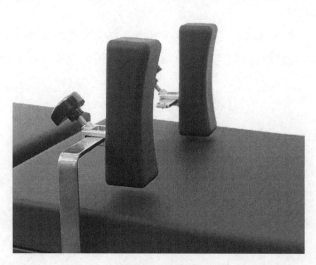

图4-9　肩挡板

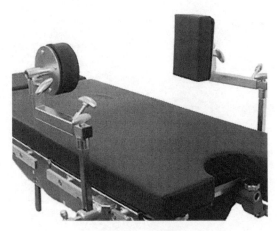

图4-10　侧挡板

5. 截石位腿架　配合固定夹固定于手术床两侧臀部位置，分别安装左右腿架，调整高度固定，将患者小腿及膝部置于腿架上，两腿之间夹角＜135°（图4-11、图4-12）。

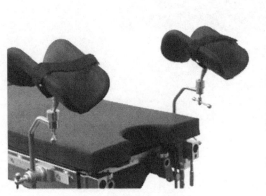

图4-11　普通截石位腿架

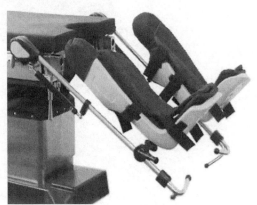

图4-12　马镫形截石位腿架

6. 多功能头托　取下手术床头板，将多功能头托的安装栓完全推入床板的端面接口插孔中锁紧并检查，通过头托的各个关节调整手术所需的位置（图4-13）。

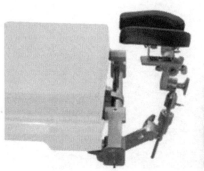

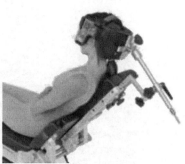

图4-13　多功能头托

7. 固定带　链接于手术床两侧导轨上，适度拉紧调节器，约束患者，防止坠床（图4-14）。

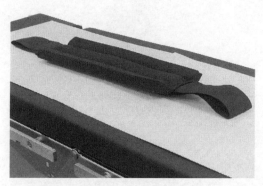

图4-14　固定带

8. 足挡板　使用方法及作用同肩挡板（图4-15）。

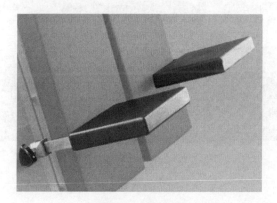

图4-15　足挡板

9. 控制器　通过控制器调节按钮调整手术床，以达到手术需要（图4-16）。

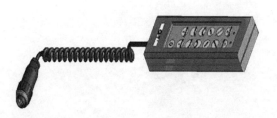

图4-16　控制器

10. 固定夹　固定于手术床侧面导轨上，用于固定手术床附件，将附件与手术床连接，根据不同手术调整手术体位（图4-17）。

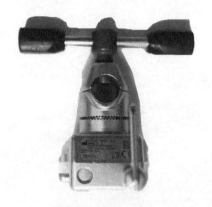

图4-17 固定夹

11. 手术台面 由头板、背板、座板和腿板组成，包括头板面、背板面、座板面、左腿板面、右腿板面和腰板面六部分。这种组合式设计不仅实现了手术床的上升下降、左右前后倾斜及头背腰腿板面等单独操纵，而且只需通过台面变换就能实现手术体位的调整。手术台面软垫可以取出，且使用粘附带固定在床板上（图4-18）。

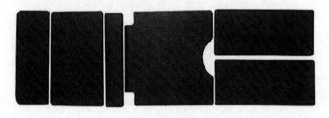

图4-18 手术台面

四、辅助设备

1. 头颅固定架（图4-19）

（1）根据手术床不同分类：MZ头颅固定架（日本）和MF头颅固定架（美国）。

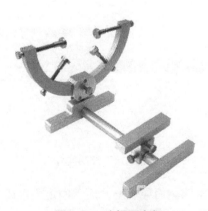

图4-19 头颅固定架

（2）应用范围：用于平卧位、侧卧位、俯卧位或有特殊要求的手术体位等（如坐位、沙滩椅位）。

（3）使用原理：通过带有两个可旋转钮的连接杆与手术床相连接。

（4）使用方法

1）将四个头钉高压消毒后备用，多功能头架与连接床部分连接，固定在专用手术床上。

2）患者摆好体位后，由医生常规消毒患者头部皮肤，手持头钉尖部将头钉安装在多功能头架钉槽内。

3）台下护士调整多功能头架，使头钉固定在患者颅骨适当位置，依次拧紧头架大、中、小关节，最后拧紧头钉，关锁并调节颈伸展位。

4）头钉可直接拧入患者头部皮肤，不需切口，以减少患者痛苦。头架可随手术需要调节颈伸位，省去了传统的头肩牵引，便于气管插管的暴露及麻醉医生观察患者的呼吸。

（5）注意事项

1）上头架时，注意避开血管和颅骨较薄处，以免造成出血或损伤脑组织。

2）消毒前，应先根据手术部位，将四个头钉的位置选择好，做到心中有数。

3）摆放俯卧位前，应双眼涂四环素或金霉素眼膏，确保上下睑合拢，然后用胶布将眼睑贴紧，防止俯卧位后眼球外凸、角膜干燥及消毒液流入眼内。俯卧后，为防止舌咬伤，将患者的舌推入牙齿内，并用大纱布填塞口腔。

2.颅脑多功能头架（图4-20）

（1）应用范围：一般用于平卧位、侧卧位开颅术。

（2）使用原理

1）多功能头架是连接在头颅固定架上的半圆形框架，两者互成90°，框架上可接头皮钩、显微自动牵开器、手托、吸引管、冷光源等。

2）多功能头架的组成是在一个宽厚的半圆形框架上，通过螺丝与一个薄细的半圆形框架相连接，两者之间可任意调节角度。其上有许多的孔和螺丝，可用来固定两个贮存筒、棉片板、弹簧钩、脑压板等。

（3）使用方法

1）多功能头架需在术前一日包好消毒，备用。

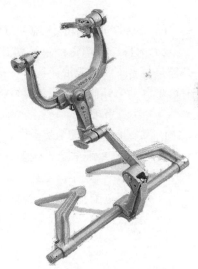

图4-20　颅脑多功能头架

2）术日，待消毒铺单、切开皮肤及皮下组织、翻开皮瓣后，打开多功能头架，隔着颈单固定于头架上。此时，可将头皮钩固定在向上翻的薄细的半圆形框架上，还可将吸引器、电凝镊插入贮物筒内。

（4）注意事项

1）多功能头架的配件较多，使用时注意清点，以免丢失。

2）多功能头架的螺丝较多，清洗时注意洗净、上油，保证其功能状态。定期检查、核实。

3.床旁颅脑牵开器（图4-21）

（1）应用范围：用于侧卧位乳突后入路、后颅凹入路或俯卧位后正中入路等。

（2）使用原理：床旁牵开器是直接安在手术床旁的一个连接长杆，其一头上有许多不同方向的螺丝插座，可连接自动牵开器链条，另一头长杆通过一个固定底座固定于床旁。

（3）使用方法

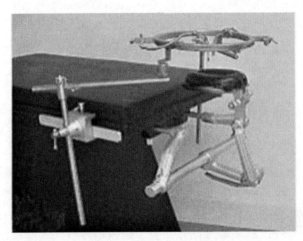

图4-21　床旁颅脑牵开器

1）床旁牵开器需在术前一日包好消毒，备用。

2）术日，待消毒铺单、切开皮肤皮下组织、翻开皮瓣、掀开颅骨后，打开床旁牵开器包，台下将固定底座固定于床旁，台上医生将长杆插入底座，台下将螺丝拧紧，这时可将自动牵开器链条安在螺丝插座上，牵开脑组织。

（4）注意事项

1）安装时要注意无菌操作。

2）螺丝插座端的螺丝较多，注意保管，以防丢失。

4. 腹腔牵开器（图4-22）

（1）应用范围：多用于胸腹部手术，便于术者、助手对术野的牵拉暴露。

（2）组成部分：由床旁固定器、床旁支杆、延接杆、杆间固定器、拉钩固定器及各

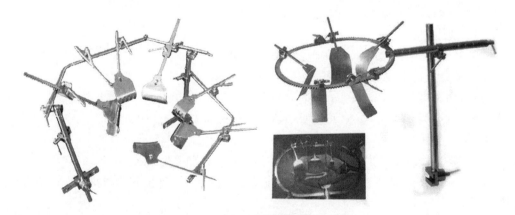

图4-22　腹腔牵开器

型拉钩组成。

（3）特点

1）可以减轻助手的劳动。

2）可持续、稳定地对术野进行牵拉暴露。

3）做腹腔牵拉的同时，也可用作术者手托，以稳定操作。

（4）使用方法：将床旁固定器固定在床两侧，位置大致平齐切口顶部，将床旁支杆打开后插入床旁固定器插孔内，调节高矮及上下位置合适后固定。在每个支杆上根据所需套入拉钩固定器，而后用杆间固定器将支杆固定。根据术野所需挑选拉钩，在牵引部位垫纱垫以保护组织，用拉钩将组织牵拉开，把拉钩尾端固定在拉钩固定器上。

五、使用注意事项

1.防止意外伤害。

（1）防倾倒：使用手术床之前，须踏下底座旁刹车踏板来固定手术床。

（2）防夹伤或压伤：当释放底座刹车时，勿把脚放在手术床底座下。

（3）防灼伤：使用电刀时，避免患者皮肤接触手术床的金属部位，避免旁路灼伤。

2.有线手持控制器不使用时，须挂在移动式手术床的滑轨上或专用挂杆上。

3.勿将重物放于手术床底座上。

六、维护与保养

1.使用前检查手术床电源开关的指示灯是否正常，手持控制器的插接座是否松脱。

2.检查床板、背板、搭手板及床边紧固螺栓等配件是否完好，确保螺栓锁紧。

3.手术床在术前及术后，均应及时进行清洁消毒，使用无腐蚀性的消毒剂进行清洁消毒，并在消毒后及时用抹布擦去残留液体。不能使用含氯及含乙醇的消毒剂，以免腐蚀金属。

4.手术床垫用500毫克/升的含氯消毒剂擦拭，及时擦去溅到手术床垫上的污渍，以延长床垫的使用寿命。

5.不可用水性溶液喷洒或冲洗底座，防止内部的电气控制系统短路损坏或生锈故障。

6.做好配件管理，暂不使用时应有序放置在专用放置架上。

7.每周对手术床进行一次充电，做到专人管理，以免影响术中使用。

8.术前检查手术床是否在相应位置固定，认真阅读手术床及配件使用方法，正确使用和安装。

9.定期检查手术床的功能，由专业人员做好保养工作，确保手术需要。

第二节　手术无影灯

手术无影灯适用于手术室或治疗室内对患者的手术或治疗进行局部照明，以便观察处于切口和体腔中不同深度的、小的、对比度低的物体（图4-23）。

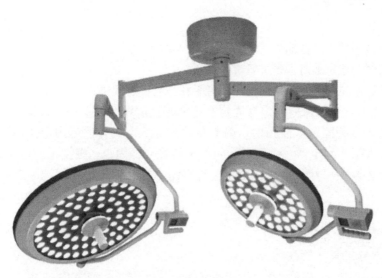

图4-23　手术无影灯

一、仪器种类

1. 从功能上分类　手术灯和检查灯。手术灯一般体积较大，功能强；检查灯灯盘较小，且多为带底座的移动式推灯。

2. 从安装方式上分类　顶灯、侧灯和立式移动式推灯。顶灯为手术室的常用灯；侧灯多用于介入等偶尔需要无影灯的地方，无影灯装在墙壁上可以为其他重要设备腾出空间；推灯常作为应急手术灯使用，检查灯一般都采用推灯形式。

3. 从外观上分类　单头灯和多头灯。

4. 从控制方式上分类　按键板控制、控制箱控制及是否带摄像等类别。

以下以悬吊式手术无影灯——Polaris手术灯为例进行详细说明。

二、原理与性能

Polaris手术灯采用最新发光二极管（light emitting diode，LED）灯泡，小型LED更易于操作和清洁，确保低能耗和更长的使用寿命，也可使层流顶保持较佳的流动特性，使手术灯达到最佳照明深度和最佳无影效果。照明光色温接近自然光，具备优质色彩还原效果且光斑直径范围照明度可调，确保手术和治疗过程所需的亮度。

三、组成及配置

手术无影灯一般由单个或多个灯头组成，系定在悬臂上，能做垂直或循环移动，悬臂通常连接在固定的结合器上，并能围绕结合器旋转。无影灯采用可消毒的手柄或设消毒的箍（曲轨）作灵活定位，并具有自动刹车和停止功能以操纵其定位，位于手术部位的上面和周围，以保持相宜的空间（图4-24）。

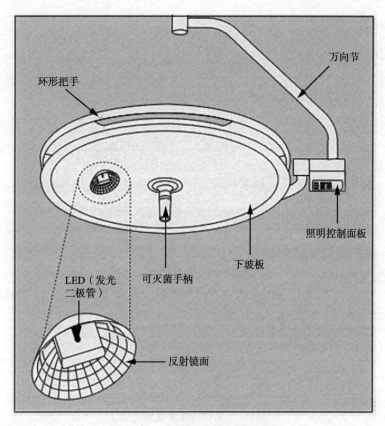

图 4-24　手术无影灯组成及配置

四、操作技术

1. 开启壁装式控制面板的电源开关及无影灯的电源开关。

2. 使用过程中，可通过器械护士安装至无影灯的灭菌中央手柄，调整光照范围及手术灯的位置；也可由巡回护士抓住环形把手，对手术灯进行定位。

3. 使用结束后，先关闭万向节上照明控制板的电源开关，再关闭壁装式控制板上的电源开关。

五、仪器特点

1. 无影灯设计轻巧、简约，无须重复聚焦即可形成足够深度、同质均匀的光柱。

2. 灯头内部无活动性的模块，免维护设计。

3. 表面光滑，无裸露的铆钉，便于清洁消毒。

4. 光源分布合理，内置热量吸收系统及低能耗的LED光源，保障术区和医生头部的温度不会过高（在20℃室温条件下，光源表面的最大温度不超过35℃）。

5. 均匀的光分布，卓越的阴影管理，无须任何电子辅助。

6. 符合层流手术室要求，无热点均匀散热，扰流程度降到最低，优化层流效果。

7. 每个反射面内有两个LED灯泡，便于故障情况下的安全备用。整个反射面和LED

灯泡均可升级更换。

六、使用注意事项

1. 勿将物体放在灯体或悬挂在吊臂系统上，以防物体落入手术区域内或损坏吊臂系统结构及影响吊臂的正确定位。

2. 每次使用前，检查手术灯的供电情况，照明控制面板上的状态指示灯持续亮起绿色为正常，如亮起红色则提示LED灯泡异常。将一张白纸放在工作区域，如出现弧状暗影，需更换相应灯泡。

3. 每日手术开始前，检查吊臂系统活动度并对无影灯表面进行擦拭消毒。

4. 对手术灯进行定位时，切勿用力将吊臂系统拉到超过其末端限位。

5. 从手术灯的下玻板到手术区域之间留有1米的距离，可确保手术区域的最佳照明效果。

6. 将手术灯设置在手术区域照明所需的最低亮度。

7. 使用结束后，用无绒软布由内向外纵向擦拭手术灯下玻板及表面，确保液体不渗入手术灯。渗入液体可能会造成故障或损坏并危及患者。

七、常见故障及处理

手术无影灯常见故障及处理方法（表4-1）。

表4-1　常见故障及处理方法

故障	原因	处理方法
无法打开手术灯（LED灯泡未亮起）	照明系统存在故障	联系工程师
无法通过壁装式控制面板操作手术灯	照明系统存在故障	联系工程师
照明控制面板上的状态指示灯为绿色闪烁	照明系统存在故障	如手术灯仍可操作，完成操作后，联系工程师
照明控制面板上的状态指示灯为红色闪烁	照明系统由辅助安全电源供电	手术灯仍可操作
照明控制面板上的状态指示灯持续亮起红色	照明系统存在通信故障	联系工程师

八、维护与保养

1. 每年对吊臂系统进行检查，检查项目包括：①漆面是否损坏；②塑料部件是否出现裂纹；③悬挂系统是否变形；④部件是否松动。出现故障或损坏时，联系厂家工程师。

2. 每台手术前检查手术无影灯的灯泡是否在正常的工作状态下，照明控制面板上的状态指示灯应持续亮起绿色。

3. 每日检查吊臂系统移动是否灵活，制动是否准确。

4. 每日使用蘸有弱碱性溶剂的无绒软布对手术灯进行日常清洁。

5. 每2年检查并润滑弹簧臂的固定部件。

6. 每次使用前都应对照明系统的功能和外观进行检查。

7. 每2年由维修人员对照明系统的功能进行检查。

8. 每2年由维修人员对照明系统的电气安全进行检查。

第三节 ERBE电外科工作站

ERBE电外科工作站也称为电外科手术系统，是应用于外科手术的一种高频电流手术系统。它集高频电刀、大血管闭合系统（百克钳）、氩等离子凝固（argon plasma coagulation，APC）系统、氩气刀、等离子电切系统及手术烟雾清除系统等众多外科高频电流手术系统于一体，可控制手术过程中的切割深度和凝血速度（图4-25）。

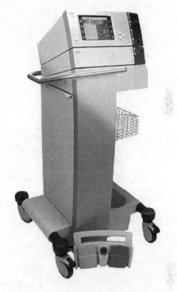

图4-25 ERBE电外科工作站

一、适用范围

1. 高频电刀 在外科手术中有着广泛的应用，如胃肠外科、肝胆外科、泌尿外科、心血管外科、神经外科、骨科、妇科、口腔颌面外科、皮肤整形美容科等。

2. 大血管闭合系统（百克钳） 可有效闭合直径7毫米以下的血管，分离含有血管的组织、软组织及粘连组织。主要用于妇科、泌尿外科、肝胆外科、胃肠外科等。

3. 氩气刀 适用于所有需用高频电刀的手术，如心血管外科、胃肠外科、肝胆外科、泌尿外科、妇科、头颈外科、乳腺外科、整形外科、骨科手术等。

4. 等离子电切系统 适用于内镜类电切手术，如经尿道前列腺切除术（transurethral resection of prostate，TURP）、经宫颈子宫内膜切除术（transcervical resection of endometrium，TCRE）等。

5. 手术烟雾消除系统 所有能产生烟雾的电外科手术均适用。

二、原理与性能

1. 高频电刀 通过有效电极尖端产生的高频高压电流与肌体接触对组织进行加热，实现对肌体组织的分离和凝固，从而起到切割和止血的目的。高频电刀切割时高频电流只经过人体皮肤流动，不会流过人体内脏器官，并利用刀头高密度电流产生的高频电火花，将表面组织快速熔化，将电极下的组织分裂成一个不出血的、窄而平坦的切口，还可以使血管中的血液凝固到一定的深度，代替结扎，完成切口止血工作。高频电刀的工作模式分为单极技术和双极技术两种。

（1）单极技术：主要用于手术部位的切割和凝血。高频电刀主机通过作用电极释放出高频电流，对目标组织进行加热，以产生干燥、汽化及碳化作用，再经人体传到中性电极至主机，形成一个工作回路，从而起到切割和止血的目的（图4-26）。

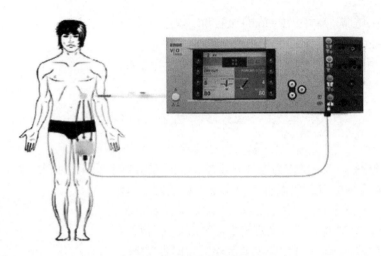

图4-26　单极技术原理图

（2）双极技术：高频电刀主机通过双极镊子的两极尖端向机体组织提供高频电能，电流只在两个镊尖间传导，使双极镊子两端之间的血管脱水而凝固，达到止血的目的。由于作用范围只限于镊子两端之间，对机体组织的损伤程度和影响范围远比单极技术要小得多，适用于对小血管（直径＜4毫米）的封闭。双极技术多用于神经外科、显微外科、耳鼻喉科、脊柱外科及手外科等较为精细的手术中（图4-27）。

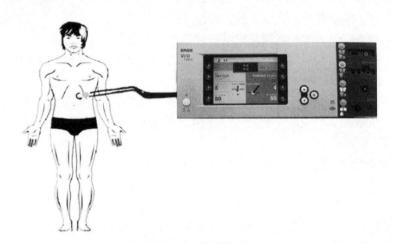

图4-27　双极技术原理图

2. 大血管闭合系统（百克钳）　通过输出高频电能，结合钳口压力，使血管组织的胶原蛋白和纤维蛋白溶解变性，靶血管的抗血管破裂能力增强，以达到对血管永久闭合的能力。

3. 氩气刀　当氩气刀的高频高压输出电极输出切割电流时，氩气从电极根部的喷射孔喷出，在电极和出血创面之间形成氩气流柱，在高频高压电流的作用下，产生大量氩气离子。这些氩气离子可以将电极输出的凝血电流持续传递到出血创面（图4-28）。

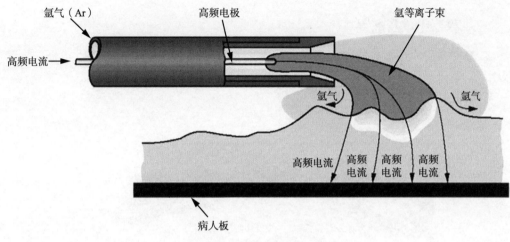

图4-28　氩气刀工作原理图

4. 等离子电切　等离子电切的高频电流通过电极时，可激发介质形成动态的等离子束聚集在切割电刀的周围。当等离子束有足够能量时，产生等离子体，等离子体中的高速带电粒子直接打断分子键，并将其化学键切断，从而将组织切割下来。

5. 手术烟雾清除系统　通过专用连线与ERBE电外科工作站交互式整合，直接与电外科系统连接，能够使手术烟雾消除系统随主机或配件的启动而自动进行烟雾清除（图4-29）。

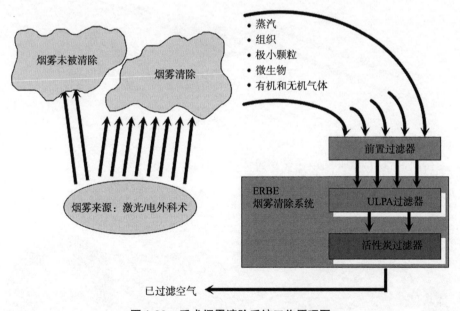

图4-29　手术烟雾清除系统工作原理图

三、仪器组成及配置

1. 高频电刀 单极模块由主机、作用电极（单极器械如电刀笔）、中性电极、脚踏板组成。双极模块由主机、作用电极（双极器械如双极镊）及脚踏板组成。

（1）电刀笔（图4-30）。

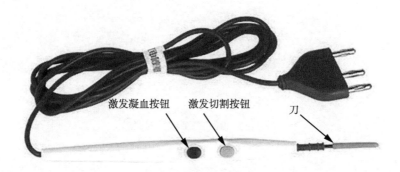

激发凝血按钮　激发切割按钮　刀

图4-30　电刀笔

（2）双极镊（图4-31）。

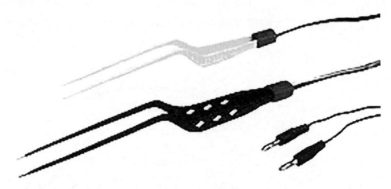

图4-31　双极镊

（3）中性电极

1）一次性负极板：分为单片式和双片式（图4-32、图4-33）。

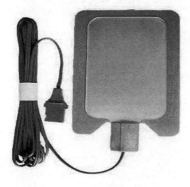

图4-32　一次性单片式负极板

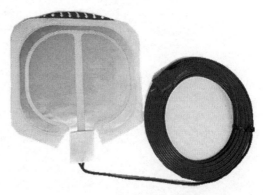

图4-33　一次性双片式负极板

2）负极板回路垫：用于婴幼儿（低体重）、大面积灼伤患者、极消瘦患者、有金属植入物的患者等（图4-34）。

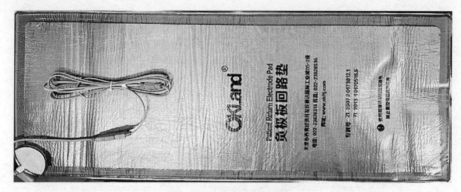

图4-34 负极板回路垫

（4）脚踏板（图4-35）。

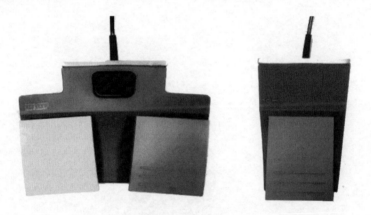

图4-35 双/单极脚踏板

2. 大血管闭合系统（百克钳） 由电外科工作站主机、百克钳（器械）、脚踏板组成（图4-36）。

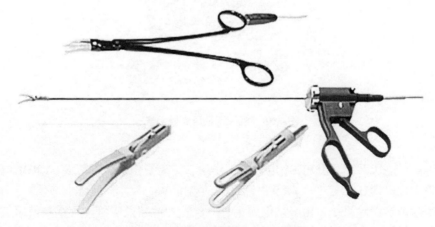

图4-36 开放及腔镜百克钳（器械）

3. 氩气刀　由电外科工作站主机、氩等离子凝固系统模块、氩气刀手柄、氩气刀刀头、中性电极、氩气罐组成（图 4-37、图 4-38）。

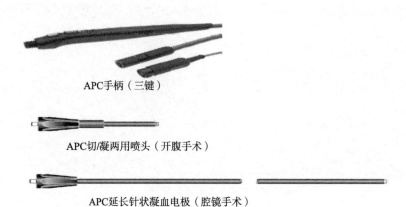

APC手柄（三键）

APC切/凝两用喷头（开腹手术）

APC延长针状凝血电极（腔镜手术）

图 4-37　氩气刀手柄和刀头

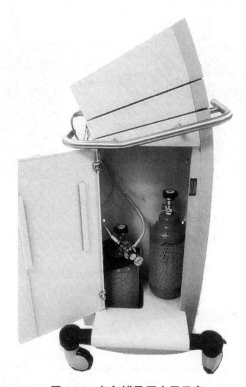

图 4-38　氩气罐及压力显示表

4. 等离子电切系统　由 ERBE 电外科工作站、等离子模块、脚踏板、ERBE 电极线、工作电极（如电切环）、工作手柄及内镜组成。

5. 手术烟雾清除系统　由吸烟电刀笔、一次性初滤器及吸管（可重复使用）、排烟漏斗、排烟管及支架（优化气体流动）组成（图 4-39～图 4-41）。

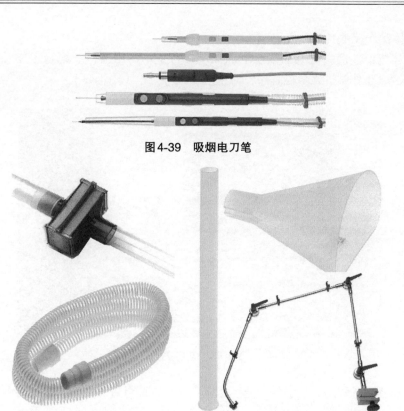

图4-39 吸烟电刀笔

图4-40 一次性初滤器及吸管　　　图4-41 排烟漏斗、排烟管及支架

四、操作技术

1. ERBE电外科工作站正面各端口（图4-42）

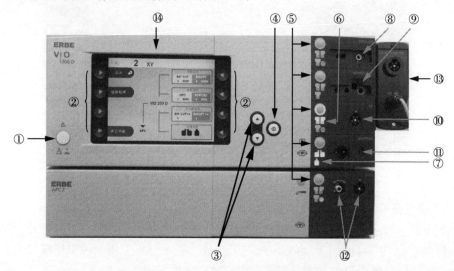

图4-42 ERBE电外科工作站正面各端口

①电源开关；②模式及程序选择；③功率调节；④确认或保存；⑤模块聚焦；⑥单、双极脚踏指示灯；⑦中性电极指示灯；⑧双极接口；⑨单极接口；⑩百克钳接口；⑪中性电极接口；⑫氩气刀接口；⑬双极等离子模块；⑭显示屏

2. 具体操作技术

（1）开机：连接主机电源线至电源插座，将手术所用器械线缆与工作站连接，按"电源开关"，工作站进入自检程序，对主机及配件自检（图4-43）。

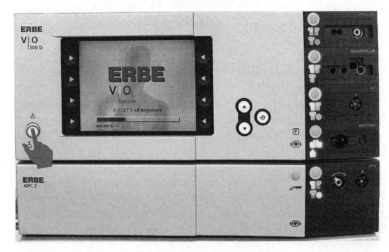

图4-43　开启主机

（2）选择手术程序：从引导栏选择相应程序后，即可进入系统（图4-44）。

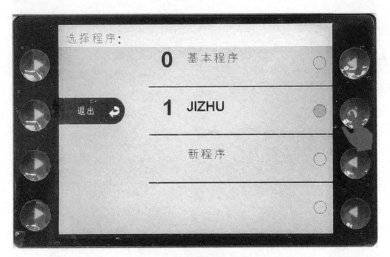

图4-44　选择手术程序

（3）单极技术

1）根据患者手术部位合理粘贴中性电极，将中性电极连接到ERBE电外科工作站（指示灯显示绿色方可使用），再将单极电刀笔连接到电外科工作站的单极接口上。

2）按"单极模块聚焦"键，屏幕上出现单极设置界面（图4-45）。

3）调节单极电切及电凝模式：按"模式选择"键，进入单极的电凝模式选择，选择所需模式即可（图4-46）。电切分为自动电切、高能电切、无血电切；电凝分为柔和电凝、快速电凝、强力电凝、喷射电凝、经典电凝。

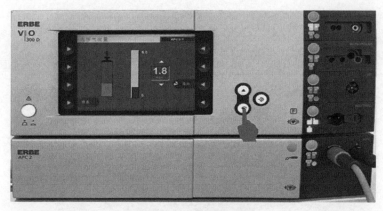

图 4-45 单极设置界面

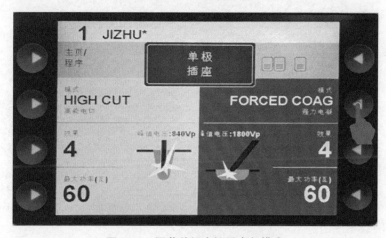

图 4-46 调节单极电切及电凝模式

4）调节单极电切、电凝的功率及效果：先按所需调节功率或效果相对应的箭头，然后按"功率调节键"调整输出参数（图4-47）。

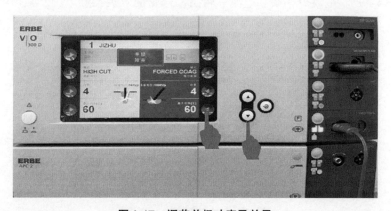

图 4-47 调节单极功率及效果

5）选择脚踏板：按显示屏右上角的脚踏图标键，即可进入"选择启动方式"界面，然后按所需脚踏相对应的箭头，可选中脚踏（图4-48）。脚踏板按键选项包括没有脚踏、

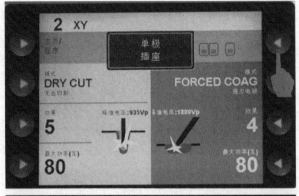

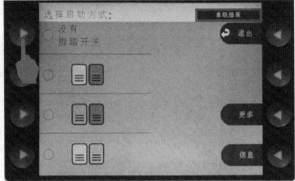

图4-48　选择脚踏板　　　　　　　　　彩图

双脚踏（黄电切蓝电凝）、双脚踏之蓝电凝、双脚踏之黄电切、单脚踏（蓝电凝）及自动启动（只限双极使用）。

（4）双极技术（不需粘贴中性电极）

1）将双极镊连接于ERBE电外科工作站的双极接口。

2）调节双极电凝模式：按"模式选择"键，进入双极电凝模式选择，选择所需模式即可（图4-49）。电凝分为柔和电凝、带自动停止的双极柔和电凝、强力电凝。

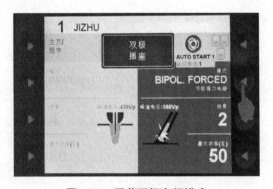

图4-49　调节双极电凝模式

3）调节双极电凝功率及效果：先按所需调节功率或效果相对应的箭头，然后按"功率调节键"调整输出参数（图4-50）。

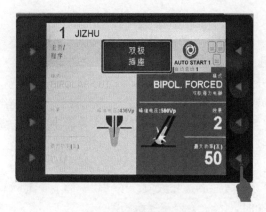

图4-50 调节双极功率

4）选择脚踏板：按显示屏右上角的脚踏图标键，即可进入"选择启动方式"界面，然后按所需脚踏相对应的箭头，可选中脚踏（图4-51）。脚踏板按键选项包括单脚踏（蓝电凝）和自动启动。

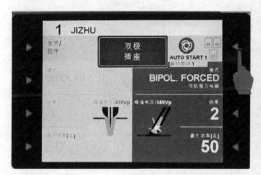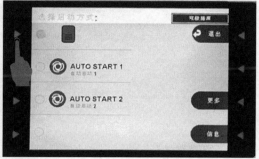

图4-51 选择脚踏板

（5）百克钳（不需粘贴中性电极）

1）将百克钳导线连接至ERBE电外科工作站百克钳接口上，主机会自动识别并显示百克钳的操作界面。在此操作界面上可调整输出效果和脚踏板（图4-52）。

2）调整百克钳的输出效果。

3）选择脚踏板（一般选择蓝单脚踏）。

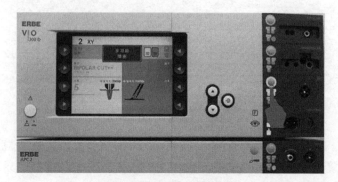

图4-52 百克钳设置界面

（6）氩气刀

1）根据手术部位，合理粘贴中性电极，将中性电极连接到ERBE电外科工作站（指示灯显示绿色方可使用）。

2）逆时针方向旋开氩气瓶阀门。

3）先将氩气刀手柄与氩气刀刀头连接，然后将氩气刀手柄连接线接到电外科工作站的氩气刀接口上。此时主机会自动出现氩气刀的操作界面，提示连接的器械准备就绪。

4）调节电切、电凝的模式，功率及效果（同单极技术）。

5）调节氩气流量：按显示屏右侧栏的"氩气刀聚焦模块选择"键，进入"选择气流量"界面，此界面可显示氩气瓶图标和数值，按"功率调节"键调节输出流量（图4-53）。

6）使用结束后，顺时针方向关闭氩气瓶阀门。

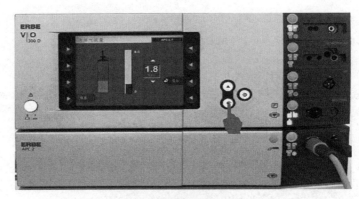

图4-53　调节氩气流量

（7）等离子电切（双极等离子电切不需要粘贴中性电极）

1）将等离子电切模块连接到ERBE电外科工作站主机的多功能插孔上（图4-54）。

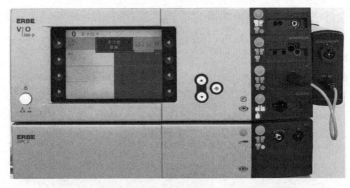

图4-54　等离子模块与电外科工作站主机连接

2）先将工作电极、内镜、电极线安装至等离子电切的工作手柄上，然后将电极线连接至双极等离子电切模块接口处，系统会自动识别并出现等离子电切的设置界面（图4-55）。

3）调节等离子电切模式、效果及脚踏板（同单/双极技术）。

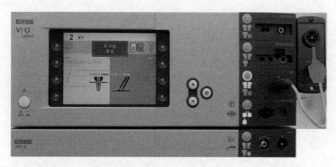

图4-55 等离子电切设置界面

（8）手术烟雾清除系统

1）将一次性初滤器连接到手术烟雾清除系统。

2）将连接吸引管一端接在手术烟雾清除系统主机，另一端与无菌穿刺器放气阀连接（图4-56）。

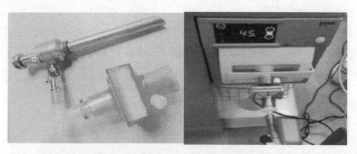

图4-56 吸引管与穿刺器及手术烟雾清除系统连接

3）调节系统参数：按手术烟雾清除系统上的上下调节键设置参数。系统参数分为4种：电切抽吸、电凝抽吸、基础抽吸和抽吸持续时间。抽吸参数一般设置在25%～45%（图4-57）。

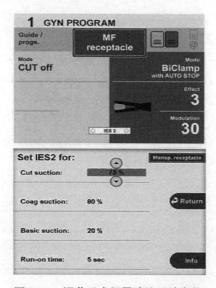

图4-57 调节手术烟雾清除系统参数

（9）使用结束后，关闭电源开关。

五、仪器特点

1. 切割速度快，止血效果好，安全方便。

2. 即插即用，具有自动识别功能，操作简单方便。

3. 自动调节功率输出。

4. 自动停止功能，最大限度地提供安全保障。

5. 氩气覆盖的高频电切割减少了电极工作时与周围氧气的接触及氧化反应，降低了大量产热的程度；切割时所产生的烟雾少，组织烫伤坏死层浅；电极输出的凝血电流通过氩气离子持续传递到出血创面，可达到止血效果。

6. 氩气刀对点状出血或大面积出血的止血效果好。

7. 双极等离子电切热穿透有限，切面炭化少，对周围组织损伤小，减少了术后膀胱刺激征；使用生理盐水可以避免水中毒；无热传导效应，相邻的器官和组织无电流通过，减少了闭孔神经反射风险。

8. 烟雾清除系统可对任何器械或电外科功能设置抽吸参数；抽吸程序可独立地分配至每个电外科工作站插座；强效的吸引力能够改善手术室空气质量，减少病毒和细菌的弥散；最大抽吸速率下可连续工作35小时，剩余的使用时间将存储在过滤器的芯片中。

六、使用注意事项

1. 正确连接电源线，开机自检，如有异常不得使用，立即报修。

2. 使用单极前检查确认患者是否佩戴有金属饰品，体内是否有文身、金属植入物、心脏起搏器等。患者身体不得直接接触金属物品，以免烫伤或灼伤。

3. 电外科工作站主机在使用中不可被覆盖，以免影响散热。

4. 注意防火安全，电刀笔工作时不可接触有易燃气体的环境，如麻醉剂、酒精等。

5. 电刀笔不可冲洗或浸泡于液体中，以防漏电或自动激发。

6. 手术中应及时清理电刀笔、双极镊上的血迹及焦痂，并妥善安置，避免误按电刀笔激发键及双极镊自动电凝而烫伤患者的非手术部位。

7. 单独使用双极电凝时，连接双极镊连线即可使用，不应在患者身上粘贴负极板。

8. 使用单极模式时：①必须与中性电极配合使用，并正确连接、粘贴中性电极（一次性负极板、负极板回路垫）。②体内有文身、金属植入物、心脏起搏器的患者应使用负极板回路垫。

9. 使用过程中，如果工作电极（如电刀笔）的输出量不足，应检查整个系统，包括主机、电刀笔导线及连接，负极回路导线、连接及粘贴。

10. 负极板使用注意事项

（1）负极板粘贴部位：①血液循环良好、肌肉丰富的部位。②非消毒区域、不妨碍手术的部位。③皮肤清洁、干燥、完整、无瘢痕及毛发少的部位。

（2）不适宜粘贴的部位：①背、臀等受压部位。②易接触液体的部位。③血液循环不良、肌肉不丰富的部位。④毛发、皮屑较多的部位。⑤骨突处、关节、文身及瘢痕等部位。

（3）一次性负极板粘贴方法：①拉开导电胶保护纸，垂直粘贴于来自操作位置的电流方向。②从中间向两边抚平或从一端向另一端抚平。③紧密平贴于局部皮肤上，避免皱褶。

（4）注意事项：①粘贴前，检查电极和导线有无折损、破损、过期。②避免手指接触导电胶面，确保胶面完好。③根据患者体重选择合适的负极板。④粘贴时应避开心电图电极的位置，以避免电流回路不畅。⑤负极板连线避免与金属物体缠绕。⑥使用过程中，保持负极板干燥，避免其他金属物品触碰负极板。⑦回路报警系统对高频电刀的安全使用起着重要作用。

11. 电外科器械在使用前，须用湿盐水纱布测试有无输出；术中及时清洁器械前端，避免形成焦痂影响使用效果。

12. 氩气刀使用后，应及时关闭氩气瓶并检查氩气压力显示表，当氩气剩余量＜50巴（1巴＝100千帕）时，应及时更换氩气瓶或灌注新氩气。

13. 手术烟雾清除系统的初滤器应一次性使用，否则会影响吸力；使用时，防止血液、体液吸入仪器中损坏滤芯。

14. 电外科工作站只有连接了双极等离子电切适配器，才能使用双极电切＋＋（BIPOLAR CUT＋＋）和双极软电凝＋＋（BIPOLAR SOFT COAG＋＋）的优化模式。双极等离子附件直接连接到电外科工作站的主机上时，这两种模式不可用。

15. 等离子电切使用过程中，应避免液体进入脚踏板，否则会导致脚踏板失灵。

16. 禁止关闭电外科主机启动时的信号音，调整启动信号音直至清晰。

17. 患者移位、仪器频繁移位或仪器使用一段时间后，须再次检查和确保中性电极的黏附和性能。

18. 电外科工作站工作时产生的干扰可能会影响其他电子仪器的功能。

七、维护与保养

1. 为了避免高频外科仪器发生功能失灵，须由厂家定期检测（漏电流、功率数值、电压稳定等），并至少每年对仪器进行一次安全检查。

2. 使用前须检测电源线、导线等各个连线的连接是否正常，是否有断裂现象。

3. 电外科工作站清洁前应断开电源，拔下电源插头，不可用腐蚀性的清洗液或消毒液、有机溶剂来清洗仪器，否则会损坏仪器面板。

第四节　OLYMPUS高频电刀

OLYMPUS高频电刀是一款集单极、双极、双极等离子电切于一体的电外科工作站。其工作原理、使用注意事项及适用范围同ERBE电外科工作站中的高频电刀及等离子电切。

一、仪器组成及配置

1. 主机（图4-58）

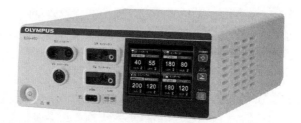

图 4-58　OLYMPUS 高频电刀

2. 脚踏板（图 4-59）

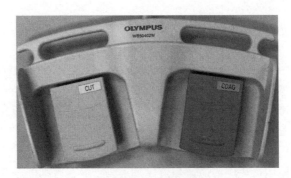

图 4-59　脚踏板

二、操作技术

1. 主机正面各端口（图 4-60）

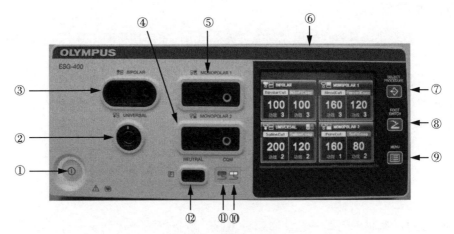

图 4-60　主机正面各端口

①电源开关；②通用接口（双极等离子电切接口）；③双极接口；④单极 2 接口；⑤单极 1 接口；⑥操作面板；⑦设定值选择；⑧脚踏开关按钮；⑨菜单；⑩中性电极指示灯（分离型）；⑪中性电极指示灯（单极型）；⑫中性电极插口

2. 主机触摸显示屏（图 4-61）

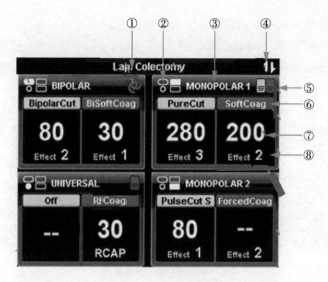

图4-61 主机触摸显示屏

①程序名称：显示选定的程序名称，如未选择程序则为空白。②输出接口指示器：显示相应的输出接口。③输出模块名称：显示相应输出模块名称。OLYMPUS高频电刀有四个输出模块，分别为双极（BIPOLAR）、双极等离子电切（UNIVERSAL）、单极1（MONOPOLAR1）、单极2（MONOPOLAR2）。④通信指示器：该符号表示设备的对接接口是否与外部设备相连。⑤脚踏开关指示器（双踏板）：该符号表示相应的输出模块上是否开启脚踏开关。如未设置自动启动功能或未连接脚踏开关，则显示为空白。⑥输出模式：显示输出模式名称，分为电切（Cut）和电凝（Coag）。⑦输出功率：显示设置的输出功率。⑧效果：显示设置的效果。注：主机触摸显示屏上的每个输出模块均同上述所有输出接口的信息（②～⑧）

3. 操作技术

（1）开机：将主机电源线连接至电源插座，将手术所用器械线缆与工作站连接，按"电源开关"，主机即可进入自检程序（图4-62）。

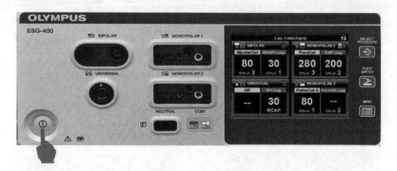

图4-62 开启主机

（2）根据患者手术部位合理粘贴中性电极，将中性电极连接到OLYMPUS高频电刀（指示灯显示绿色方可使用），再将单极电刀笔连接到OLYMPUS高频电刀的单极接口上。双极和双极等离子电切模式，不需要粘贴中性电极。

（3）调节功率及效果：在触摸显示屏上点击所需调节参数的模块，然后在所出现的界面上按"＋""－""➲"调节参数；4个输出接口，其调节功率及效果的操作方法均一致。例如：点击显示屏上的"单极1模式"，即可出现单极1插口的功率及效果的设置界面，根据所需调节参数（图4-63）。

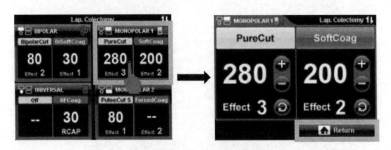

图4-63　调节功率及效果

（4）调节模式：在触摸显示屏上点击所需调节模式的模块，然后在所出现的界面上点击"输出模式"，再根据所需选择相应模式；4个输出接口，其调节模式操作方法均一致。例如：点击显示屏上的"单极1模式"，即可出现单极1插口的功率及效果的设置界面，在此界面上点击"输出模式"，根据所需调节电切、电凝的模式（图4-64）。

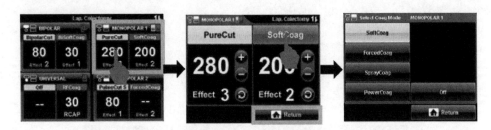

图4-64　调节输出模式

（5）脚踏板设置：按下主机的"脚踏开关"按钮，显示屏上即可显示出脚踏板调节界面，在触摸屏上点击所需调节脚踏的模块，根据所需选择脚踏设置；4个输出接口，其脚踏板的设置方法均一致（图4-65）。

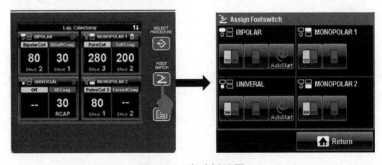

图4-65　脚踏板设置

三、仪器特点

1. 可提供直观的触摸屏幕、专用模式和高性能的组织自适应功率输出。
2. 应用范围广泛，可用于开放式、腹腔镜和内镜手术。
3. 具有自动盐水检测功能，确保使用正确的液体。
4. 具有仪器设备识别和自动应用默认设置的功能，方便使用。

四、维护与保养

1. 使用结束后，应对设备进行清洁。存放或再次使用之前必须使其完全干燥。
2. 使用蘸有70%乙醇溶液的柔软无绒布擦拭高频电刀（包括触摸屏）和脚踏开关。
3. 切勿清洗输出接口、交流电源插口、脚踏开关插口。
4. 如高频电刀不能正常工作，应立即停止使用。
5. 确认屏幕上是否出现报错信息，如果不能解决，应停止使用高频电刀，并且与生产厂家联系，进行设备维修。
6. 定期请专业人员对设备进行检测。

第五节　连续式自体血回输系统

连续式自体血回输系统可对手术或外伤引起的失血进行收集，通过抗凝和连续洗涤程序的处理，对所收集血液中的所有血浆和非红细胞成分进行处理，去除活化凝血因子、细胞损伤产物和抗凝血剂，最后将经洗涤的压积红细胞回输到患者体内（图4-66）。

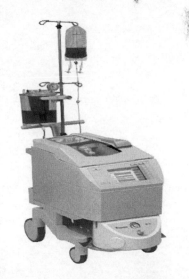

一、适用范围

1. 适应证
（1）大出血患者的抢救，如创伤、大血管损伤等。
（2）关节置换、脊柱手术等骨科无菌手术。
（3）心脏手术、大血管手术。
（4）腹部外科肝脾手术、门脉高压分流术、妇产科异位妊娠破裂的大出血手术等。
（5）器官移植手术。
（6）提供洗涤红细胞供特殊患者使用。
2. 禁忌证
（1）被严重污染的血液。
（2）败血症。
（3）血液被恶性肿瘤细胞严重污染。

图4-66　连续式自体血回输系统

二、原理与性能

连续式自体血回输系统是通过负压吸引装置，将术中出血收集到储血罐，在吸引过程中回收的血液与适量抗凝剂混合，经系统的多层滤过及离心分离，可以把抗凝剂、破碎红细胞、血小板等成分分离出来，然后用生理盐水对血细胞进行清洗、净化和浓缩，最后把纯净、浓缩的血细胞保存在血液袋中，回输给患者（图4-67）。

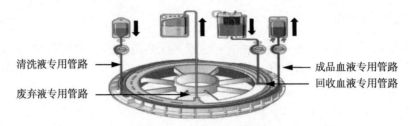

清洗液专用管路　　　　　　　　　　　　　　成品血液专用管路
废弃液专用管路　　　　　　　　　　　　　　回收血液专用管路

图4-67　自体血液回输过程

三、操作技术

1. 操作前准备　操作前检查物品的准备情况，如耗材的有效期、包装有无破损等。

（1）物品准备：肝素、0.9%氯化钠注射液、一次性血液离心清洗装置（包括离心清洗腔，废液袋，成品血液回输袋）、一次性双腔血液收集管路和一次性储血罐（图4-68、图4-69）。

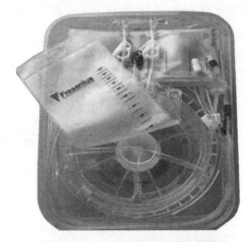

图4-68　一次性血液离心清洗装置

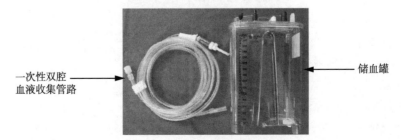

一次性双腔
血液收集管路　　　　　　　　　　　　　　　储血罐

图4-69　一次性双腔血液收集管路及储血罐

（2）配制抗凝液：每1000毫升的0.9%氯化钠注射液加入30 000单位的肝素钠注射液。将配制好的抗凝液挂于输液架上备用。

2. 操作技术

（1）接通设备电源。

（2）检查一次性双腔血液收集管路的包装是否完好，用无菌持物钳将管路夹至无菌器械台上。

（3）安装储血罐

1）取一次性无菌储血罐放于储血罐固定装置上，关闭储血罐下方血液管路上的白色夹子（留存管路保护帽，防止使用结束后丢弃耗材时储血罐发生渗漏）（图4-70）。

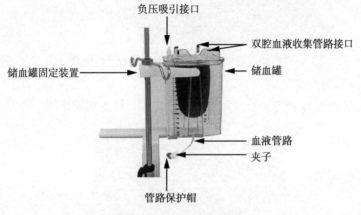

图4-70　储血罐的安装

2）将一次性吸引管的两端分别连接于储血罐的负压吸引接口和负压吸引装置（图4-71）。

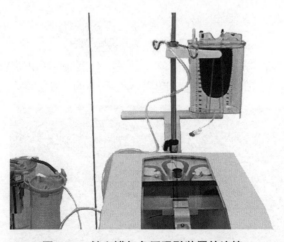

图4-71　储血罐与负压吸引装置的连接

3）将从手术台上递下的双腔血液收集管路分别与配好的抗凝液及储血罐连接（图4-72）。

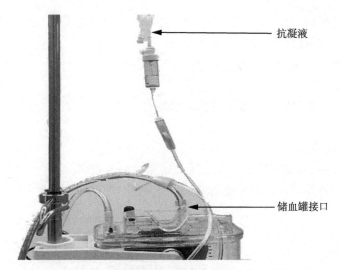

图4-72 双腔血液收集管路手术台下的连接

（4）安装离心清洗腔

1）按设备控制面板上的"｜"键开机。开机后，将出现操作提示界面（图4-73）。

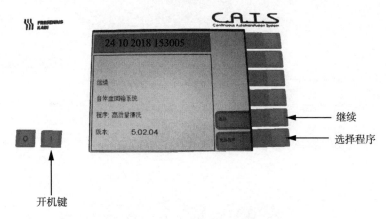

图4-73 开机及开机后界面

2）选择所需的血液清洗程序：按"选择程序"键，然后通过所出现界面中的"↓"键选择程序，最后按"确认"键选定所选程序。按"返回"键，可返回开机后的操作提示界面（图4-74）。

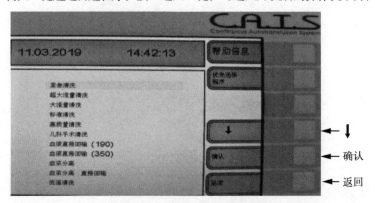

图4-74 血液清洗程序的选择

3）打开离心机盖：按"继续"键，系统将出现新的提示界面。按界面上的"打开离心机盖"键，该设备的离心机盖即可打开（图4-75）。

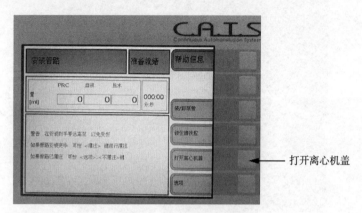

图4-75 打开离心机盖

4）离心机盖打开后，将离心机内的转子按机器内侧箭头方向旋转，使转子的切口与方形适配器固定支架的缺口方向一致（图4-76）。

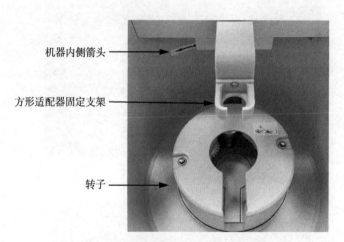

图4-76 调整离心机内转子的位置

5）打开一次性血液离心清洗装置，从上至下依次取出以下装置。

A.成品血液回输袋：悬挂在输液杆上（图4-77）。

B.废液袋：悬挂在设备右侧3个固定挂钩上（图4-78）。

C.盐水连接管路（白色夹子）及血液管路（红色夹子）：放在设备的输液杆上（图4-79）。

D.离心清洗腔管路：将管路固定器的中间孔与设备泵床固定柱对准后放入，然后按"装/卸泵管"键使管路卡放在泵床的导槽中（图4-80）。

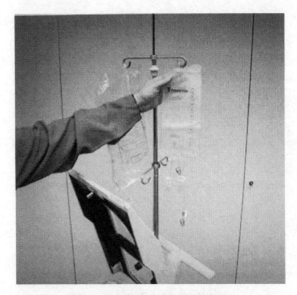

图4-77 悬挂成品血液回输袋

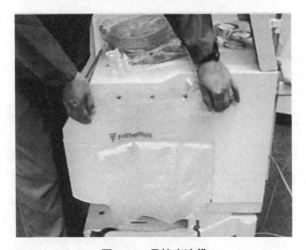

图4-78 悬挂废液袋

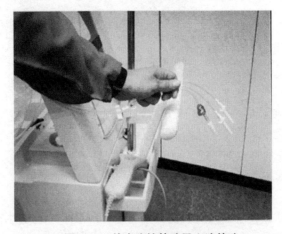

图4-79 盐水连接管路及血液管路

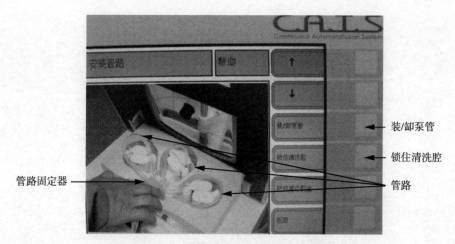

图4-80 安装离心清洗腔的适配管路

E.离心清洗腔：将离心清洗腔顺势放入离心转子中，将管路的方形适配器插到适配器固定支架上。按"锁住清洗腔"键，锁紧离心清洗腔（图4-81）。

6）整理管路，关上离心机盖。

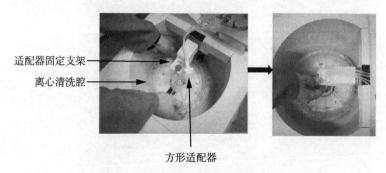

图4-81 放置离心清洗腔至离心转子

（5）连接血液清洗液专用管路：将取出的盐水管路与0.9%氯化钠注射液相连接（图4-82）。

（6）连接血液回收滤过专用管路：将取出的血液管路与储血罐下方的血液管路相连接（图4-83）。

（7）进行血液洗涤程序前的准备

1）储血罐的预灌注：将连接抗凝液的管路打开，使储血罐底部预留200毫升抗凝液。预冲结束后将滴速调至每分钟100毫升血液滴入2毫升抗凝液（约60滴）。

2）一次性血液离心清洗装置的预灌注：按"灌注"键，设备自动用0.9%氯化钠注射液预充整个装置（图4-84）。

（8）回收血液的洗涤过程：当储血罐内的血液达到一定量或手术结束时可以开始进行回收血液的洗涤，该血液回收机为一键清洗。按"开始"键后，即可开始连续性血液回收处理过程，血液泵持续从储血罐中泵入术野收集的血液，直到储血罐流空时为止，当设备的红细胞界面探测器检测到其触发点时，浓缩红细胞被泵入到成品血液回输袋中（图4-85）。

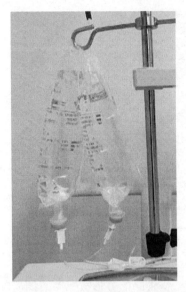

图4-82　盐水管路与0.9%氯化钠
注射液连接

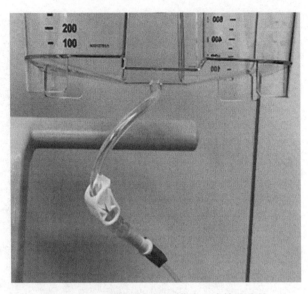

图4-83　血液管路与储血罐的血液管路连接

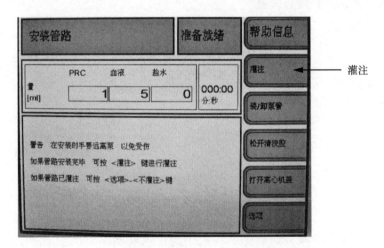

图4-84　预灌注一次性套件

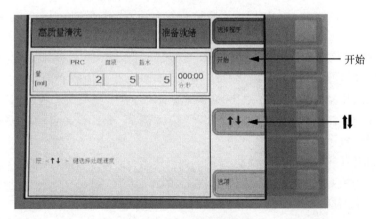

图4-85　回收血液的洗涤

（9）设备操作参数的调节

1）改变血液处理速度：每个程序中，按"**↕**"键及"确认"键，可在一定范围内调节浓缩红细胞流速及处理速度。

2）改变血清洗程序：其操作方法与选择所需血液清洗程序的操作方法相同。如果在运行状态中切换为另外一个洗涤程序，不会中断正在处理中的程序。

各种血液清洗程序的参数对比（表4-2）。

表4-2　各种血液清洗程序的参数对比

清洗程序	血浆清除率	PRC产生（ml/min）		清洗液（0.9%氯化钠注射液）与血液比例	推荐应用的手术
		默认值	可调范围		
紧急清洗	>90%	100	50~100	1:1	紧急情况下以默认的最快速度清洗
超大流量清洗	>90%	70	50~100	1:1	处理超大流量失血
大流量清洗	>92%	50	30~70	3:1	需高质量处理大流量失血（推荐常规使用）
标准清洗	>94%	35	20~45	5:1	标准程序
高质量清洗	>96%	30	20~40	7:1	处理可能被污染的血液
儿科手术清洗	>96%	25	不可调	7:1	少量失血尤其是儿科手术

注：压积红细胞（packed red cells，PRC）

（10）收集（管路中）剩余的浓缩红细胞：如果血液处理结束，同时预计无新的出血时，可以按"收集剩余浓缩红细胞"键，使红细胞以固定的速率泵入到浓缩红细胞袋中（图4-86）。

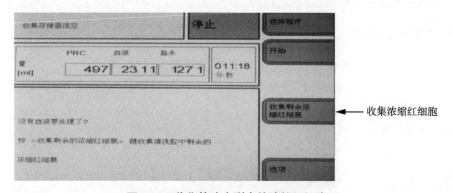

图4-86　收集管路中剩余的浓缩红细胞

（11）拆除一次性血液离心清洗装置及关闭设备：①先关闭成品血液回输袋下方管路上的蓝色夹子，然后在螺旋接口处断开成品血液回输袋与离心清洗腔红细胞管路的连接，最后使用红细胞管路上自带的保护帽封闭管路，以避免漏液。②关闭所有管路的夹子，断开负压吸引器管，并用保护帽封闭储血罐的出入口。③按"打开离心机盖"键，打开离心机盖。④打开废液袋的黄色螺旋接头，使用自带的保护帽封闭开放的管路。⑤拆卸离心管路：按"装/卸泵管"键，向上提起离心管路固定器拉出泵管。⑥按"松开清洗腔"键，解除设备对离心清洗腔的锁定，然后将方形适配器从管路支架中拔出。⑦按"清除程序"键关机，结束本次程序。⑧关上离心机盖。

四、仪器特点

1. 连续、快速地处理回收血液。

2. 设备不受失血量的限制，失血 15 ～ 30 毫升即可开始工作。

3. 该设备回收的主要是红细胞，可恒定红细胞比容在 60% 以上，肝素清除率高达 99%。

4. 100% 清除不溶解脂肪。

五、使用注意事项

1. 在血液回收、清洗和回输时，应注意系统报警装置的提示，及时更换冲洗盐水。

2. 传感器和光照窗口需保持清洁无污物，避免故障发生。

3. 设备使用期间，应保证各管路的通畅，防止扭曲和打折并注意调整抗凝液的速度。

4. 安装离心清洗腔时切勿绕旋转轴转动，安装完成后应手动检查离心冲洗腔是否锁紧，避免清洗管路在高速离心作用下离断。

5. 禁止加压回输血液，避免致命的空气输入。

6. 若回输血过程中患者出现输血反应，须保存好所有与输血相关物品并停止输血。

六、常见故障及处理

1. 出现血液流速故障时，检查储血罐是否流空、管路是否通畅。

2. 传感器故障时，检查离心机内的传感器窗口是否清洁、离心清洗腔是否锁紧。

3. 出现离心机泄漏警告时，应检查离心清洗腔和管路是否破损，必要时进行更换。

4. 出现离心机盖子警告时，应重新关闭机盖。

七、维护与保养

1. 使用温和的清洁剂清洁设备，可用酒精溶液进行擦拭消毒。

2. 离心区必须保持清洁干燥。

3. 清洁传感器时切勿刮伤传感器。

4. 由维修技术人员对设备每年至少检测一次或在运行 100 小时后检测。

第六节　医用物理升降温仪

医用物理升降温仪是一种以水毯为媒介，通过水毯表面与患者身体接触进行热量交换的仪器，可根据需要对水温进行精确控制，进而达到控制患者体温的目的。

一、适用范围

广泛应用于神经内外科、心脏外科、急诊科、血液科、ICU、内科、儿科、骨科、传染科及肝肾移植术及手术室。主要用于患者术中升温及术后复温。

二、原理与性能

利用半导体制冷加热原理，将水箱内蒸馏水冷却或加热，然后通过主机将水毯内水进行循环交换，使毯面与皮肤接触进行热交换，达到降温或升温目的。

三、仪器组成及配置

医用物理升降温仪由主机和聚氨酯蜂窝水毯及连接水管组成（图4-87）。

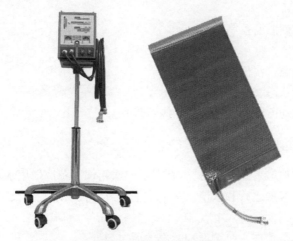

图4-87　仪器组成及配置

四、操作技术

1. 主机界面（图4-88）

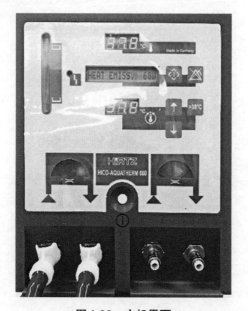

图4-88　主机界面

2. 操作技术

（1）开机前先观察水位窗口，水位应在最低限值以上。

（2）接通主机电源，按下电源开关。

（3）将毯子放在患者身上或身下，连接水管并观察主机水位和水流。

（4）可用按键"▮"和按键"▮"调节温度，设定范围在15～39℃。同时按"▮"键和"▸38℃"键，可将温度设定在38℃以上。

（5）使用完毕后，先拔下水毯连接管再关闭电源开关，防止毯内水回压溢出。

五、仪器特点

1. 快速致热，无创温度控制系统。

2. 体积小，重量轻，噪声小。

3. 具有自检、超温、水位报警功能。

4. 具有设备运行状态、进出水温度显示器。

5. 操作简单，移动方便，安全可靠，绿色环保。

六、使用注意事项

1. 如主机显示"WATER LEVEL"，则需要向水箱加灭菌注射用水。

2. 勿用尖锐物体接触水管和水毯。水毯应平整放置，出现孔洞及时更换。

3. 主机与水毯的高度差应＜1米。

4. 勿将任何物体覆盖在主机侧面和背部的通风口处。

5. 在进行外科手术时，勿将水毯当作绝缘隔离垫使用。

6. 机器持续运行时，按下功能检测键"◁▷"，可进行日常手动功能检测。

7. 按下"⊠"键，可取消次要报警响声；只有关闭主机电源键，才可以取消重要报警。

8. 如果前一次使用设置温度值＞38℃，开机后机器会有报警提示"RELEASE＞38℃ !Desired Value"，按下"▸38℃"键关闭报警，主机将解除报警正常运行。

9. 在升温模式中，不要同时使用其他热源。

七、维护与保养

1. 每2～3个月给水管接头密封圈处涂凡士林，保证接头插拔轻松不漏水。

2. 主机和毯面用中性洗涤剂擦拭。

3. 每年更换水箱和毯内的循环水。

4. 每6个月检查设备通风孔的底面和后方的污垢。

第七节　充气加温装置

充气加温装置广泛应用于临床中，即通过升温机将加热的空气持续吹入盖在患者身上的一次性充气毯内，达到主动升温的目的。

一、应用范围

防止及治疗低体温症，如手术、低血容量性休克、器官移植术后或者任何处于低温重症护理环境中感觉不舒服的患者。

二、原理与性能

由风扇和加热元件组成的电力装置持续不断地通过连接软管把温暖的空气输送到覆盖在患者身体上的一次性充气毯内。在棉毯的下面有许多孔眼，气体从棉毯中排出，并围绕在患者的周围。所有的通风加热系统都是以一种安全有效的方式把暖气输送到患者身上。

三、仪器组成及配置

1. 主机（图4-89）

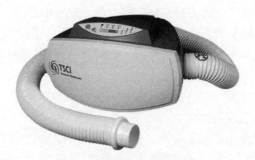

图4-89　充气加温装置主机

2. 一次性充气毯（图4-90）

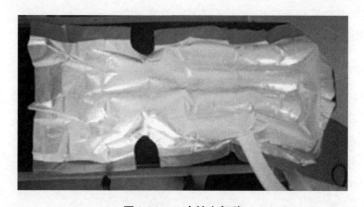

图4-90　一次性充气毯

四、操作技术

1. 充气加温装置的操作面板（图4-91）

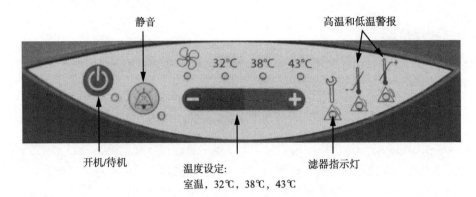

图4-91 充气加温装置操作面板

2. 操作步骤

（1）评估患者的体温处于低温状态，且患者的身体表面处于干燥状态。

（2）将充气加温装置于合适位置，固定脚轮防止装置滑动。

（3）将一次性充气毯平铺于患者身体上，带有孔眼的一面直接接触患者。

（4）将通气软管前端的喷嘴与一次性充气毯的开口连接，确保固定牢靠。

（5）连接电源线并将电源线固定好，防止中途断电。

（6）打开设备电源开关，充气加温装置进入自行检测阶段。自我检测完毕后，加温系统会吹出暖风，默认温度为38℃。

（7）温度调节通过操作面板来控制，操作面板上有4个档次的温度设置值，分别为 、32℃、38℃、43℃。按"－"键两次，" "被选定，" "处指示灯变绿，加温系统会吸入温度为室温的空气，然后通过毯子输送到患者身上，此时加热元件是没有被启动的。通过按"＋"键，加温系统会启动加热元件输送设定的温度。

（8）在患者的复温过程中，需严密观察患者，如有变化立即停止复温，通知医生并进行排查。如复温过程中达到体温预定值可将温度调小或关闭机器结束复温。

（9）复温结束后密切观察生命体征变化并做好相应的记录。

（10）使用结束后，关闭仪器电源开关。

五、使用注意事项

1. 只有将充气加温装置安稳地放置在硬质表面或进行安全固定后才能开始温度管理治疗，否则可能造成伤害。

2. 勿把任何液体喷溅、倾倒或溢流到加温装置上。

3. 使用加温装置时，详细记录使用时间、温度及患者的生命体征，按时监测，记录数据。

4. 加温装置的喷嘴不得直接对准患者，否则会造成患者灼伤。

六、维护与保养

1. 使用结束后，需对设备表面进行清洁和消毒。

2. 空气过滤器的更换：升温系统的过滤器应在每使用2000小时后进行更换（注意：

只能由专业人员更换空气过滤器。安装过滤器时，应把升温系统的总工作时间和过滤器的安装日期记录在新过滤器标签和设备标签上）。

4. 喷嘴的更换：如果喷嘴损坏，应与技术服务部联系或者与当地的销售商联系。牵拉并扭转，把喷嘴从软线上卸下。更换喷嘴时，设备必须处于关闭状态。

5. 送风软管的保护：避免被坚硬物品扎破、划破。

第八节　输血输液加温系统

输血输液加温系统是用来对输入人体的液体进行加温的仪器。通过红外技术加热血液和液体，能在各种情况下（从标准麻醉至高流动创伤）更加快速、安全地将液体加热至设置温度。

一、适用范围

适用于手术室、ICU、CCU、小儿科、新生儿科、神经内科、急诊、心胸外科等临床科室。

二、仪器组成及配置

输血输液加温系统由压力舱、气体检测仪、空气压缩泵、输血输液加温仪及一次性输注加温装置等组成（图4-92）。

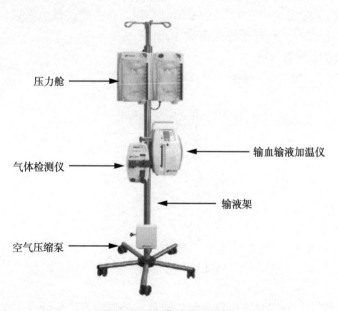

压力舱

输血输液加温仪

气体检测仪

输液架

空气压缩泵

图4-92　仪器组成及配置

三、操作技术

1. 连接电源并开机，通电后系统进行4秒的自检，显示面板将亮绿光；待机按钮旁边的灯变成橙色后，机器处于待机状态。

2. 按下待机按钮打开机器。显示器短暂显示所有符号，控制温度计暂时变成绿色和红色。当待机按钮侧面的灯变成绿色，显示面板上出现符号"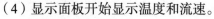"，此时机器处于待机状态。

3. 安装一次性输注装置

（1）将装置从包装中取出。

（2）通过滴注器旁边的夹子，握住储液盒，夹子位于顶部。

（3）将输注装置储液盒垂直插入输注装置，直到听到"咔嗒声"。

（4）显示面板开始显示温度和流速。

4. 灌注输注装置

（1）打开输注装置上的所有夹子。

（2）将连接管的保护帽从储液盒移走，将其连接至输液器。

（3）将患者管子的除气室从夹子移走，并将其倒置，关闭夹子。

（4）除气室充满液体。

（5）再次直立除气室。

（6）除去患者导管其余部分的空气，关闭夹子。

（7）将除气室放置在透明固定器上。

5. 加热显示器面板上显示初始温度，初始温度为37℃（图4-93）

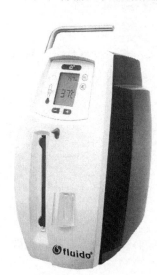

图4-93　加热显示器面板

（1）去掉保护帽，将系统连接至患者，或者将患者管子连接至操作元件。

（2）用滚轴夹子控制流量。

（3）使用"＋"和"－"按钮，设置所需温度（图4-94）。

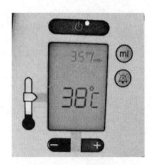

图4-94　显示器面板

（4）加热液体。显示器显示出每分钟的流量，控制温度计发绿光（包括箭头）。

6. 脱气　具体操作见图4-95。

7. 停止加热

（1）首先按下待机按钮（风扇继续运行2分钟）。

（2）关闭夹子。

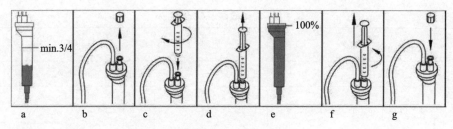

图4-95 脱气

a.除气室充满3/4的液体；b.拧开除气室的帽；c.将带鲁尔接头的注射器拧在除气室开口上；d.吸出除气室的空气；e.使除气室充满液体；f.从除气室拿走注射器；g.将帽重新安在除气室上

（3）断开与患者或工作元件的连接。

（4）按下弹出按钮，储液盒弹出。

（5）移走储液盒。

（6）待机按钮旁边橙色灯亮起。

四、仪器特点

1. 输液管路内部设有温度和流速测量装置，可实现快速的液体温度调节。

2. 具有红外加温技术，能有效、迅速地升温（30秒内启动和加热）。

3. 温度选择范围为30～39℃，在治疗过程中能迅速调整至目标温度。

4. 具有最高的安全标准：可连接到中央静脉；能够降低心律失常的风险，可直接连接到心脏或中央血管，应用于心脏手术。

五、使用注意事项

1. 为避免对设备造成伤害或损坏，不能使用损坏的储液盒。

2. 使用之前，应该先用冲洗液除去输液器的空气。不允许使用不带压力指示器的（手动）压力装置。

3. 设备必须垂直悬挂在输液架上，向前或向后的角度偏差不能超过2.5°。

4. 可以加热晶体、胶质液体、抗凝固血液和血浆。不能加热血小板、冷沉淀剂或粒细胞悬浮液。

5. 加热血液时，任何情况下都不能使用富含钙的补充剂（如哈特曼溶液或林格乳酸盐溶液）作为灌洗溶液和（或）添加至血液单位，因为这会逆转枸橼酸的抗凝血作用，从而导致形成血块。

6. 测试时使用4～6℃储存的血液进行测试。不能使用2℃下储存的血液，因为高黏度可能导致形成血块。

7. 使用标准清洁剂清洗设备：使用湿布或酒精棉纸。

六、常见故障及处理

输血输液加温系统常见故障及处理方法见表4-3。

表4-3 常见故障及处理方法

	故障	原因	处理方法
⬤	待机按钮未亮	没有电源	检查插头、插座和地线
⬤♪	待机按钮未亮，有持续报警信号	控制系统故障	联系服务中心
⬤	Fluido®没有启动，"取出储液盒"符号闪烁	Fluido®中有储液盒	取出储液盒，按下待机按钮并等待10秒，显示面板上出现◻符号
⬤♪	使用期间，待机按钮旁边的灯熄灭，响起警报	电源故障	30秒内恢复电源，过程自动重启。如果无效，取出储液盒，重启机器
0 ml/min	显示没有流量	夹子关闭	打开夹子
		系统堵塞	更换滴注系统
		导管弯曲	把导管拉直
		液体用尽	更换点滴包
⬤	控制温度计顶部为红色，听到脉冲信号并没有流量记录	流入液体或者流出液体的温度超出设置温度	停止供给加热液体
⬤♪	待机状态下，中间3条带闪烁，出现"扳手"符号，并响起警报	警报信号灯中的1个有缺陷	联系服务中心以更换
⬤	弹出按钮失效	损坏或者故障	将储液盒放在其位置上并联系服务中心

第九节 智能手术室废液处理系统

iReceptal智能手术室废液处理系统由移动收集罐车、排液站、负压引流器和软管组成，与手术室负压相连接，用于手术室医疗废液及各种引流手术废液的收集、转运及排放。使用时，将移动收集罐车推至排液站，其磁传感器进行自动对接，3分钟之内完成整个排放及清洗过程。

一、适用范围

所有需要引流的手术，包括心血管外科、普外科、肝脏移植、妇科、整形外科、泌尿外科、胸外科、骨科等，特别是对大引流量的手术，如膀胱镜及骨关节镜手术有很好的效果。

二、原理与性能

1. 移动收集罐车 手术部位的液体废物通过抽吸管被吸引，而抽吸管则与移动收集罐车相连，连接口上安装有过滤器，内有滤网用以过滤大的骨屑及组织。液体废物和细小碎屑被收集在采集车的收集桶中（图4-96、图4-97）。

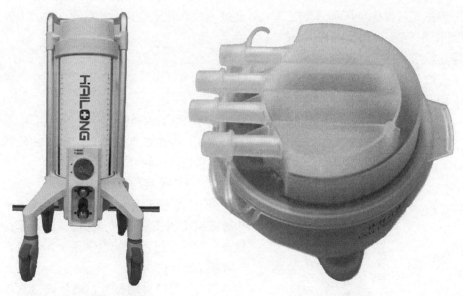

图4-96　移动收集罐车 　　　　　　　　　　图4-97　滤网

2. 排液站结构　通过采集车上的红外发送器传输指令，来传达清空采集车中所收集的废液的指令，排液站内的红外接收器接收指令，电机驱动的回转泵运作，排液管吸住采集车中的废液进行排空（图4-98）。

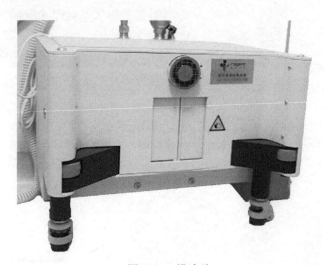

图4-98　排液站

三、操作技术

1. 建立负压及废液收集

（1）将移动收集罐车推到手术室内合适的位置，锁定滚动脚轮。

（2）将过滤器插入移动收集罐车的上部端口。

（3）将抽吸管一端连接到过滤盒四通道接头一个端口上，盖严余下的接头端口。

（4）将罐车顶部的负压端口（二选一）通过一根软管连接到手术室的真空源上，按照需要调节负压值。

2. 停止收集，拔除管路

（1）先取下手术台上吸收废液的吸嘴。

（2）断开与过滤盒相连接的吸引软管并丢弃。

（3）取下四通道过滤盒并丢弃。

（4）将连在真空源与罐车间的软管两端分别拔开（软管可重复使用）。

3. 排放排液与自动清洗

（1）解锁脚轮，将移动收集罐车推至排液站（清洗站）中心部位，将罐车的撞击板抵靠在排液站的电磁铁上，等待自动对接（图4-99）。

（2）舱门自动打开，液体连接管头对接。继续抵靠采集车直至绿色和黄色"对接"指示灯同时闪烁一下，表示采集车已经停靠，排空周期自动开始；按照预先设定的清洗周期完成清洗（图4-100）。

（3）在清洁周期快结束时，绿色"已对接"指示灯会停止闪烁，排液站释放收集罐车。

（4）将收集罐车从排液站移走，结束排液过程。

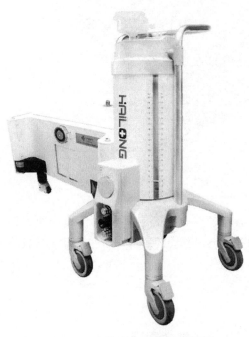

图4-99　排液站及移动收集罐车

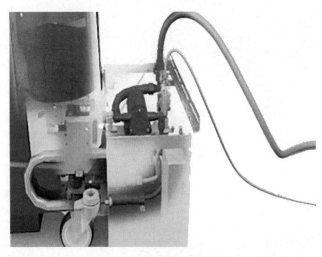

图4-100　液体自动排空

四、仪器特点

1. 具有零污染、全封闭系统，杜绝与传染性废弃物的接触。

2. 负压引流器（过滤盒）将液态、固态废弃物分离，液态废弃物直接排放。过滤盒将组织、骨屑等过滤，便于组织留样及快速查找断针或异物。

3. 操作简单，提高运作效率，加快手术接台。

4. 减少废液后期处理成本，减少环境危害。

5. 移动收集罐车带有液位显示，精确计量废液容量。

五、使用注意事项

1. 未使用的四通道接头端口一定要盖上，否则影响负压。

2. 当收集容器装满后，移动收集罐车会自动停止收集液体，以防止液体溢出。如果浮球密封住真空气流，则关闭医院真空源，断开软管，排空收集容器。

3. 移动收集罐车中的废液在容器中的存放时间不得超过24小时，随着时间的推移，液体废物可能会凝结，变得过厚而无法排出。

4. 在启动对接过程时，不要将双手置于灌车与排液站之间，以免造成伤害。检查移动收集罐车电池指示灯是否闪烁，如果闪烁应更换电池。每次更换3节5号电池，建议电池半年更换一次。

5. 操作人员在取下过滤盒、软管和附件时，应戴好手套。

6. 不能使用工业强刺激清洗液，防止废液罐透明玻璃被腐蚀，影响透明效果。

六、常见故障及处理

智能手术室废液处理系统的常见故障及处理方法见表4-4。

表4-4　常见故障及处理方法

故障	处理方法
罐车排液站对接不畅	（1）关闭主机电源 （2）2分钟后，重新启动 （3）听到"滴滴滴"三声后，开始对接
废液集满	（1）罐车内部有止溢阀 （2）按动负压球释放按钮，恢复原状态

七、维护与保养

1. 使用普通消毒剂擦拭罐车表面，并擦去连接管头上残留的废液。保持废液处理系统的干净清洁。

2. 废液处理系统应由专人进行管理、检修，每次使用后应有详细的使用记录。

3. 非使用时排液站可处于待机状态。

4. 确保废液处理系统在额定电压下进行操作，并确保主电源必须连接在有接地保护的电源线上。

第十节　马镫形多功能腿架

马镫形多功能腿架是用于截石位腿部固定的辅助工具，它能满足并提高各种截石位外科手术对患者手术体位的摆放效果，降低医护人员的工作强度，提高手术效率和安全性。

一、适用范围

适用于妇产科、泌尿外科手术、腹腔镜配合宫腔镜手术、机器人手术、结直肠外科手术等。

二、原理与性能

马镫形多功能腿架利用内置的气助力装置（气泵）与手柄形成一个气动力的杠杆，通过调节手柄可以全方位轻松摆放和调节截石位角度及外展角度，极大地扩展手术视野。

三、组成及配置

1. 马镫形腿架（图4-101）

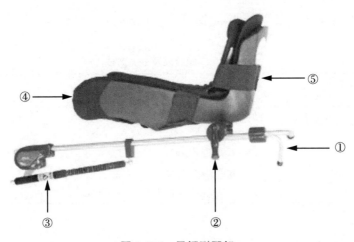

图4-101　马镫形腿架
①调节手柄；②腿托紧锁手柄；③气弹簧；④靴子式腿托；⑤腿托绑带

2. 钢轨固定夹（图4-102）

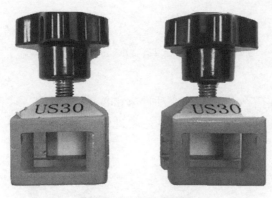

图4-102 钢轨固定夹

四、操作技术

1. 将钢轨夹对称放置在手术床两侧的边轨上。两个钢轨夹的连线应位于髂前上棘连线。

2. 将腿架垂直插入钢轨夹，锁紧钢轨夹。握住调节手柄将腿架调节至水平并平行于手术床腿板两侧。

3. 松开腿托锁紧手柄，调节腿托：腿托的内侧挡板应与患者膝关节水平。

4. 将患者双腿放入腿托托入脚靴并用腿托绑带固定，握住调节手柄将双侧腿架调整至理想的手术位置。注意：①腹部与大腿之间的夹角＞45°。②两大腿之间夹角＜90°。③两只手需同时操作。④摆放体位时可遵循T-K-O原则，即足尖、膝关节、对侧肩保持一条直线。⑤保证脚靴与小腿底面贴合，检查贴合部位压力，以容纳一指为宜。

五、仪器特点

1. 调节简单、轻松。即使在术中，医护人员也可在保持腿部无菌状态下进行调节。

2. 保护患者腘窝神经、腓神经，防止足下垂导致的足部神经损伤。

3. 柔软且具有回弹性能的凝胶垫可有效分散压力，将患者发生压疮的可能性降到最低。

六、注意事项

1. 使用时需轻拿轻放。避免利器划伤腿托内凝胶层。

2. 最大外展不可超过180°，外展达到极限后勿继续向外操作。

3. 体重超过180千克的患者不可以使用。

4. 使用完毕后，使用腿架的调节手柄将腿架复位。

5. 调整腿托紧锁手柄时，将手臂放在腿托下形成一个支撑力避免腿托掉落。

七、维护与保养

1. 术后凝胶腿托可用清水擦拭或用酒精擦拭消毒。

2. 腿架用后置于小推车上。

第十一节　除颤起搏监护仪

除颤起搏监护仪用于终止患者的心动过速和心室颤动症状，可对患者进行除颤、同步心脏复律、体外起搏治疗，同时也可对患者进行心电监护（图4-103）。

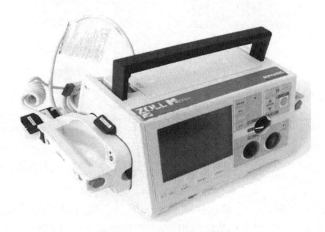

图4-103　除颤起搏监护仪

一、适用范围

1. 心室扑动（室扑）、心室颤动（室颤）。
2. 各种心律失常、心搏骤停。
3. 心脏外科手术后心脏的复苏。

二、原理与性能

电除颤及电复律是使一个电压极高、时间极短、流量极小的电流通过纤维颤动的心脏，使心肌纤维同时除极，然后同时复极，从而恢复心肌有组织、协调的收缩。

三、仪器组成及配置

除颤起搏监护仪由主机、除颤手柄、标准导联心电缆线、充电电池和多功能电极板等组成（图4-104）。

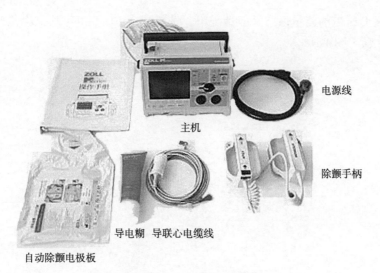

电源线

主机

除颤手柄

导电糊　导联心电缆线

自动除颤电极板

图4-104　仪器组成及配置

四、操作技术

1. 自动除颤

（1）清洁患者胸前皮肤。

（2）贴除颤电极板。

（3）开机。

（4）仪器开始分析患者心率，分析心电情况后，如需除颤，将语音提示除颤。

（5）按压仪器面板中间的放电除颤按钮。

2. 手动除颤

（1）分类

1）胸外除颤：成人体外首次除颤能量为120焦耳；心房颤动（房颤）转复，成人体外首次能量为75焦耳；心房扑动（房扑）、阵发性室上性心动过速（室上速）转复，成人体外首次能量为50焦耳。

2）胸内除颤：胸内除颤因电流避开了阻抗较大的心外组织，故所需电能可降至胸外放电时的1/10以下。

（2）安置电极板

1）胸外除颤

A. 旋钮打到红色1除颤，开启除颤功能。

B. 选择除颤能量（也可直接使用开机时默认的除颤能量）。

C. 将适量的导电糊涂于两只除颤手柄表面，将两个电极板各放在左前胸、后壁，或一个放在心尖（左第五肋间与腋中线交界处），另一个放在胸骨右缘第二肋间，手柄紧贴患者胸壁皮肤（图4-105）。

D. 同时按下两侧手柄上"SHOCK"（除颤）键。

2）胸内除颤：两电极板蘸盐水后，分别置于心脏前、后壁并紧贴心脏，按照医嘱调好除颤仪上所需的能量值。一般情况下，选择成人10～30焦耳，小儿5～10焦耳，进行电击除颤（图4-106）。

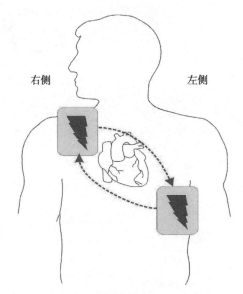

图4-105　胸外除颤电极板位置

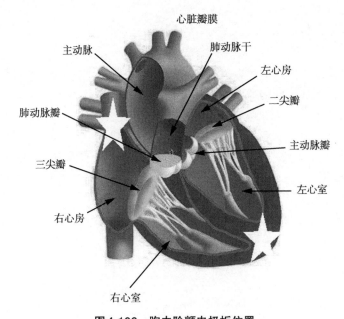

图4-106　胸内除颤电极板位置

3.起搏

（1）给患者粘贴心电图（ECG）电极片和多功能电极片。

（2）选择"起搏"。

（3）设置起搏频率并增加起搏输出电流直到刺激有效。

4. 监护

（1）给患者粘贴心电监护电极片。

（2）选择"监护"。

（3）选择"导联选择"及"幅度"按键。

5. 使用完毕，先关闭电源开关，再拔除电源。

五、仪器特点

1. 采用快速数控可变电阻技术，对每一位患者进行个体化治疗。

2. 对于高阻抗难以治疗成功的患者，最高电压能达到2220伏。

3. 双相方波，除颤电流保持平稳，消除了电流尖峰，对心肌损伤最小。

4. 放电时间恒定为10毫秒，持续时间最优，不受患者阻抗大小的影响，不延长放电时间，避免了尾巴电流导致的室颤复发。

六、使用注意事项

1. 患者需要进行电除颤时，必须建立静脉通道，充分给氧并备好急救物品。

2. 在确认任何人没有接触患者后，方可按下手柄上的放电除颤按钮。

3. 手动除颤时不要将除颤板对接放电或对空气放电。当除颤仪充电完成后60秒仍未进行电击操作，除颤仪会自动将能量放掉。

4. 自动除颤时，除颤电击需在15秒内实施，否则除颤仪会将除颤能量放掉。

5. 设备默认的第一次除颤能量为120焦耳，第二次为120焦耳，第三次为200焦耳。

6. 点击屏幕下方的警报多功能键，显示警界界面和功能键。自动模式将会按照当时患者心率的80%和120%自动设置报警的上下限。

七、常见故障及原因

除颤起搏监护仪的常见故障及原因见表4-5。

表4-5 常见故障及原因

故障	原因
心电基线不稳或存在杂波	导联选择在"paddles"，除颤板未放好
黑屏	（1）显示器亮度调制过低
	（2）可充电电池电量不足
	（3）显示屏电源线脱落或接触不良
不能开机	（1）未安装可充电电池
	（2）未连接交流电源
	（3）充电电池电量耗尽或接触不良
可充电，但不能放电	电缆连接不好或放电回路故障等
可充电，但充电速度慢或充电不到设定的能量值	充电回路故障

八、维护与保养

1. 除颤测试

（1）开机进入"除颤"模式，选择"30J"能量并充电。

（2）将左右除颤手柄置于两侧机座上，持续按下两侧手柄上"SHOCK"键进行放电。

（3）屏幕提示"测试正常"，表明释放的除颤能量在规定范围内。

2. 电池维护：至少每周一次对电池进行充电。

3. 每次使用完毕，将两侧电极板表面的导电糊清洁干净。

第十二节　无线探头式B超

无线探头式B超只拥有一个探头，探头通过Wi-Fi与手机连接，可在手机上直接观看图像，提高医护人员的工作效率及诊疗水平（图4-107）。

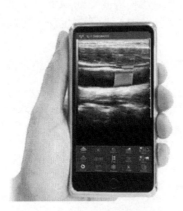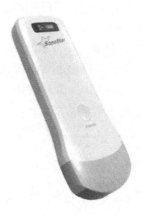

图4-107　无线探头式B超

一、适用范围

适用于各临床科室，如手术室、麻醉科、产科、心外科、泌尿科、显微外科、手外科、创伤外科、血管外科、整形科、胸外科等各临床科室，但不适用于超声室。

二、原理与性能

无线探头式B超是一个不带显示屏的微型B超，其主机浓缩在探头里，用Wi-Fi传输图像到手机或平板电脑上进行显示。传输图像采用的Wi-Fi信号为探头内置的Wi-Fi信号。

三、操作技术

1. 安装软件APP

（1）在iPad或iPhone苹果设备上，打开App Store，在搜索栏中输入"WirelessUSG"

搜索软件并下载安装。

（2）在安卓平板电脑或手机上，用QQ扫描本操作指南封底二维码或输入网址http://sonostarmed.com/download/UProbeAndroidAPP.apk，直接点击安装即可。

2. 启动/关闭探头　按电源开关开启探头，再长按可关闭探头。在探头启动后，该按钮短按（1秒）可实现冻结/解冻功能（图4-108）。

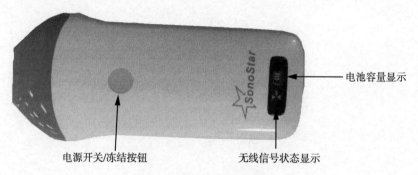

电池容量显示

电源开关/冻结按钮　　无线信号状态显示

图4-108　启动/关闭探头

3. 探头与智能终端的Wi-Fi连接　探头与智能终端设备第一次连接需输入Wi-Fi密码，在探头启动电源后，打开设备的局域网Wi-Fi设置，在Wi-Fi列表找到无线探头的Wi-Fi名称（一般以SS、SL等开头，结尾为探头序列号），点击该Wi-Fi并输入密码，密码为探头的序列号（位于探头充电口处）。

四、仪器特点

1. 体积小巧、略大于手机，轻便，放于口袋即可。
2. 无线，使用自由。
3. 通过手机或平板显示，可实现远程诊断、会诊和培训。

五、维护与保养

1. 探头充电　电池电量不足时需要为探头充电。拔出探头尾部的胶塞，用USB充电线缆连接探头和USB充电器（或充电宝等其他电源设备）。充电时，电量指示灯会闪烁，提示当前充入的电量，如果4格电量指示灯均已点亮且电量指示灯停止闪烁，表示电池已经充满。拔出USB充电线缆并插入胶塞以保持探头的防水特性（图4-109）。

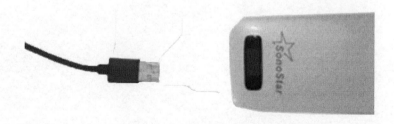

图4-109　充电线缆与探头连接

2. 清洁　每次探头使用后清洁探头。探头的前端可以用清水直接冲洗或用湿布/纸巾擦拭，但是不要将探头直接泡入水中。

3. 储存　不使用探头时，需将探头置于包装内，避免剧烈的冲击对探头造成损坏，避免探头接触过高的温度（合适的保存温度为 0 ～ 40℃）。

第五章

骨科专用设备

第一节　碳　纤　维　床

　　碳纤维床是一款运用全碳纤维材料制造的手术床系统，床面具有360°翻转功能且全部使用X线可透视的碳纤维合成材料制造，完全避免了C形臂术中透视的伪影，使图像更清晰、更真实。双床柱设计可兼容C形臂、O形臂及术中导航系统，使影像设备从床头到床尾无障碍移动（图5-1）。

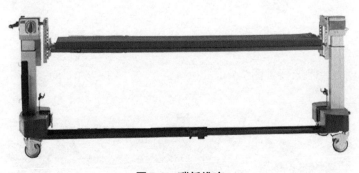

图5-1　碳纤维床

一、手术床的基本组成

　　1. 5803I型MTS床架　具备电动侧向翻转和锁定功能，是手术床系统的最基本组成部分（图5-2）。

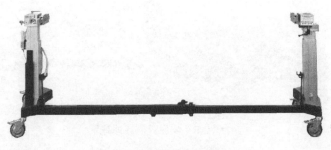

图5-2　5803I型MTS床架

2. MTS手术床面　分为以下五种。

（1）Jackson脊柱手术床面（图5-3）。

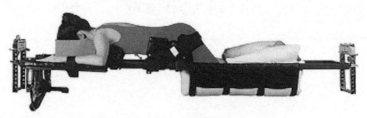

图5-3　Jackson脊柱手术床面

（2）照相操作床面（图5-4）。

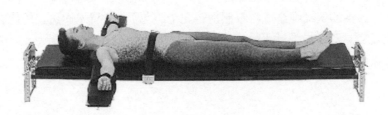

图5-4　照相操作床面

（3）骨科创伤手术床面（图5-5）。

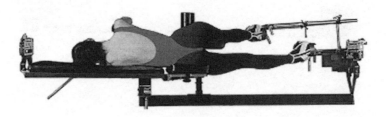

图5-5　骨科创伤手术床面

（4）泌尿外科手术床面（图5-6）。

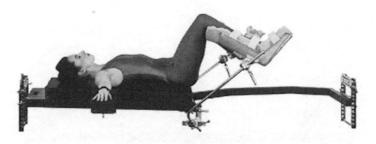

图5-6　泌尿外科手术床面

（5）Maximum Access侧位手术床面（图5-7）。

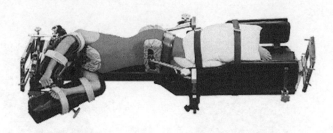

图5-7 Maximum Access侧位手术床面

二、5803I型MTS床架的组成部分

5803I型床架可以与各种MTS手术床面组合并提供对患者的支撑，床架主要分为以下几个重要组成部分（图5-8）。

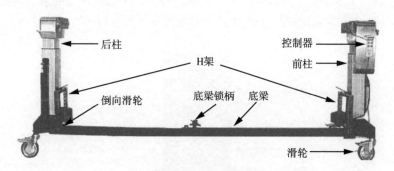

图5-8 5803I型床架

1. 前柱　床架前柱有3个指示灯，患者在转移到手术床前要确认3个指示灯已全部点亮。旋转安全锁定开关用来锁定侧向翻转功能（只有进行床面180°旋转操作时才关闭此开关），防止床面无意翻转（图5-9）。

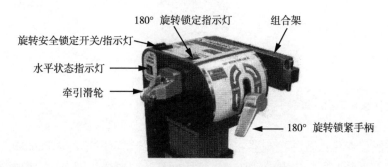

图5-9 前柱指示灯及其他部位功能

2. 滑轮　床架装有3个可锁滑轮和1个倒向滑轮。推床架行走时倒向滑轮可以保持床架沿直线行走，倒向滑轮位于后柱的右侧并有"Steer"的标志。若将床架固定在一

处，则所有4个滑轮都必须锁死。锁紧滑轮时，脚要踩下锁扣直到能听见"咔嗒"的声音，并且锁扣要保持在锁紧位置。解锁时，用脚推动解锁扣，滑轮的锁扣会回到原始的解锁状态（图5-10）。

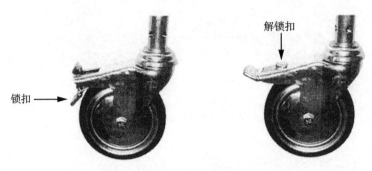

图5-10　滑轮

3. 控制器　该设备的手持控制器可以控制设备进行升降、头低位、头高位和侧向翻转动作。控制器上部有3个指示灯，和手术床前柱3个状态指示灯的意义相同。控制器下方2个指示灯分别表示电池的工作状态和故障指示（图5-11）。

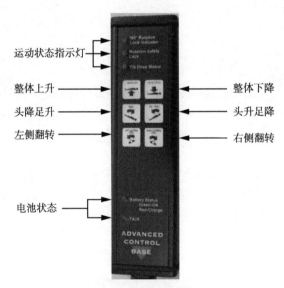

图5-11　手持控制器

（1）提升操作：按住控制器左侧标有向上箭头的"上升"键。

（2）下降操作：按住控制器右侧标有向下箭头的"下降"键。

（3）头低位操作：按住控制器左侧标有头朝下脚朝上图案的"Trendel."键，设备同时进行前柱下降和后柱上升的动作，直到床面到达想要的角度为止。如果床面处于最低的位置，则只有后柱进行上升动作直到到达正确的头低位。

（4）头高位操作：按住控制器右侧标有头朝上脚朝下图案的"Rev.Trendel."键，设备同时进行前柱上升和后柱下降的动作，直到床面到达想要的角度为止。如果床面处于最高的位置，则只有后柱进行下降动作直到到达正确的头高位。

（5）左侧翻转操作：按住控制器左侧标有向左箭头的"左翻"键。

（6）右侧翻转操作：按住控制器右侧标有向右箭头的"右翻"键。

注：如果选择操作的按键不被松开，设备将持续该按键控制的动作。

三、手术床的使用方法

1. 将5803I床架放置在手术间合适的位置上，锁住4个滑轮的锁扣。

2. 连接床架的电源线插头至电源插座。

3. 打开电源开关，绿色指示灯点亮表明电源已接通。电源开关同时控制设备工作电源、线路断路器和开关指示灯。

4. 将床架与MTS床面组合，操作步骤如下。注：只有带万向连接杆（H架连接杆）的床面才可以与此床架组合（图5-12）。

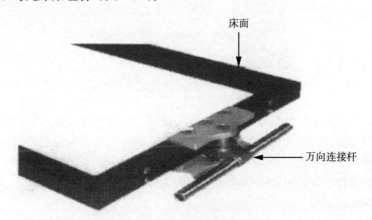

图5-12　手术床面的H架连接杆

（1）从后柱H架存放挂钩上取下H架，将所要安装床面的H架连接杆与后柱H架的相应孔位对齐，然后用T形长销固定，T形长销必须完全穿过H架和组合架，长销锁扣也必须露出可见并能自由活动（图5-13）。

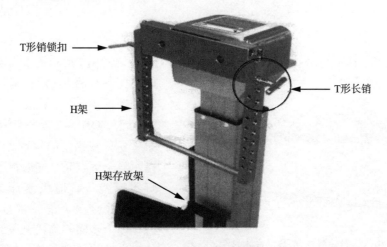

图5-13　后柱H架的安装

（2）从前柱H架存放挂钩上取下H架，将所要安装床面的H架连接杆与前柱H架的相应孔位对齐，然后用T形长销固定，T形长销必须完全穿过H架和组合架，长销锁扣也必须露出可见并能自由活动（图5-14）。

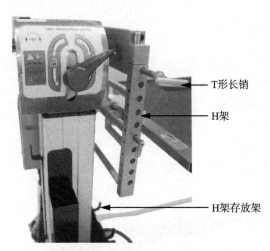

图5-14　前柱H架的安装

（3）注意事项：床面在与H架组合时要注意选择H架上合适的孔位，通常情况下床面与前后柱H架安装时孔位要一致，唯一例外的情况是完全头低位安装时两端孔位不一致。孔位的选择取决于所组合的床面、患者的身材和不同的手术过程。如果不按以上规定的操作过程操作，导致H架与组合梁之间的T形长销安装错误，就有可能导致患者从床上坠落（图5-15）。

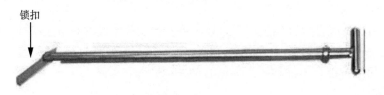

图5-15　T形长销

5. 在患者入床前应进行的检查：①确认床面与H架之间由T形长销可靠连接，设备两柱应各有两个T形长销和露出可见的长销锁扣。②确认旋转安全锁定开关处于"ON"位置并且180°旋转缩紧手柄处在锁定的位置。③确认3个指示灯全部点亮，如果水平状态指示灯没有点亮，应恢复床架的同步。④最后检查4个滑轮都处于锁定状态。以上步骤都确认无误后，才可以将患者转移到手术床上（图5-16）。

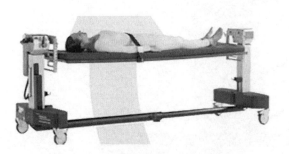

图5-16　患者转移到MTS组合床系统

6. MTS组合床系统提供180°旋转功能，可以使患者从仰卧位转换成俯卧位或完全旋转，翻转操作需要手术室护士手动完成。

（1）翻转操作前的注意事项：①控制床面和翻转操作至少需要两个人，在翻转过程中还需另外一个人站在患者头部附近观察患者。翻转一旦开始直到完成180°，中间不能停止。②翻转床面之前要确认所有的连接部分和H架都有T形长销的正确连接。T形长销应完全穿过H架，长销的锁扣露出可见并能自由活动。设备两柱应各有4个T形长销和4个露出可见的长销锁扣。③患者在没有安全带固定的情况下不得进行翻转操作，安全带使用不当会导致患者从床上坠落。④没有经过培训和训练不能进行患者的翻转操作。

（2）操作步骤

1）当床架上已有床面，首先需要再组合一张床面才能进行患者的180°翻转。组合步骤如下：①两个人抓住第二张床面，在床面前柱一端先安装一个H架（安装时要注意对应的H架上的孔位与要求一致）。②把床面置于患者的上方，将床面前柱端已装好的H架与前柱组合架用T形长销固定。③将另一个H架安装到后柱的组合架上，用T形长销把床面固定在H架指定的孔位上。④确认床面的安装高度符合预期的要求（图5-17）。

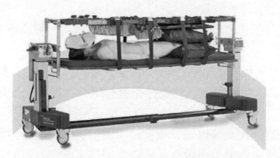

图5-17　180°翻转前组合好的床面

2）按照以下步骤进行患者的180°翻转操作：①逆时针旋转180°旋转锁紧手柄，直到180°旋转锁定指示灯熄灭。②将旋转安全锁定开关拨到"OFF"的位置解除旋转锁定，此时要注意，操作者要用手扶住床面，当旋转安全锁定指示灯熄灭后才可进行翻转操作。③当翻转完成后，应立即将旋转安全锁定开关拨到"ON"的位置，旋转安全锁定指示灯随之点亮。④顺时针旋转180°旋转锁紧手柄，直到180°旋转锁定指示灯点亮（图5-18）。

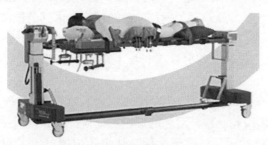

图5-18　180°旋转完成后

四、手术床的特点

1. 可适配第三方颅骨架或马蹄形头托（图5-19、图5-20）。

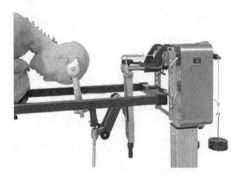

图5-19　第三方颅骨架

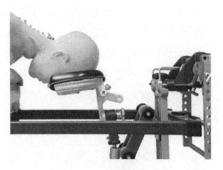

图5-20　马蹄形头托

2. 5803I床架每一个柱的内部都有热传感器，热传感器在电机过载时会自动切断电源以防止电机的永久性损坏。

3. 手术床为电动控制，前后床柱可分别进行升降和翻转控制。

五、使用注意事项

1. 该设备必须与带有保护性接地线的电源接口连接。

2. 在移除任何金属板盖之前，确保手术床电源关闭，电源线断开。在盖子下面可能会有高压电路的危险。

3. 当5803I型手术床架在运行状态时，电池会自动进行充电（接入交流电源，电源开关处于打开状态），电池无须进行其他操作进行维护。建议在使用前先将手术床架连接到交流电源3小时，等待电池充电完毕，以保证正常使用。

4. 床架正常运行时使用交流电源，该设备内部由铅酸电池作为紧急情况使用的备用电源。有3个指示灯指示电池工作状态，它们分别位于电源开关的右侧。上方指示灯为电池状态灯，绿色表示电池有电，红色表示需要充电；中部绿色指示灯点亮表示电池处于工作状态；下方红色指示灯点亮表示电池故障，无法充电和工作。注意：电池内含有硫酸，一旦发生泄漏应立即用清水冲洗；一旦硫酸溅到眼睛，立即用清水冲洗眼睛15分钟，然后到医院进行检查和治疗。

5. 床架没有安装床面时对床架进行操作会导致前柱组合梁与后柱组合梁失去同步（如不在同一水平位置上）。恢复此装置的同步，首先使用控制器使前柱翻转到水平位置，然后逆时针旋转180°旋转锁紧手柄解除旋转锁定，内部的机械装置会自动恢复到中心位置且水平状态指示灯点亮，最后顺时针旋转180°，旋转锁紧手柄将旋转功能锁死。

6. 5803I床架的前柱组合梁与后柱组合梁不在同一水平位置时安装床面会损坏床面和内部的翻转机械装置。

7. 床架的收缩存放：5803I床架可以由260厘米长收缩到173厘米。按照以下步骤收缩床架：①锁死前柱的滑轮，松开后柱的滑轮。②松掉底梁锁柄：逆时针旋转底梁锁柄即可（注意：逆时针旋转手柄过多，手柄会从螺孔中掉出）。③朝前柱的方向推后柱，直到后柱退到最大的压缩位置。④重新锁紧底梁锁柄。

六、常见故障及处理

1. 如果接入交流电3小时后电源开关旁边的电池状态指示灯仍然为红色，切勿使用手术床，应与厂家联系。

2. 如果发现手术床架故障，首先检查输入电源，确保电源线正确地插入到有电的电源上并且电源开关处于打开的状态。

3. 当电源发生中断等突然故障时，5803I床架会自动启用电池系统供电，以保证床面在没有电源的情况下不会无意地发生侧转。

七、维护与保养

1. 床架应在以下环境中保存和使用：①周围环境温度，-20～50℃。②相对湿度，10%～100%。③大气压力，50～110千帕。

2. 床架的存放：床架在超过两天以上的存放之前，首先要确认电池是否处于充满状态。如果在存放之前电池指示灯没有点亮，将床架置于通电状态并保持开关处于"ON"的位置，待电池指示灯点亮后再拆下电源存放设备。手术床架在失电存放状态下电池的电量会有一定的损失。

3. 如果电池不能连续充电，需要对电池进行更换，但只能用同样类型和型号的电池更换，并且两块电池需要同时更换。电池的更换时间为五年，电池的电极应保持干净，不得有腐蚀、油渍、油脂、污物或其他污染。

4. 每次手术结束后都要用消毒液擦拭床架然后晾干，防止床架生锈。手术床的床垫及患者支撑垫在使用后要用消毒液和清水擦拭。

第二节　ARCADIS Orbic 3D C形臂

ARCADIS Orbic 3D C形臂是一种X线系统，在外科手术和治疗过程中用于患者的透视和数字点片成像（图5-21）。

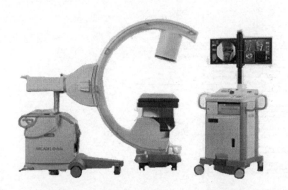

图5-21　ARCADIS Orbic 3D C形臂

一、适用范围

其临床应用包括胆管造影、内镜检查、泌尿科检查、整形外科、神经学检查、血管检查、心脏检查、骨科手术、危重症护理、急诊科室治疗等。

二、原理与性能

ARCADIS Orbic 3D C形臂是可进行三维成像，术中生成高对比度成像和解剖结构的三维信息，190°沿轨道旋转可以轻松完成必要角度投照的无障碍设置。等中心点设计可以保证C形臂在进行各种角度投照X线束时，中心点位置始终保持一致。

三、仪器组成及配置

ARCADIS Orbic 3D C形臂仪器组成及配置（图5-22、图5-23）。

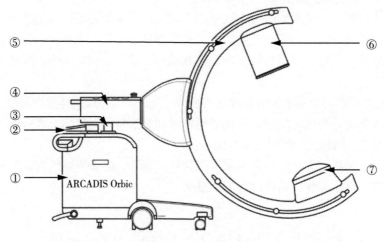

图5-22　C形臂系统

①ARCADIS电子元件；②控制面板；③可升降机架；④水平支撑臂；⑤C形臂；⑥带有集成TV照相机的影像增强器系统；⑦带有X线球管设备及集成准直器的组合机头

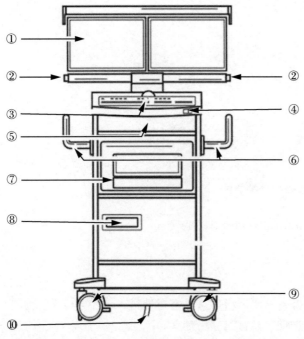

图5-23　显示器推车

①显示器A（左）；②显示器B（右）；②曝光指示器；③数据录入键盘；④系统开启/关闭按钮；⑤存储空间；⑥手柄；⑦放置打印机的存储空间或间隔；⑧CD驱动器；⑨脚轮；⑩接地紧缚带

四、操作技术

1. 通过电缆线将C形臂系统与显示器推车连接（图5-24）

（1）将中心插头插入C形臂系统前面的插座中。

（2）顺时针旋转操纵杆，当到达锁定位置时会发出声响，并且不能再转动，此时显示器推车即被连接到C形臂系统。

2. 将 ARCADIS Orbic 系统电源插头插入到合适的墙壁式接地接口之中。

3. 启动 ARCADIS Orbic 系统：按下位于显示器推车上的启动按钮 "◉" 或者C形臂系统控制面板上的启动按钮 "◉"。系统自动进行自检，大约3分钟后，ARCADIS Orbic 系统准备就绪。

4. C形臂系统移动

（1）脚踏制动器：C形臂系统中装备有4个轮子，可以将其向任何方向轻易地进行移动。C形臂系统可以通过脚踏制动器来将其锁定在所需要的位置上（图5-25）。

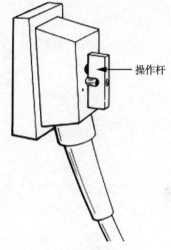

图5-24 中心插头

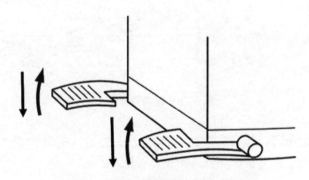

图5-25 脚踏板释放或锁定脚踏制动器

（2）使用操作手柄移动C形臂系统：操作手柄可以锁定在三个不同的方向上：直线向前移动、向右侧移动和向左侧移动。将操作杆抬起并将其向所需要的方向进行旋转，C形臂系统会始终沿平行杆位置的方向移动（该移动也可在未锁定位置运行）（图5-26）。

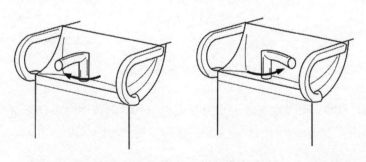

图5-26 操作杆处于向前移动及横向移动的位置上（向右移动）

5. C形臂的运动

（1）抬升及降低C形臂：C形臂垂直移动范围为40厘米（图5-27）。

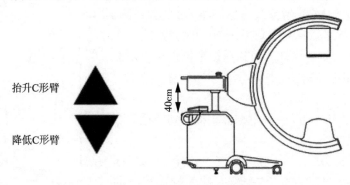

图5-27　抬升及降低C形臂

（2）摆动C形臂：可以在与系统支撑柱成角±10°的范围内沿水平方向摆动C形臂，当已经将C形臂移至所需的位置时，必须立即再次采取制动（图5-28）。

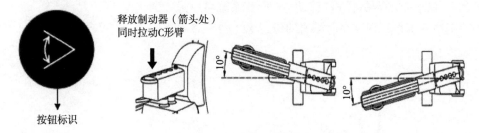

图5-28　摆动C形臂

（3）水平移动C形臂：C形臂在水平方向上最大移动范围为20厘米，当已经将C形臂移至所需的位置时，必须立即再次采取制动（图5-29）。

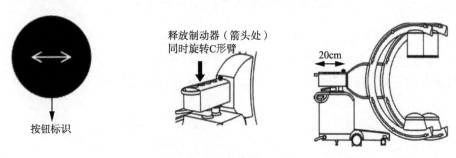

图5-29　水平移动C形臂

（4）成角C形臂：可以在与水平支撑臂成角±190°的范围内垂直移动C形臂，当已经将C形臂移至所需的位置时，必须立即再次采取制动（图5-30）。

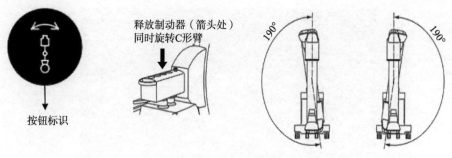

图5-30　成角C形臂

（5）C形臂的轨道移动：可以旋转C形臂190°（±95°）（图5-31）。

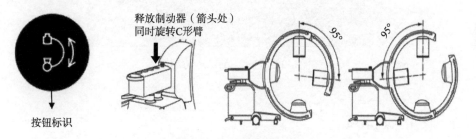

图5-31　C形臂的轨道移动

6. 准备曝光

（1）先定位C形臂，然后松开制动并将C形臂设置至所需位置。

（2）在ARCADIS Orbic系统中选择操作模式（打开ARCADIS Orbic系统后，持续透视被设置为默认），操作模式分为三种：连续透视、脉冲透视和X线数字摄影。

7. 关机　切断总电源之前应先将ARCADIS Orbic系统关闭，在关机过程中，成像系统会被关闭。有以下两种不同的关闭模式（每种都有不同的重新设置时间）。

（1）便捷关机（在关闭之前，要将成像系统切换至Hibernate模式）。

1）按下位于显示器推车上的"OFF"按钮。

2）在C形臂系统的控制面板上按下"OFF"键，C形臂系统立即关机。计算机关闭后成像系统和显示器A随即关闭。

（2）完整关机（出于技术原因完整的关机必须在正常的基础上进行）。

1）从主菜单中选择Options＞End Session。

2）打开End Session对话框，点击"Shut down system"，成像系统将被完全关闭（图5-32）。

3）按下位于显示器推车上的"OFF"按钮。

4）在C形臂系统的控制面板上按下"OFF"键，C形臂系统、成像系统和显示器会被关闭。

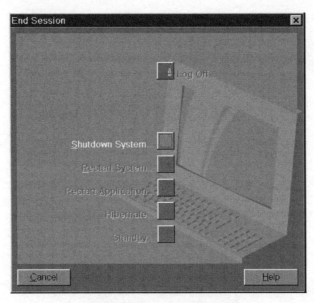

图 5-32　End Session 对话框

五、使用注意事项

1. 必须对操作人员培训以确保正确的设备操作，该培训必须在适当的时间间隔内按需要进行重复。

2. 使用该设备前，使用者需确定所有与安全相关的设备功能能够正常运行，并且系统准备就绪。

3. 在日常操作过程中，ARCADIS Orbic 系统应被连续监测。

4. 启动 ARCADIS Orbic 系统之前，确保电缆是直的（无弯曲部分）。不要将连接电缆与其他电缆平行放置。

5. 在开始使用 ARCADIS Orbic 系统之前，须进行日常功能及安全性的检测。

6. 切换至紧急电源　如果电源中断超过 8 毫秒，ARCADIS Orbic 系统就会关闭。这时，在切换至紧急电源后，必须再次打开 ARCADIS Orbic 系统。当电源出现问题时，系统将会发出声音信号（最多 10 分钟），直至系统使用不间断电源供电时停止。

7. 断开电源插头　当断开电源插头后，成像系统可继续工作并且左侧显示器由不间断电源供电，直至 ARCADIS Orbic 系统完全关闭。断开电源插头时，系统将转为不间断电源供电，并将发出声音信号。不间断电源将在至少 10 分钟后自动关闭。当主电源恢复之后，不间断电源将会自动充电。注意：不间断电源电池的使用寿命是有限的。

8. 超载防护　在最大 X 线球管负载下进行长时间的连续透视，可能会造成 X 线球管过热。出于这一原因，X 线球管带有一个温度监视器。必要时，在所有的操作模式下，其功率会下降。由于 X 线球管连续曝光会导致球管温度升高，当温度达到 50℃ 的情况下，X 线球管机架放置时一定不能与患者的皮肤相接触。如果温度超过了 50℃（≥50℃），在 C 形臂系统控制面板上的温度指示灯会亮起；在透视与脉冲透视的曝光结束时，可以将已经选择的特征曲线切换至S1。如果温度超过了60℃（≥60℃），在透视与脉冲透视的曝光过程中，可以将已经选择的特征曲线切换至S1。如果温度超过了70℃（≥70℃），在C形臂系统控制面板上的温度指示灯会闪烁；曝光发生中断，且不能再次进行。如果温度回落到50℃，之前已取消选择的特征曲线会自动被重新选择。

9. 移动、停止和完全降下C形臂时潜在的危险　①移动和停止C形臂：确保手不在系统移动的轨迹范围内。②C形臂最低高度限度：当C形臂降到最低的时候需注意脚的位置，因为在C形臂和地面之间可能没有足够的空隙，可能会不小心触发了曝光。确定脚闸没有放在C形臂的下面。图5-33中进行三角标记的系统区域所表示的是可能会对患者或操作人员造成挤压或是碰撞伤害的位置。

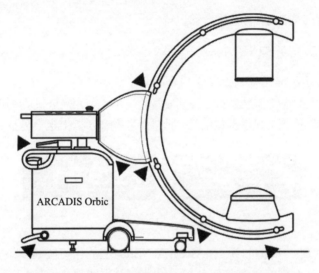

图5-33　移动、停止和完全降下C形臂时潜在的危险

10. 放射防护　自动剂量控制有助于明显地减少对患者及操作者的曝光。应遵守以下重要提示，从而确保患者的计量吸收为最低。

（1）患者的保护：①使辐射区域尽可能小。②当在生殖器官附近扫描时，应尽可能提供对这些器官的保护（性腺保护帽或铅裙）。

（2）操作人员的保护：①在进行曝光时，操作人员必须与X线球管装置之间保持足够的安全距离。②检查过程中，在控制区要穿上防护服。③戴上一个辐射剂量计或笔形剂量测量器。

（3）患者与操作人员的保护：①保持透视时间尽可能短。②保持最大可能的放射源至皮肤的距离。

11. 确保在调节C形臂的位置后进行制动，否则可能会造成组成元件的损伤。移动或运输C形臂系统时，不要将系统部件碰撞到障碍物，这可能会导致在特定环境下图像质量受损和触发曝光。

12. 当X线透视的时间超过5分钟时，系统将鸣响警报。在C形臂系统的控制面板上按下"reset"键，系统的警报声音停止。X线透视计时器能够连续显示出所用透视时间的总和。

13. 在C形臂系统的电源上，不要再连接其他外部设备。

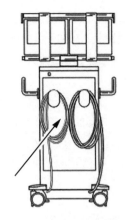

图5-34 电源电缆的放置位置

14. 运输C形臂和显示器推车时，斜面或地板的倾角不能超过±10°的范围。

15. 运输过程中，卷起的电源电缆和C形臂系统的连接电缆应该放置在显示器推车后面的电缆支撑器上（图5-34）。

16. 当C形臂旋转至180°并处于最低点时，可能造成影像增强器和脚闸的碰撞。

17. 由于C形臂具有高灵活性，如果不按照规定进行操作，可能会造成主机机头和病床或患者发生碰撞，可能会造成元器件的损伤，使用过程中应注意保护设备。

18. 便捷关机可以连续执行12次。之后，完整的关机会被自动执行。

六、常见故障及处理

1. 如果系统发生故障，须与设备客户中心联系。

2. C形臂系统上的报错信息显示　发现故障时，ARCADIS Orbic系统则不能工作，且会在C形臂系统的控制面板上显示报错信息；此外，左侧显示器上也会显示故障（图5-35）。

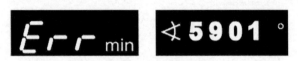

图5-35 错误故障码

3. 报错信息处理　①通过按下在ARCADIS Orbic上的任何按键（除了升降柱和开/关按钮），可以取消临时报错信息，如5901。②非临时报错信息，如5015或5016，不能被取消。如果该错误出现，则不能再进行曝光，应立即通知设备客户中心。③报错信息7309和7409是临时报错信息，如果治疗继续进行，其会引起对操作人员和患者不必要的曝光。④如果错误信息重复出现，则需要关闭ARCADIS Orbic系统并通知设备客户中心。同时，记录下以下信息：a.错误代码；b.选定的操作模式；c.当错误出现时是否仍有射线；d.错误是否与一次操作过程有关。

4. 曝光指示器失灵或出现故障时，应与售后服务中心联系。显示器上会显示出三种不同类型的系统错误信息，应使用"OK"按钮或曝光开关确认错误信息，可使系统继续工作。但是，警告和信息提示不会影响曝光（图5-36）。

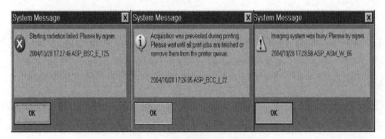

图5-36 曝光错误信息提示

5. 电路故障 如果对患者和操作人员有危险（例如，在监视器上没有实时图像，但曝光指示器打开）或对设备有危险，必须立即断开电源连接。关闭整个 ARCADIS Orbic 并断开电源，这样做会导致：①关闭曝光；②中断当前的系统程序；③中断并取消当前操作序列；④删除所有未保存到硬盘上的图像。只有当造成危险处境的原因已经清楚地查明并排除后，才可以将系统重新连接到电源上。在所有其他情形下（例如，发生系统故障），须立即与售后服务部门联系。

6. 一旦出现了因电动运动而造成的危险情况，应立即按下位于 ARCADIS Orbic 主系统上的紧急开关"EMERGENCY STOP"按钮。电机驱动的垂直移动、使用3D选项及C形臂自动运行会被立即终止，系统的其他所有功能不会受到影响。只有当危险确实已被消除后才可以解除对这一按钮的锁定，可以通过轻轻地沿顺时针方向旋转按钮的方法来解除对它的锁定。

七、维护与保养

1. 磨损及消耗 考虑到患者、操作人员及第三方的安全性，必须每12个月对设备进行维护与安全性检查，从而保证操作人员的安全及产品的稳定性能。

2. 错误操作和系统过载都会导致机械性损坏和系统电路损坏，会对患者、操作人员或第三方造成伤害，对产品造成损坏。如果可以，需经常对系统进行检查。确保由专业人员对损坏部分进行修复。

3. 图像质量 系统的维护应包含对图像质量的检测。定期对系统进行维护，可始终保持系统能够生成高质量的图像。为了保证最佳图像质量，在常规检查中，尤其需要对下列功能进行检查：像素移动、图像旋转、降噪、边缘增强、减影、路径图。

4. 为了避免发生机械性的意外情况，对患者、操作人员或第三方造成伤害，系统应由授权服务人员进行定期的维护和修理。

第三节　O-ARM 多功能术中影像平台

O-ARM多功能术中影像平台是一种影像工具，用于术前、术中及术后成像。该系统移动简便，能快速提供实时多角度的三维图像及更加清晰的手术影像资料，以保障手术最佳效果，使医生更加容易地完成复杂及微创手术（图5-37）。

一、适用范围

该系统主要适用于骨科，如脊柱、关节、创伤手术。

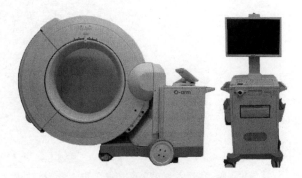

图5-37　O-ARM多功能术中影像平台

二、仪器组成

1. 影像采集系统（图5-38）

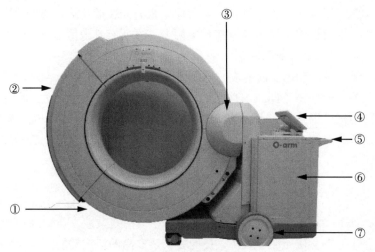

图5-38　影像采集系统

①机架：包括内圈、转子装置、X线发生器和探测器；②伸缩门（为机架的组成部分）；③台架；④控制面板；⑤输送手柄；⑥机柜；⑦后轮

2. 影像站（图5-39）

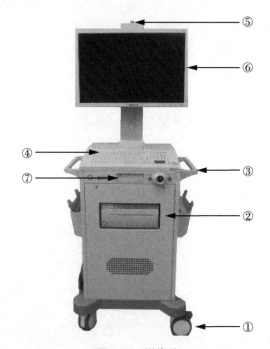

图5-39　影像站

①转轮（四只带脚闸）；②视频图像打印机；③输送手柄；④数据输入标准键盘；⑤X线激活指示器；⑥监视器；⑦电源控制面板

三、操作技术

1. 通过内连电缆连接影像站与影像采集系统。

2. 将影像站的电缆插入墙上插座，向右旋转影像站主机开关，激活影像采集系统。

3. 影像采集系统的控制面板：黄色按钮为运动键，灰色按钮为控制键；显示屏上方3个按键可进行2D、M-2D、3D状态的切换，不同状态对应显示屏两侧8个软键的不同功能；控制面板左上角的红色键为紧急按键，可以停止一切运动，红色键旁边为解除按键（图5-40）。

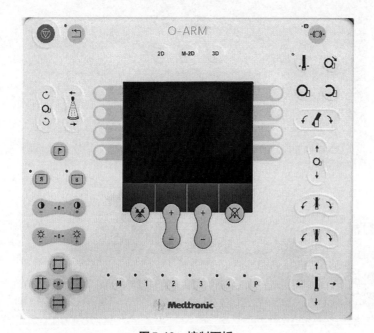

图5-40　控制面板　　　　　　　　　　彩图

4. 选择成像模式。

5. X线曝光：手柄和脚踏的三个按键一一对应。第一个按键为2D曝光；第二个按键为3D曝光、M-2D（多个位置2维）曝光及加强2D曝光；第三个按键为保存影像资料键（图5-41）。

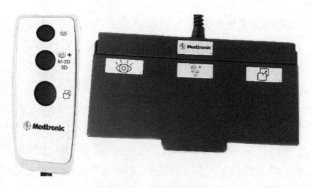

图5-41　手柄和脚踏

6. 移动影像采集系统至指定位置，打开舱门，进入指定透视区，关闭舱门。

7. 通过手控或脚控开关完成透视（图5-42）。

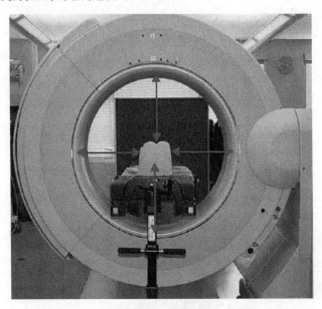

图5-42　影像采集

四、仪器特点

1. 通过操控面板上的按钮就可以对机架进行移动。机架和探测器的移动都是通过马达控制完成的，可使系统在手术室中的移动变得更加容易。

2. 覆盖无菌罩的机架可以完全停留在无菌区，以供随时扫描用，完全避免了同类设备不断进出无菌区域所造成的污染。

3. 闭合机架的设计避免了系统与患者、手术室设备的接触，最大限度地降低了由于患者呼吸影像所造成的图像误差，保证手术安全进行。

4. 独有的可开合机架可以使整个机架以侧位方式进入扫描位置，不会影响其他任何设备的使用。

5. 对于体型较大的患者及颈胸联合处等成像较困难的解剖结构，O-ARM系统采集到的图像更加清晰。

6. 可根据需要，灵活选择全方位三维扫描模式或低碳放射量的二维透视模式。

7. O-ARM系统一次透视所获得的图像范围是常规九寸C形臂图像范围的3倍，使大范围骨折的处理变得简单。

8. 在标准三维图像模式下，O-ARM系统可以在13秒内完成360°的扫描并获得391幅图像；在高清三维图像模式下，O-ARM系统可以在26秒内完成360°的扫描并获得750幅图像，并获得更好的图像对比度和更高的图像空间分辨率。

9. O-ARM系统利用其独有的平台，消除了360°摄影过程中轴心的偏离，提供了精密的3D体数据，并可将获得的3D体数据变换成轴向、冠向、径向的图像，在监控器上显示高画质的多平面图像。

10. O-ARM 系统可提供的观察视图选项包括三维标准视图和倾斜的三维视图、二维视图、MIP 三维透视视图、三维表面重建和逐层扫描视图。

11. O-ARM 系统能记忆所需的最佳成像位置。记忆系统可以记录下四个成像位置，包括精确的机架和探测器位置及透视位置，操作者可以在手术中的任何时候通过按钮调出所需的成像位置，缩减了术中操作时间和额外曝光率。

五、使用注意事项

1. 影像系统不防水，如果液体滴入设备，应切断电源。在维护工程师擦净和检查之前，不可运行系统。

2. 移动影像采集系统时，必须熟悉控制装置的停止、调整和移动。切勿从侧面驱动影像采集系统，应该始终站在后部。

3. 不要将物体放在机架上，不要冲撞或倚靠机架。

4. 当影像采集系统不使用时或无人值班时，接通紧急停机。

六、维护与保养

1. 使用湿布清洁机架和面板。使用柔性清洁剂清除咬合痕和凹坑。不要将任何液体滴入或溅入设备内部。

2. 对 O-ARM 影像系统进行日常性能检查。检查次数取决于使用情况和异常情况（如液体侵入系统）。性能检查不能代替预定的定期维护，必须由经过培训的维修人员进行定期维护。

第四节　综合动力系统

综合动力系统具备磨、钻、锯、铣等多种功能，用于清除软、硬组织及骨骼，使手术更加安全、方便、快捷。

一、适用范围

该系统适用范围广泛，如脊柱外科手术、骨创伤手术、手足外科、神经外科手术、耳鼻喉科手术等。

二、原理与性能

综合动力系统以电作为驱动力，将电能转化为机械能，通过更换马达及各种刀头（如磨头、铣刀、钻头、锯片等）实现多种功能。

三、仪器组成及配置

1. 仪器组成

（1）带冷却泵的控制主机。

（2）脚踏控制开关。

2. 配置

（1）手柄。

（2）马达。

（3）马达线缆。

（4）刀头。

四、操作技术

1. AESULAP骨动力系统（图5-43）

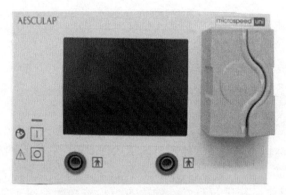

图 5-43　AESULAP骨动力系统

（1）将系统电源线插入电源插口。

（2）连接系统脚踏开关。

（3）将冷却管路按水流方向插入冷却泵插槽中并将卡锁关闭（图5-44）。

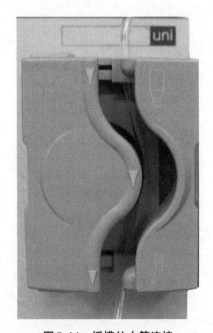

图 5-44　插槽处水管连接

（4）连接手柄至马达（图5-45）。

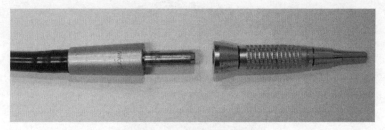

图5-45　马达与手柄连接

（5）连接马达至马达线缆：按住马达线缆两侧黑色释放按键，黑点对黑点正确连接（图5-46）。

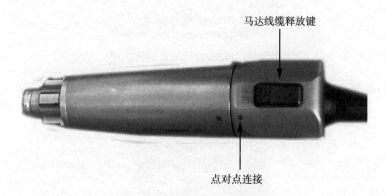

马达线缆释放键

点对点连接

图5-46　马达与马达线缆连接

（6）将马达线缆与主机红点对红点连接。

（7）打开主机电源开关，主机自检后进入自检界面（图5-47）。

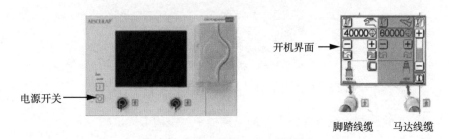

电源开关

开机界面

脚踏线缆　马达线缆

图5-47　主机电源开关及开机界面

（8）将手柄上卡锁转至开放状态，根据手术需求安装刀头，旋转卡锁至锁紧状态。

（9）根据手术需求，踩踏脚踏开关进行操作。

（10）使用完毕后关闭电源。

2. Medtronic综合动力系统（图5-48）

（1）将系统电源线插入电源插口。

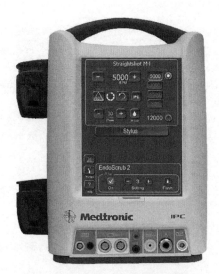

图5-48　Medtronic综合动力系统

（2）连接脚踏开关至系统的脚踏接口（图5-49）。

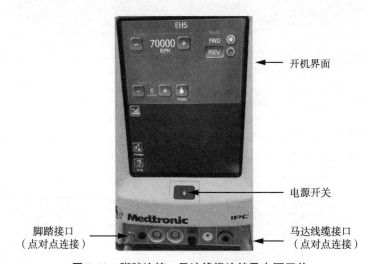

开机界面

电源开关

脚踏接口
（点对点连接）

马达线缆接口
（点对点连接）

图5-49　脚踏连接、马达线缆连接及电源开关

（3）将冷却管路按水流方向插入冷却泵插槽中，关闭卡锁。

（4）将手柄与马达连接并旋转至锁定位置（图5-50）。

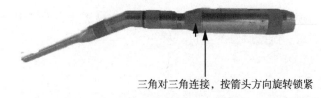

三角对三角连接，按箭头方向旋转锁紧

图5-50　手柄与马达连接

（5）将马达与马达线缆相连接（图5-51）。

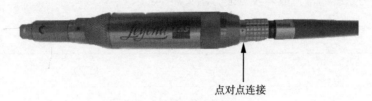

点对点连接

图5-51　马达与马达线缆连接

（6）连接马达电缆线至系统的马达线缆接口（图5-49）。

（7）打开电源开关，系统进行自检（图5-49）。

（8）将手柄上卡锁转至开放状态，根据手术需求安装刀头，旋转卡锁至锁紧（图5-52）。

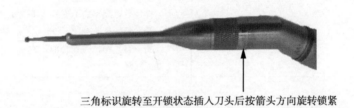

三角标识旋转至开锁状态插入刀头后按箭头方向旋转锁紧

图5-52　安装刀头

（9）根据手术需求，踩踏脚踏开关进行操作。

（10）使用结束后，关闭电源开关。

五、仪器特点

1. 综合动力系统应用范围广泛，可通过安装不同型号马达、刀头/配件，以供不同手术的需要。

2. 小巧轻便，便于外科医生操作，提高手术精度。

3. 动力强大，功率可调，根据手术需求调节功率使手术更安全。

六、使用注意事项

1. 使用前必须经过专业培训，了解机器结构和功能，熟练掌握各配件的连接及装卸。

2. 正确连接各配件，确保钻头、磨头、锯片等配件安装稳固。

3. 马达电缆线切勿暴力拉拽，导致线缆断裂。

4. 系统使用期间，应注意术野暴露，防止卷入敷料或其他组织。

5. 综合动力系统是一款高速动力系统，使用时金属配件与骨摩擦产热，需要冷却泵进行冷却或者用无菌生理盐水进行局部降温。

6. 使用完毕后应按要求进行清理配件，防止高速摩擦中形成的骨胶及骨组织进入马达中损坏器械。

七、常见故障及处理

综合动力系统的常见故障及处理方法见表5-1。

表5-1　常见故障及处理方法

常见故障	处理方法
无法开机	检查电源插座是否通电及电源线是否接触牢靠
脚踏开关无效	（1）检查脚踏开关连接线是否接触牢靠 （2）脚踏下是否有异物
配件无法工作	检查配件安装是否正确牢靠
冷却泵/冲洗泵无法工作	（1）调节泵管位置 （2）检查泵盖是否完全关闭 （3）将管路夹设置成打开状态
马达无法正常工作	（1）检查电缆线，正确连接电缆线 （2）检查配件是否正确牢靠地安装，正确安装配件 （3）转速设置太低，调节转速 （4）脚踏开关下有异物，检查脚踏开关 （5）马达线缆损坏

八、维护与保养

1. 使用后各种线缆及仪器表面用清水擦拭，线缆盘绕成大于15厘米的圆形，确保无打折扭曲。

2. 检查马达及手柄活动有无异常，必要时滴入专用润滑剂。

3. 刀头/配件由于高速摩擦会形成骨胶，用软化水浸泡后彻底清理干燥。

第五节　超声骨刀系统

超声骨刀系统是对骨组织进行超声切割的一套电动机械系统，该系统的高强度聚焦超声波只对特定硬度的骨组织具有破坏作用，不仅不会破坏血管和神经组织，还能对手术伤口起到止血作用，极大地提高了手术的精确性和安全性。

一、适用范围

该系统可以应用至多个领域，如手足外科精准截骨、颌面外科截骨，更广泛适用于脊柱外科的精准截骨。

二、原理与性能

该系统利用高强度聚焦超声技术，通过换能器，将电能转化为机械能，经高频超声震荡，使所接触的组织细胞内水分蒸发汽化，蛋白质氢键断裂，从而将手术中需要切割的骨组织彻底破坏。在使用的同时，持续液流主动冲洗降温，可以冷却刀头及防止组织烫伤。

三、仪器组成及配置

1. 仪器组成

（1）主机（图5-53）。

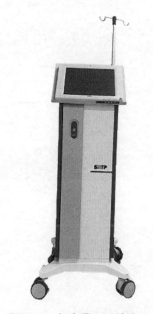

图5-53　超声骨刀系统主机

（2）脚踏（图5-54）。

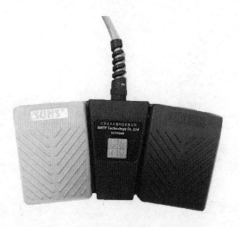

图5-54　脚踏

2. 配置　超声骨刀专用器械。

（1）手柄及手柄导线（图5-55）。

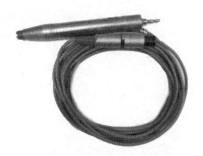

图5-55　手柄及手柄导线

（2）一次性超声刀头：常用刀头为构形刀头、有齿匙形刀头、多齿片形刀头（图5-56）。

（3）刀头扳手（图5-57）。

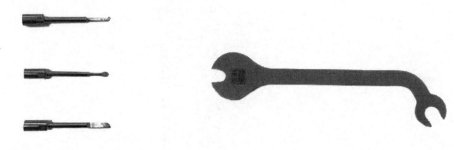

图5-56　一次性超声刀头　　　　　　　　　　　　**图5-57　刀头扳手**

（4）液流管道（图5-58）。

（5）液流管套（图5-59）。

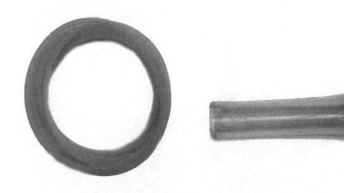

图5-58　液流管道　　　　　　　　　　　　**图5-59　液流管套**

四、操作技术

1.连接脚踏至主机，连接系统电源线（图5-60）。

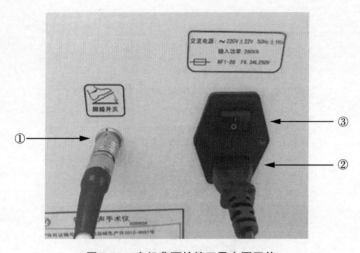

图5-60　主机背面的接口及电源开关
①脚踏开关接口；②系统电源线接口；③电源开关

2. 将生理盐水悬挂于设备挂钩上备用。

3. 组装手柄

（1）将液流管道与手柄连接（图5-61）。

（2）安装刀头至手柄上，并用刀头扳手固定（图5-62）。

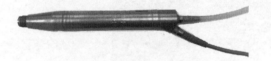

图5-61　液流管道与手柄连接

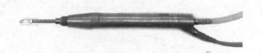

图5-62　刀头与手柄的安装

（3）安装液流管套至手柄上（图5-63）。

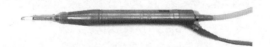

图5-63　液流管套与手柄的安装

4. 将手柄连接至主机，并查看显示屏的"手柄"状态（图5-64、图5-65）。

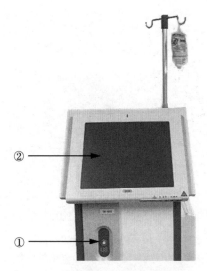

图5-64　连接手柄至主机
①手柄接口；②触摸显示屏

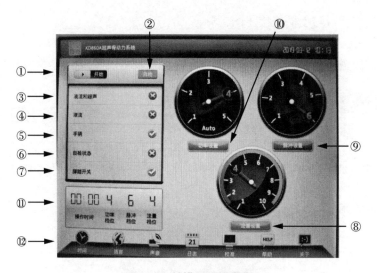

图5-65　触摸显示屏界面

　　①开始/停止按钮：点击此按钮，可在"开始"和"停止"之间切换。显示"开始"系统处于非就绪状态，显示"停止"系统处于就绪状态。②自检按钮：点击此按钮检测手柄。③液流和超声：显示"液流和超声"的状态。踩下"黄色脚踏"开关，显示"√"，未使用时显示"×"。④液流：显示"液流的"的状态。踩下"蓝色脚踏"开关，显示"√"，未使用时显示"×"。⑤手柄：显示"手柄"的接入状态。正确连接显示"√"，未连接显示"×"。⑥自检状态：显示"自检状态"。自检通过显示"√"，未通过显示"×"。⑦脚踏开关：显示"脚踏"的接入状态。脚踏已连接显示"√"，未连接显示"×"。⑧流量设置：设置液流灌注的流量。1挡最低，5挡最高，点击表盘中的数字进行设置。⑨脉冲设置：设置切骨功率为间歇输出方式，即1秒内功率输出时间。1挡时间最短，5挡时间最长，6挡关闭。功率间歇输出，点击表盘中的数字进行设置。⑩功率设置：设置切骨的功率。1挡最低，5挡最高，点击表盘中的数字进行设置。⑪系统状态提示："手术时间"显示已进行的切骨操作时间；"功率"显示当前功率设置的挡位；"脉冲"显示当前脉冲设置的挡位；"流量"显示当前流量设置的挡位。⑫系统功能设置

5. 将液流管道的另一端与输液器连接（图5-66）。

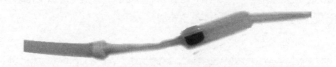

图5-66　组装液流管道

6. 将液流管道连接到蠕动泵上

（1）打开蠕动泵屏蔽罩，扳动泵头扳手将泵头松开（图5-67）。

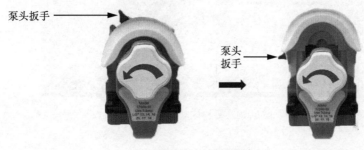

图5-67　松开泵头

（2）将液流管道悬挂在泵头上，注意管路要卡在黑色卡槽里。扳动泵头扳手将液流管路卡紧（图5-68）。

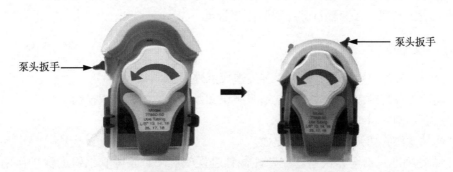

图5-68　液流管路悬挂至泵头

7. 将输液器与悬挂的生理盐水连接。

8. 开启主机背面的电源开关。

9. 踩蓝色脚踏，使生理盐水充满管道，直至从手柄前端流出。

10. 手柄自检

（1）查看显示屏，确认"手柄"与"脚踏"均为接入状态。

（2）点击"开始"按钮，系统进入就绪状态。

（3）使刀头悬空且垂直向下，点击"自检"按钮，自检完成后显示屏"自检状态"显示"√"，且出现自检成功对话框（图5-69）。

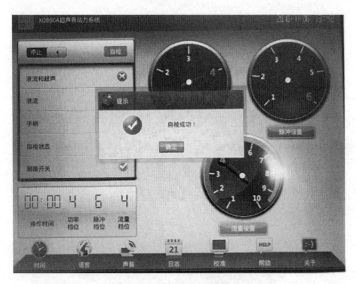

图5-69　自检成功对话框

11. 根据手术需求设置流量、脉冲及功率。

12. 术中医生踩下黄色脚踏开关，超声和液流输出，进行切骨手术。

13. 手术结束后：①点击显示屏的"停止"按钮，将系统设置为就绪状态。②关闭输液器的液流输出。③关闭主机电源。④将手柄从主机拔下，并将手柄插头保护套盖在手柄插头上；将手柄上的液流管套和刀头卸下。⑤松开泵头，将液流管道取下。将输液器与液流管道分离，丢弃输液器，回收液流管道。

五、仪器特点

1. 具有良好的可操控性，避免对神经造成意外损伤。

2. 超声刀头高频纵向震动，无软组织缠绕和撕裂，减少软组织损伤。

3. 低温切割，组织坏死减到最少。

4. 高精度的骨切开，减少术中出血。

5. 截骨精准、安全、快速，在脊柱截骨过程中对硬脊膜等软组织的保护作用尤为突出。

六、使用注意事项

1. 使用前确保手柄及连线的接头处于干燥状态。

2. 手柄自检及使用时，刀头禁止与金属器械接触。手柄自检时，刀头不可接触任何物品。

3. 使用手柄时避免大幅度碰撞或掉落，注意轻拿轻放。

4. 术中更换刀头需要在超声输出停止的情况下进行，刀头更换结束后必须再次进行自检操作，否则手柄不能正常工作。

七、维护与保养

1. 在清洁、保养期间应确保设备处于断开电源状态。

2. 每次使用前后对设备进行适度的清洁和消毒：用湿软纱布擦拭表面，再用75%乙醇溶液擦拭。务必防止消毒液进入设备内部，勿用有机溶剂清洁设备表面。

3. 为确保设备性能良好，符合安全要求，须进行定期维护和日常使用监督。

第六节 椎间孔镜系统

Joimax摄像系统、Shrill刨削系统及Endovapor射频系统，统称为骨科椎间孔镜系统。

一、适用范围

1. 内镜手术。

2. 其他外科手术。

二、原理与性能

1. Joimax摄像系统是集光源、图像旋转、影像储存功能及文本生成器为一体的彩色摄像系统，与Joimax高清内镜和高清显示器构成完整的影像系统，提供持续的高品质图像。

2. Shrill刨削系统的刀头与手柄连接，刀头通过内镜的工作通道插入到手术区域用于切除和修整手术部位的增生组织，Shrill刨削系统真空抽吸功能可以令手术视野最佳化，始终保持清晰的视野。

3. Endovapor射频系统产生的高频电波对水有很强的亲和力，由于含水量高，目标组织或细胞容易吸收能量，随着水分子的膨胀，细胞内的压力增加，可以使细胞在转化为蒸汽的过程中产生低温度蒸汽，从而减少了周围结构和组织损伤的风险，有助于凝血和对目标组织进行细致的解剖。

三、仪器组成及配置

椎间孔镜系统的组成及配置见图5-70。

四、操作技术

1. 连接Joimax摄像系统、Shrill刨削系统、Endovapor射频系统的电源线，在启动系统之前检查组件的完整性。

2. Joimax摄像系统

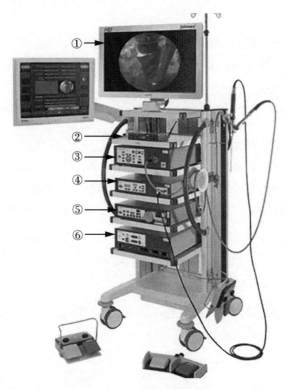

图 5-70　仪器组成及配置

①Joimax高清显示屏；②视觉集成系统；③Joimax高清摄像系统；④Shrill刨削系统；⑤Versatile冲洗调控；⑥Endovapor射频系统

（1）系统正面图标介绍（图5-71）。

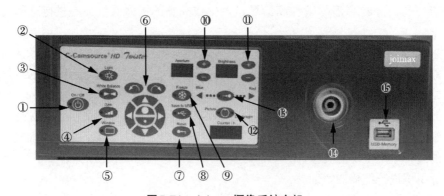

图 5-71　Joimax摄像系统主机

①电源开关；②光源开关；③白平衡键；④增益（亮度等级）；⑤窗口（最佳曝光）；⑥图像旋转功能；⑦复位键；⑧保存至USB；⑨图像冻结；⑩图像锐度；⑪亮度；⑫图片/4种不同光圈方向模式的快门；⑬颜色（蓝色与红色）；⑭摄像电缆连接口；⑮USB连接口

（2）操作方法

1）连接摄像电缆到主机：将摄像电缆插入Joimax摄像系统主机"摄像电缆连接口"（图5-72）。

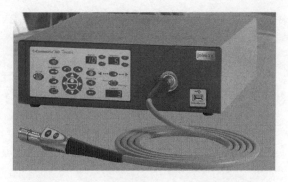

图5-72　Joimax摄像系统主机与摄像电缆的连接

2）将内镜与摄像电缆连接（图5-73）。

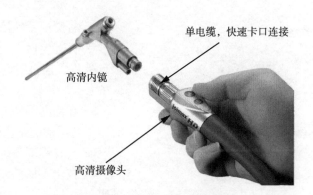

图5-73　内镜与摄像电缆连接

3）打开主机"电源开关"，开启"光源开关"。

4）进行白平衡调节：先将镜子的物镜前端对准一个纯白色的表面（如纯白纱布等），按"白平衡键"保持不动（大约4秒后，白平衡设置完毕）。

5）拔出摄像电缆前，应先关闭主机光源、电源。

3. Shrill刨削系统

（1）系统正面图标介绍（图5-74）。

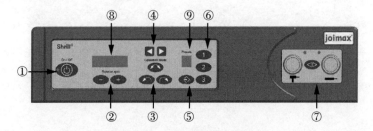

图5-74　Shrill刨削系统主机

①电源开关；②转速调节键；③旋转方向键；④旋转方向显示；⑤程序存储键；⑥程序选择键；⑦手柄连接口；⑧转速显示；⑨程序显示

（2）刨削手柄（图5-75）。

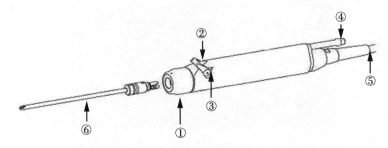

图5-75　刨削手柄

①刀头锁定；②吸引开关；③启动按钮；④连接吸引管；⑤连接电缆；⑥刀头

（3）操作方法

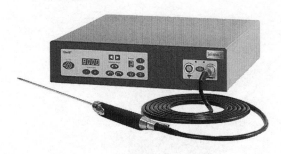

图5-76　刨削手柄与主机连接

1）将刨削手柄接头连接到主机上的"手柄连接口"，接头和接口上有红点标识，连接时两点互相对齐（图5-76）。

2）在刨削手柄上安装刀头，安装时刀头与手柄的红色标记应对齐。

3）打开刨削系统的"电源开关"。

4）拔出手柄前，应先将主机电源关闭。

4. Endovapor射频系统

（1）系统正面图标介绍（图5-77）。

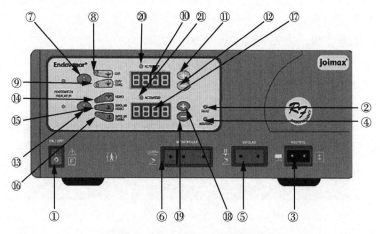

图5-77　Endovapor射频系统主机

①电源开关；②故障指示灯；③中性极板接口；④中性极板指示灯；⑤双极接口；⑥单极接口；⑦切割模式选择；⑧⑨切割模式指示灯；⑩⑰功率指示灯；⑪⑫切割功率调节键；⑬凝血模式选择；⑭⑮⑯凝血模式指示灯；⑱⑲凝血功率调节键；⑳切割激活指示灯；㉑凝血激活指示灯

（2）操作方法

1）连接双极/单极至"双极、单极接口"。

2）打开主机"电源开关"，主机将进行自检。

3）通过调节"切割功率调节键"选择相应的切割或凝血的模式、功率。启动脚踏，设备即可正常工作。

5. 关机：依次关闭Joimax摄像系统、Shrill刨削系统及Endovapor射频系统的电源开关。

五、仪器特点

1. Shrill刨削系统用于切除软组织和骨，特别适合于脊柱内镜手术。

2. Shrill刨削系统可通过手柄开关或脚控开关操作（手柄开关对刀头的控制比脚控开关更准确）。

3. Shrill刨削系统参数设置能通过主机面板或脚控开关快速简单地进行调节，电机转速高达40 000转/分。每种常用模式（正转/反转/摆动模式）都可以储存3组参数，方便不同医生调取。

4. Joimax高清摄像/光源是五合一系统，包括高清摄像、高品质的氙灯冷光源及用于标记和备注的文本发生器。

六、使用注意事项

1. Joimax摄像系统

（1）摄像电缆与主机连接时，插头上的红色标记需对准主机上的红色标记插入。在插拔电缆时要握住摄像电缆金属部分。严禁抓握电缆部位强行拔插。

（2）内镜与摄像电缆连接时，应注意卡口是否卡牢，防止使用中脱落。

2. Shrill刨削系统

（1）使用前检查刀头的情况，如发现刀口卷边、缺口、整体变形和磨损，应立即更换。术中刀头出现切割力不足或转动不平衡、不流畅也应及时更换刀头，否则不但降低手术效率而且会增大马达负荷而损坏手柄。

（2）选择合适的转速和方向，建议将手柄转速设置到最大转速的60%～70%，如切割、研磨力度不够再增加转速。

3. Endovapor射频系统

（1）建议关闭切割模式以免误操作（功率设置为0）。

（2）凝血模式建议使用：BIPOLAR HEMO或BIPOLAR TURBO，若启动BIPOLAR HEMO，需踩踏蓝色踏板；若启动BIPOLAR TURBO，需踩踏脚踏中间的圆形按钮。

（3）功率设置遵循由小到大调节的原则，以保证安全。

七、常见故障及处理

1. Shrill刨削系统的常见错误代码（表5-2）

表5-2　Shrill刨削系统常见错误代码

问题/错误信息	可能原因	处理方法
设备完全失效、开关指示灯不亮	电源故障或保险丝损坏	检查供电电源或更换保险丝
E001/E002/E003手柄供电故障	供电电压故障或手柄短路或插头故障	拆开手柄的每一个连接，然后重新连接或报修
E100手柄启动键故障	手柄启动键无法正常使用	反复按压启动键或报修
E110/E111/E112/E113脚控开关错误	开机时压住了脚踏	重新开机或报修
E120/E121手柄错误代码	手柄启动键被激活或锁定	反复按压启动键或报修

2. Endovapor射频系统的常见错误代码（表5-3）

表5-3　Endovapor射频系统常见错误代码

错误代码	故障现象	处理方法
1	界面显示失败	重新启动电源或报修
2	LED显示失败	重新启动电源或报修
8	脚踏连接失败	检查脚踏连接是否正确或保修
18	单极/双极控制器报错	报修
13	输出功率检测失败	报修

3. Endovapor射频系统

（1）如使用中无功率输出，首先检查电极是否完好，脚踏是否连接正确，模式、功率是否选择正确。

（2）在不敷贴中性极板情况下故障指示灯会亮红色，并伴随报警声，若只使用双极器械，可以不敷贴中性极板，但必须把两个切割模式（Cut和Cut/Coag）的功率调节为"0"，否则主机会持续发出报警声。

八、维护与保养

1. Joimax摄像系统

（1）手术结束后，将电缆与主机连接端的密封套扣紧，避免内部插针进水。然后用湿纱布擦拭电缆外表面，用酒精棉签擦拭摄像头内外表面，直到无可见污物（图5-78）。

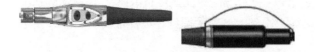

图5-78　电缆密封套

（2）摄像电缆仅允许低温等离子灭菌，严禁高温灭菌。清洁及灭菌时，确保电缆与主机连接端的密封套已扣紧。

（3）摄像电缆金属部位有光学调焦机构和光电转换元件，任何时候均应避免摔落、挤压和碰撞，否则极易造成损坏。

2. Shrill 刨削系统

（1）手术结束后，拆卸刀头，用水枪或者软毛刷清洗吸引通道，防止异物（如血液、油脂、组织和分泌物）等凝固堵塞吸引通道，并确保手柄与刀头连接部位无污渍。刨削手柄严禁浸泡。

（2）刨削手柄应予真空高温灭菌，切忌低温等离子灭菌。

3. Endovapor 射频系统

（1）使用前需检测电源线、单/双极连接线的连接是否正常，是否有断裂现象。

（2）禁止将其他装置堆放于仪器之上。

（3）仪器使用完毕后，清洁前应断开电源，拔下电源插头，不可用腐蚀性的清洗液或消毒液、有机溶剂来清洗仪器，否则会损坏仪器面板。

第七节　关节镜系统

关节镜系统是一种观察关节内部结构的设备。通过关节镜系统，可以看到关节内几乎所有的部位，比切开关节看得更全面、更准确，并且患者创伤小、康复快、并发症少。

一、适用范围

该系统适用于膝关节、髋关节、肩关节、踝关节、肘关节、手指小关节等微创手术。

二、原理与性能

在皮肤做 0.8mm ～ 1.0cm 的微小切口，将内镜放入关节内，并在内镜后方连接摄像和显示设备，即可直接观察关节内形态和病变。通过使用特殊器械，对关节内疾病进行治疗，从而避免了许多关节切开手术。

三、仪器组成及配置

关节镜系统的组成及配置见图5-79。

四、操作技术

1. 连接系统电源，连接动力主机的脚踏及等离子射频消融主机的脚踏。

2. 摄像线蓝点对蓝点连接至摄像主机（图5-80）。

3. 使冷光源主机光纤接口上方卡子处于打开状态，将光纤插入接口听到"咔"的一声即可（图5-80）。

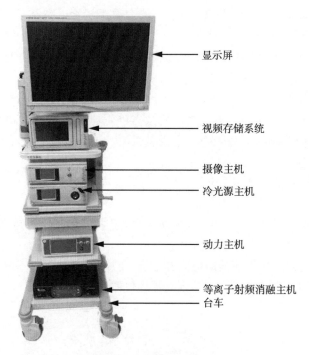

显示屏

视频存储系统

摄像主机

冷光源主机

动力主机

等离子射频消融主机
台车

图5-79 仪器组成及配置

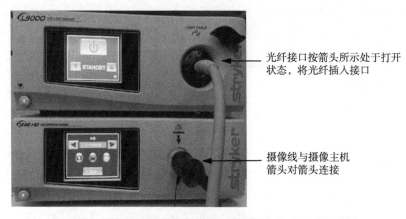

光纤接口按箭头所示处于打开
状态，将光纤插入接口

摄像线与摄像主机
箭头对箭头连接

图5-80 摄像线与摄像主机连接、光源线与冷光源主机连接

4.刨削线红点对红点连接至动力主机（图5-81）。

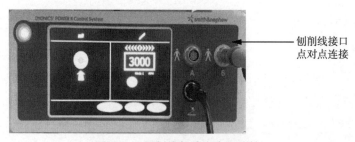

刨削线接口
点对点连接

图5-81 刨削线与动力主机连接

5.射频刀头黑点对黑点连接至射频等离子消融主机（图5-82）。

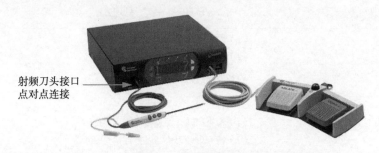

射频刀头接口
点对点连接

图5-82　射频刀头与等离子射频消融主机连接

6.分别打开摄像主机、冷光源主机、动力主机及射频等离子消融主机的电源开关。

7.将摄像主机调至关节镜模式，光源亮度为30～50单位。

8.使用结束后依次关闭主机电源，分别拔出各种连接线并按要求处理。

五、仪器特点

1.可通过变换内镜自身角度或更换不同角度的镜头直接全面地观察关节内情况。

2.可放大关节腔内结构3～5倍，利于发现细小病变。

3.基本不影响关节周围肌肉结构。

4.可以实施开放性手术难以完成的手术，如半月板切除术等。

六、使用注意事项

1.使用前了解仪器特点及操作方法，确保仪器功能完整，可以正常使用。

2.连接各种连接线后再开机。

3.拔出连接线时禁止暴力拉拽，防止连接线断裂影响使用。

4.冷光源暂时不用时应将亮度调节至最低。

5.先关闭主机开关，再拔除各种连接线。

七、常见故障及处理

关节镜系统的常见故障及处理方法见表5-4。

表5-4　常见故障及处理方法

常见故障	处理方法
无法开机	检查电源插座是否通电及电源线是否接触牢靠
脚踏开关无效	（1）检查脚踏开关连接线是否接触牢靠
	（2）检查脚踏开关下是否有异物
显示器无法显像/显像不清晰	（1）检查视频传输线是否接触牢靠
	（2）检查输出信号与输入信号是否一致
	（3）检查摄像头是否清洁
	（4）调节焦距至图像清晰

续表

常见故障	处理方法
冷光源亮度低	（1）检查光纤接头是否清洁 （2）检查连接是否牢靠
动力系统异常	检查刨削线是否连接牢靠
刨削手柄异响	更换刨削线
等离子射频刀头不工作	（1）检查脚踏开关连接是否牢靠 （2）检查射频刀头与主机连接是否可靠 （3）检查射频刀头及连接的完整性，是否有断裂、划痕等

八、维护与保养

1. 使用结束后，各种线缆及仪器表面用清水擦拭，线缆盘成大于15厘米圆形，确保无打折扭曲。

2. 刨削线及摄像线禁止浸泡。

第六章

腹部外科设备

第一节　超声高频外科集成系统

超声高频外科集成系统是集超声能量与射频能量为一体，应用于开放和内镜外科手术以供手术切割、凝闭、抓持与分离的一种医疗设备。

一、适用范围

该系统适用于五官科、头颈外科、乳腺外科、胃肠外科、肝胆外科、胸外科、妇科、泌尿外科、暴露骨性结构（如脊柱和关节腔）的手术及其他开放式和内镜手术。

二、原理与性能

超声刀系统将电能经手柄转化为超声机械能，使刀头在超高的振动频率下接触组织蛋白，产生空化作用，迅速使组织内水分汽化、蛋白质氢键断裂，蛋白质变性成黏性凝结物，从而达到切割、凝闭组织和止血的作用。

三、仪器组成及配置

1.仪器组成

（1）主机（图6-1）。

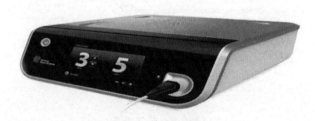

图6-1　超声刀主机

（2）脚踏（图6-2）。

（3）超声刀手柄连接器（图6-3）。

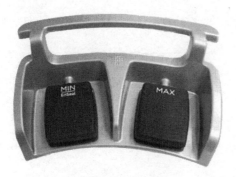

图6-2　超声刀脚踏

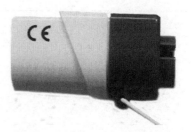

图6-3　超声刀手柄连接器

2. 配置

（1）超声刀线（图6-4）。

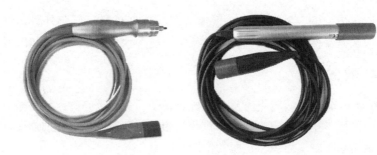

图6-4　超声刀线

（2）超声刀头（图6-5）。

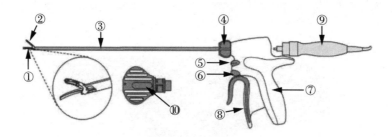

图6-5　超声刀头

①涂层刀片；②夹臂和组织垫；③轴；④旋转钮；⑤MAX手动控制按钮；⑥MIN手动控制按钮；⑦手握式箱体；⑧触发器；⑨手持机（不包括在内）；⑩按钮扳手

四、操作技术

1. 连接超声刀主机的电源线。

2. 连接超声刀头与超声刀线

（1）先将超声刀头与超声刀线的手持机衔接：安装时超声刀头与手持机垂直安装，保证良好对接（图6-6）。

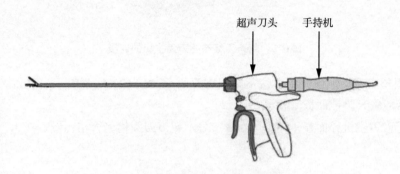

超声刀头　手持机

图6-6　超声刀头与手持机的衔接

（2）顺时针方向旋转超声刀的轴，将超声刀头与手持机旋紧，然后握住手持机顺时针旋转按钮扳手两次即可将超声刀头与超声刀线相连接（旋转轴时保持手持机不动）（图6-7）。

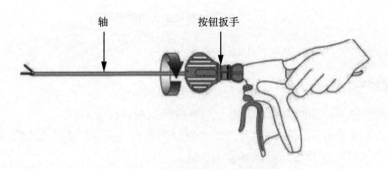

轴　　　　　　按钮扳手

图6-7　超声刀头与超声刀线的连接

（3）握住超声刀的手握式箱体，关闭触发器将超声刀钳口闭合，滑动按钮扳手将其从轴上移除即可（图6-8）。

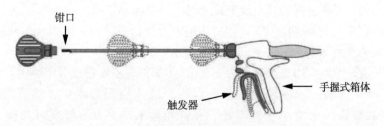

钳口

手握式箱体

触发器

图6-8　取下按钮扳手

3. 将超声刀线接头与超声刀主机的超声刀手柄连接器相连接，然后打开主机开关，主机将进行自检并识别所连接的刀头（图6-9）。

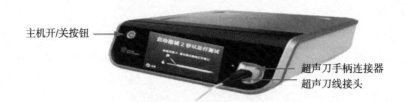

主机开/关按钮

超声刀手柄连接器
超声刀线接头

图6-9　超声刀线与超声刀主机的连接

4. 检测超声刀头：张开钳口按下超声刀头的MAX/MIN手动控制按钮或踩下超声刀脚踏的MAX/MIN脚控面板来检测。

5. 当超声刀主机界面显示"　3·5　"表示超声刀头检测合格（图6-10）。

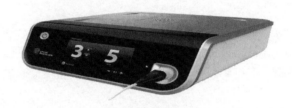

图6-10　超声刀主机检测合格的界面

6. 使用结束后关闭超声刀主机电源。

五、仪器特点

1. 精确的切割与可控制的凝血，可在重要脏器附近进行分离。

2. 超声刀的止血作用通过蛋白质变性和凝固而完成，极少产生烟雾和焦痂，手术视野清晰。当作用时间较长时，可深度凝固血管。

3. 无电流通过患者机体，无传导性组织损伤，超声切割止血刀技术对组织的损伤是可控制的。

六、使用注意事项

1. 测试时超声刀头应张开且不能触碰金属，不要闭合空踩。

2. 使用过程中，每隔10～15分钟清洁超声刀头，去除刀头组织及血液聚集物，以免堵塞，保证刀头有效使用，并延长其使用寿命。

3. 使用时最好把组织钳夹在超声刀头前2/3的部位，不要在血液中使用。

4. 超声刀头清洗：先将超声刀头钳口张开放入生理盐水中，然后激发"MAX/MIN手动控制按钮"来清洁仪器刀片、夹臂和远末端（刀头激发时勿碰到金属壁）（图6-11）。

5. 超声刀头可以凝固最大直径达5毫米的血管。切勿尝试封闭直径超过5毫米的血管。

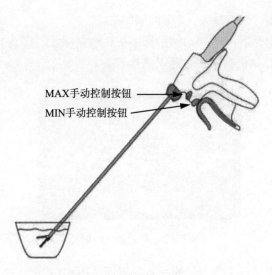

MAX手动控制按钮
MIN手动控制按钮

图6-11 超声刀头的清洗

6.手术期间及组织激活后，超声刀头的刀片、夹臂及轴远端7厘米处可能会很热，应始终避免与组织、布帘、手术衣发生意外接触。

7.超声刀主机功率的调节：超声刀主机使用时，推荐的最低开始使用功率等级为3级，通过主机触摸屏上的"增加/减少按钮"来选择所需的最小功率。对于大一些的组织，可使用较高功率等级达到切割速度，而更大面积的凝血则使用较低的功率等级。MAX为5级，不能调节（图6-12）。

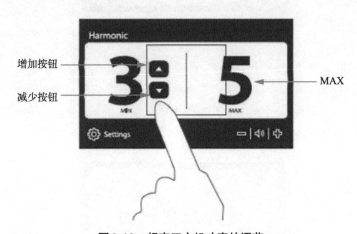

增加按钮

减少按钮

MAX

图6-12 超声刀主机功率的调节

8.本仪器不能用于切割骨骼，不可用于避孕输卵管闭塞的治疗。

七、常见故障及处理

1.刀片或手持件共鸣发出的高频振荡声是一种不正常的状况，振荡声可能表示手持机超过了使用寿命，或者刀片没有正确连接，这可能导致轴温度异常升高或伤害使用者及患者。

2. 超声刀主机出现"重新激发"界面（图6-13）。

解决方法：①检查是否同时使用脚踏和手控，重新激发。②保持刀头与手柄处于干燥状态。③更换手柄，如仍有问题，建议更换刀头。

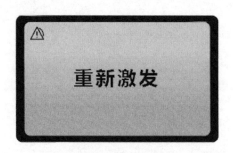

图6-13　重新激发界面

3. 超声刀主机出现"已无剩余使用次数"界面（图6-14）。

解决方法：更换手柄。

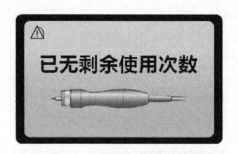

图6-14　已无剩余使用次数界面

4. 超声刀主机出现"减轻刀头压力"界面（图6-15）。

解决方法：①钳口或杆身减压后，重新激发刀头。②夹持适量的组织，重新激发刀头。③清洗钳口，重新激发刀头。④更换刀头后，重新激发刀头。如果是新刀头出现故障，向超声刀厂家相关人员反馈使用情况，并做好记录。

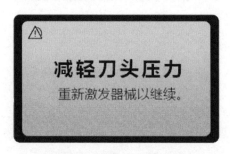

图6-15　减轻刀头压力界面

5. 超声刀主机出现"拧紧组件"界面（图6-16）。

解决方法：①正确安装刀头手柄并拧紧。②自检时张开钳口。③手柄金属环有水分或污物。④刀头是损坏的，更换新刀头。⑤手柄有问题，更换手柄。

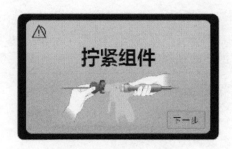

图6-16　拧紧组件界面

八、维护与保养

1. 使用结束后，脱卸手柄与超声刀头，要避免手柄碰撞，手柄头端螺杆端要套塑料保护帽。

2. 使用过程中不对刀头、杆身进行自主塑形。

3. 清洗刀芯时用软布轻擦，切忌用刷子刷洗，以免损伤硅胶环，影响功率。

4. 刀头用完后应及时清洗，避免血块凝固，影响清洗效果。

5. 使用结束后对仪器表面进行擦拭清洁即可。

第二节　超声外科吸引系统

超声外科吸引器（cavitron ultrasonic surgical aspirator，CUSA）也称超吸刀，是一种利用超声振荡将组织振碎，再用冲洗液乳化，并经过负压吸除来进行病变切除的手术装置。

一、适用范围

该系统在小创口手术中有着广泛的应用，如神经外科（选择性肿瘤切除）、普外科（肝切除，脾切除，胰脏切除）、耳鼻喉科（选择性肿瘤切除）、泌尿外科（肾脏肿瘤切除，腔镜、前列腺切除术）、胸外科（选择性肿瘤切除）、血管外科（超声协助伤口处理）、妇科（腔镜下子宫切除术）、皮肤科（超声协助伤口处理）及整形外科（隧道吸脂术）。

二、原理与性能

超声乳化技术是超声设备内的压电超声转化器产生机械振动，这种振动传导到刀头，使刀头表现出机械振动（超声）。当超声刀头接触到组织时，超声能产生极大的加速度和空化效应，将软组织从组织结构上分离下来。连接超声切割器的一个软管提供水流，水流可以更好地传导超声，冷却组织的表面，从而阻止组织的热损伤。粉碎的组织由超声刀头的孔吸引出去，通过另一根软管排放到分泌物瓶中。

注：空化效应是指在液体中因为波动导致空洞（微米级的气泡）的形成和分解。气泡在真空中形成，并由于压力增大而分解，分解时产生冲击波（或称液体激射）。冲击波产

生了高达数千巴的波动压力，这种压力将细胞从细胞组织上分离下来。空化效应需要生物组织中含有大量的水分，决定于中介物的坚固性和温度，同时也决定于超声的频率和振幅。这就是超声在富含液体的细胞中作用明显而在血管和神经上不起作用的原因。

三、仪器组成及配置

1.仪器组成

超声外科吸引系统的组成见图6-17。

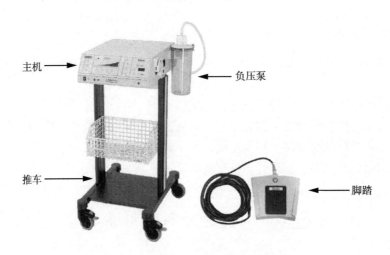

图6-17　超声外科吸引系统仪器组成

2.配件

（1）操控手柄及连接线（图6-18）。

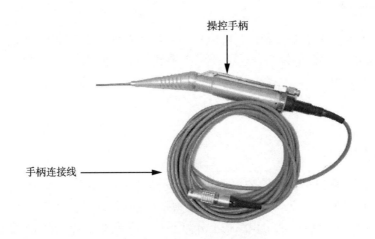

图6-18　操控手柄及连接线

（2）操控手柄的组成部分（图6-19）。

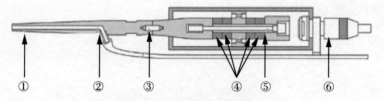

图6-19 操控手柄的组成部分

①刀头；②冲洗通道；③吸引管线；④压电陶瓷环；⑤内部螺旋；⑥手柄连接线插口

四、操作技术

1. 主机正面各端口及按钮（图6-20）

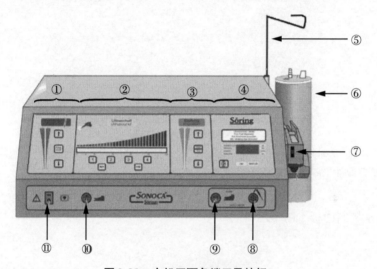

图6-20 主机正面各端口及按钮

①吸引控制面板；②超声控制面板；③滴水控制面板；④信息面板；⑤滴水瓶挂杆；⑥负压泵；⑦蠕动泵；⑧手柄接口；⑨双脚踏开关接口；⑩单脚踏开关接口；⑪电源开关

2. 主机正面各控制面板按钮

（1）吸引控制面板（图6-21）。

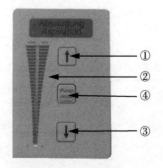

图6-21 吸引控制面板

①按键 ⬆：增加吸引量；②指示器：指示当前吸引量的设定；③按键 ⬇：减少吸引量；④Pump on/off：开启或关闭吸引泵

（2）超声控制面板见图6-22。

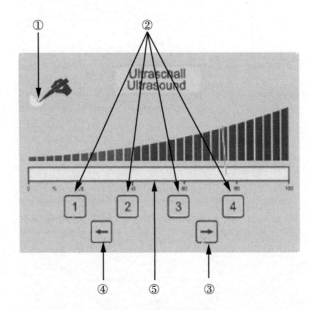

图6-22　超声控制面板

①指示器：亮起时表示超声手柄输出启动；②按键1、2、3、4：初步设定超声振幅；③按键→：增加超声振幅；④按键←：降低超声振幅；⑤指示器：指示当前超声功率设置

（3）滴水控制面板（图6-23）。

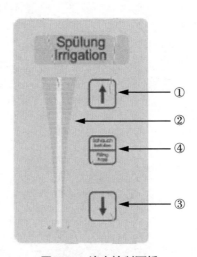

图6-23　滴水控制面板

①按键↑：增加冲洗量；②指示器：指示当前冲洗量的设定；③按键↓：减少冲洗量；④Filling hose键：持续按此键，可使水充满软管

（4）信息面板（图6-24）。

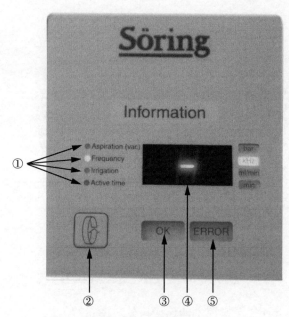

图6-24　信息面板

①指示器：指示当前所选的四种模式（吸引、频率、冲洗、工作时间）之一；②按键 ：切换模式；③OK键：指示灯亮起所有自检通过；④指示器：显示所选模式的设定值及报错代码，如果报错则显示错误代码；⑤ERROR键：报错指示灯，灯亮起所有功能被锁定

3. 主机背面各端口及按钮（图6-25）

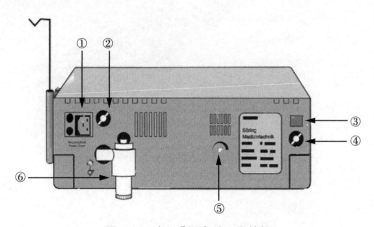

图6-25　主机背面各端口及按钮

①电源线接口；②真空管接口；③吸引泵紧急开关；④吸引管接口；⑤声音控制旋钮；⑥疏水过滤器

注：主机背面的吸引泵紧急开关是用来直接启动吸引泵的，当应用此功能时，操作人员要把吸引管连接到主机背面的吸引管接口上。

4. 操作方法

（1）连接主机电源线至电源接口；连接脚踏开关至主机正面的脚踏接口；连接真空软管（图6-26）。

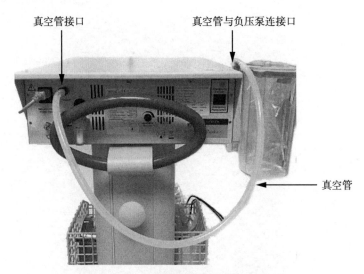

真空管接口　　　　　　　　　　真空管与负压泵连接口

真空管

图6-26　真空软管与负压泵的连接

（2）将手柄连接线连接至操控手柄连接口处（图6-27）。

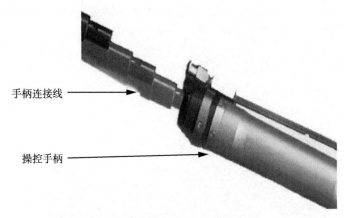

手柄连接线

操控手柄

图6-27　操控手柄与连接线连接

（3）将一次性吸引管（蓝色）及冲洗管（白色）带有锁紧接口的一端连接到操控手柄上（图6-28）。

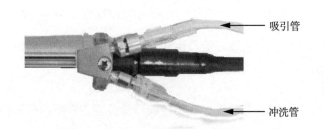

吸引管

冲洗管

图6-28　吸引管和冲洗管与操控手柄的连接

彩图

（4）将冲洗管（白色较粗的一段）放到蠕动泵内，压好蠕动泵压杆（图6-29）。然后将冲洗管的另一端与生理盐水连接，将生理盐水挂到滴水瓶挂杆上。

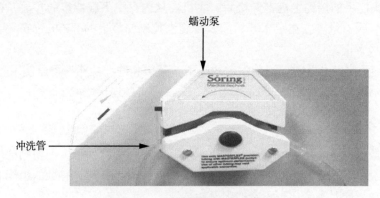

图6-29　放置冲洗管至蠕动泵内

（5）将吸引管的另一端与吸引瓶连接（图6-30）。

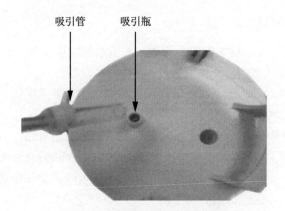

图6-30　吸引管与吸引瓶的连接

（6）操控手柄的电缆插头连接至主机的手柄电缆接口处（图6-31）。

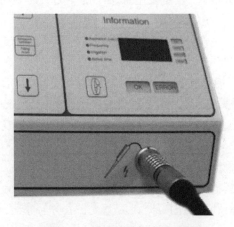

图6-31　操控手柄与主机连接

（7）打开主机正面的电源开关，开关上的绿色指示灯亮起。主机将会进行自检，自检通过时信息面板上的"OK"指示灯会亮起。

（8）当操控手柄接到主机上开机后，主机会从内存中下载特定的参数，包括超声频率、滴水量、吸引量等。在手术开始前，按滴水控制面板上的"Filling hose"键，直到手柄刀头滴水为止。

（9）当踏下脚踏开关时，当前设定的吸引、超声和冲洗功能都可以使用。

（10）手术结束后，应先关闭主机电源开关，再将各连接线取下。

五、仪器特点

1. 该设备可用于外科手术的选择性组织切割，在切割的同时保护切割区域必要的血管组织、神经组织和连接组织。用于伤口表面的清创时，坏死、感染的组织和纤维层被疏松并冲洗掉，同时不会伤害正常的肉芽组织。

2. 超声在不同的人体基本组织有选择性相互作用，在表皮组织、肌肉组织和软组织表现为紧密和粉碎作用。

3. 超声设备的凝血和切割功能是由超声能转化而来的热能来实现的。

六、使用注意事项

1. 避免设备在强磁场区域中使用。例如，与磁共振图像设备同时使用。

2. 用于吸脂操作时，如果不使用滴水功能将损伤设备。

3. 使用该设备前，应确认滴水管是否发生泄漏。如果发生泄漏，滴水管压力下降会导致不易察觉的热损伤。

4. 滴水可以把声波传导至组织，若切割或皮下吸脂时没有滴水会增加伤害血管与神经的危险，增加热损伤，导致不可控制的瘢痕收缩和皮肤凹陷的形成。

5. 在使用之前，确认吸引量和滴水量是否已根据组织类型和所选择的手柄类型进行调节，否则会无意中导致组织损伤或烧伤。

6. 开始使用时，过高的能量输出可能造成强空化效应。应以低一些的能量设置开机，需要时再缓慢增加能量。

7. 设备在组织上方移动时，仅需要施加很小的压力，超声所带来的空化效应即可切开组织。当有任何过载时，主机将会有声音提醒。

8. 设备主机支持以下工作频率：25千赫兹、35千赫兹和55千赫兹。25千赫兹、35千赫兹、55千赫兹用于切割，55千赫兹也可用于凝血。

9. 单脚踏开关用于开启渗透；双脚踏开关黑/红，用于开启输出各个振幅大小的超声（超声剪）；双脚踏开关蓝/黄，用于开启超声吸脂的输出。

10. 吸引量太小时可造成软管阻塞，导致在组织上产生不良影响。因此，超声皮下吸脂术中，吸引量不应小于35%；隧道皮下吸脂术中，吸引量不应小于20%。

11. 使用前确保操控手柄及连线的接头处于干燥状态。

12. 术中避免刀头与其他金属器械碰撞。

13. 操控手柄在不用时和灭菌消毒时，应套上护套并轻拿轻放。

七、常见故障及处理

1. 信息面板上显示的报错代码及处理方法（表6-1）。

表6-1　信息面板上显示的报错代码及处理方法

代码	错误原因	处理方法
1.1～1.4	内部处理机模块错误	关闭主机，10秒后重新开启。如果仍然报错，与售后服务部门联系
2.1～2.6	内部供应电压错误	关闭主机，10秒后重新开启。如果仍然报错，与售后服务部门联系
3.1～3.5	高能供应错误	与售后服务部门联系
4.1	脚踏自检错误	按以下步骤测试主机自检功能： （1）从主机上拔下脚踏开关电缆线 （2）关闭主机，10秒后重新开启 （3）如果主机没有再次报错，检查脚踏开关功能 （4）如果错误再次发生，与售后服务部门联系
4.2	手柄自检错误	按以下步骤测试主机自检功能： （1）从主机上拔下手柄连线 （2）关闭主机，10秒后重新开启 （3）如果主机没有报错，连接手柄连线 （4）如果主机继续报错，与售后服务部门联系

2. 当超声处于切割组织的工作状态时，主机仍发出声音报警信号，应关闭超声输出，重新放置刀头，减少对刀头的施加压力并再次开启。

八、维护与保养

1. 在进行保养、清洁、修理工作前应切断电源。

2. 只能使用不起泡沫没有爆炸性的清洗剂清洗主机和推车。清洗前面板时仅能使用非酒精清洗剂，并确认没有湿气进入主机内。

3. 每次使用后，用标准清洗剂和消毒剂清洗脚踏开关和脚踏连线。

第三节　Sphinx钬激光系统

Sphinx钬激光是一种用于瞬时发射激光能量以实现软组织汽化和凝血、硬组织消融和激光碎石的外科激光系统。

一、适用范围

1. 泌尿外科：尿道狭窄的切除、切除输尿管狭窄、前列腺切除术、膀胱颈切割、膀胱肿瘤的原位消融、膀胱结石碎石术、尿道结石、肾结石碎石术等。

2. 关节镜手术：半月板切除术、软骨病变的消除、关节滑液治疗等。

3. 耳鼻喉科：鼻甲缩减术（黏膜）、骨和软骨（鼻甲和鼻中隔）切除术、鼻息肉缩小、喉良性肿瘤的缩小等。

4. 脊柱手术：经皮穿刺激光椎间盘减压术、椎间孔成形术等。

二、原理与性能

该系统仅以脉冲形式发出激光辐射，其波长为2.1微米，恰好在水的吸收峰值上，从而使激光能量被结石和组织中的水高效吸收。通过连接到激光纤维的光纤耦合器，引导激光器的发射。通过石英光纤远端连接到相应的高频发热电极，向手术部位输送激光辐射对病灶进行治疗。

三、仪器组成及配置

Sphinx 60钬激光系统组成及配置见图6-32。

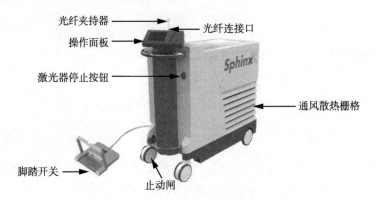

图6-32　Sphinx 60钬激光系统组成及配置

四、操作技术

1. 操作面板　操作者和激光器之间的所有通信通过可旋转270°的操作面板进行（图6-33）。

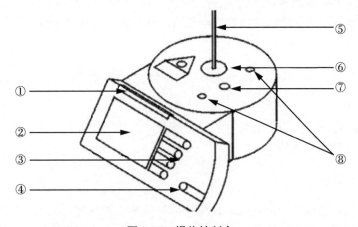

图6-33　操作控制台

①激光警告灯；②彩色监视器；③四个功能按钮；④Ready按钮；⑤光纤夹持器；⑥光纤夹持器导架；⑦光纤端口；⑧固定控制台盖的螺钉

2.设备背面各端口（图6-34）

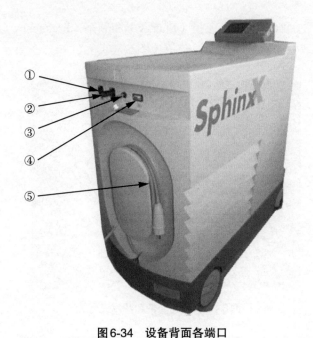

图6-34　设备背面各端口
①脚踏连接端口；②门联锁装置接口；③钥匙开关；④通信端口；⑤电源线

3.操作技术

（1）将激光系统连接到适当的电源上。

（2）将门联锁装置插入到位于激光系统背面的插座中并锁定。如果不使用门联锁开关，则必须将随同激光器一起提供的等效连接器插入到空插座中。

（3）将脚踏与仪器背面的脚踏连接端口相连接。

（4）将激光器背面的钥匙开关顺时针旋转1/4圈，即可启动激光器。

（5）激光器启动，系统将进行自检（黑屏无显示），大约50秒后出现选择菜单（图6-35）。

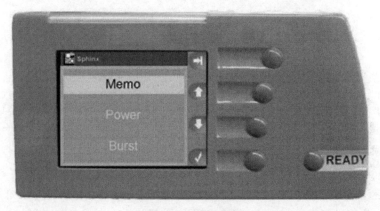

图6-35　选择菜单

（6）出现选择菜单后，按 ➡️ 键对应的黑色按钮并选择"Power"模式，按 ↵ 键确认选择。

（7）设定当前手术所需的激光能量（Energy）和频率（Frequency）。使用 ➡️ 键选择所需设定项，按 ⬆️ 或者 ⬇️ 键修改当前参数值（图6-36）。

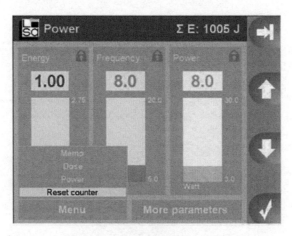

图6-36　激光能量和频率设置

（8）使用 ➡️ 键选择更多参数（More parameters），按 ↵ 确认选择，在所示界面中按建议参数值修改"Duration"参数，结石越硬，该参数值设定越小。软组织切割最大可选800微秒，常规可选中间值450微秒左右（图6-37）。

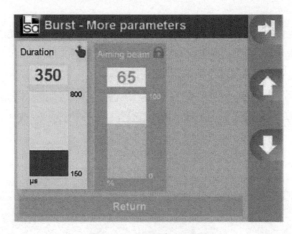

图6-37　更多参数设置

（9）按下激光操作面板上的"Ready"按钮，仪器将自动打开光纤连接口。拧下光纤保护帽，向下垂直（不要倾斜）将光纤插入连接口并拧紧。注意光纤保护帽打开后不要触摸光纤末端，微小的灰尘都可能导致光纤尾部烧坏。

（10）按下光纤夹持器按钮，拉起光纤夹持器，把光纤挂在钢丝夹持器上（图6-38）。

（11）连接好激光光纤后，按操控面板上的"Ready"按钮，激光显示屏幕上方的红色警告灯亮起，激光处于准备就绪的状态，踩下脚踏开关后，光纤末端就会有激光发出。

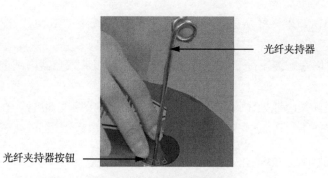

光纤夹持器

光纤夹持器按钮

图 6-38　光纤夹持器的调节

（12）使用结束后，将光纤从设备拧下并将光纤保护帽拧到光纤上，然后将设备背面的钥匙开关逆时针旋转1/4圈，关闭激光器，光纤接口自动关闭。

（13）按下光纤夹持器按钮，推回光纤夹持器。

五、仪器特点

1. 峰值功率为30 000瓦，最大峰值功率越高，碎石和消融硬组织的瞬间能量也就越大。

2. 最大脉冲能量为4.5焦，单脉冲能量在一定范围内可调节，最大脉冲能量越高，软组织切割、汽化效率越高，速度越快。

3. 仪器显示屏可显示脉宽具体数值，根据手术需要在150～800微秒范围内调节、设定脉宽具体数值。超短脉宽150微秒，峰值功率高达15千瓦，可快速粉碎最坚硬的结石，同时对软组织热损伤最小；超长脉宽800微秒，可粉末化碎石，软组织切割时凝血效果最好。

4. 具备绿色瞄准光，区别于血液的红色，可快速、准确对准出血点止血，以保障手术的安全性。

5. 具备垂直光纤插口，便于光纤连接，对光纤接触面不易损伤。具备可伸缩光纤支架，确保光纤自高处引导到手术区域，保护光纤并便于操作。

6. 制冷效率高，能确保设备长时间、持续输出激光能量，不会发生能量下降甚至停机。

六、使用注意事项

1. 使用前，检查激光系统的外壳与电缆是否有损坏。切勿使用损坏的激光器。

2. 使用时需轻推轻放，以确保设备没有强烈振动。

3. 连接好激光光纤后，如暂时不用激光，须将激光调至待机状态，以保护手术间内医护人员的安全。切勿将激光束朝向人，激光区域内的所有人员必须戴激光安全护目镜。

4. 在激光器运行期间，不可盖住激光器侧面的通风散热栅格，不可使该设备的较长侧面直接靠在墙上，激光器的气流必须朝向远离患者的方向。

5. 在激光器运行期间，检查光纤连接器是否发热。如果光纤连接器温度升高到超过约50℃，则关闭激光器，以防损坏光纤或连接器。

6. 手术期间，如果光纤从患者体内拔出，应及时按下"Ready"按钮，使激光处于待机状态。

7. 该设备可以在室温不高于28℃的条件下运行。如果激光器内部温度过高，设备会自动关闭。

8. 当门联锁开关电路处于开路状态时，激光器会立即停止运行。在重新闭合门联锁开关后，只有在按下"Ready"按钮之后激光器才会再次启动运行。

七、常见故障及处理

1. 如果电缆着火冒烟，应立即关闭设备，并呼叫维修工程师。

2. 如果听到异常大的运行噪声，应立即关闭设备，并呼叫工程师。

3. 在设备运行期间，系统将对设备的功能和安全进行连续监测。检测到的各异常情况将用三位数字形式显示在屏幕上，并显示如何处理的信息。一旦错误原因被消除，错误信息就会自我清除。然后必须用"Ready"按钮恢复激光器的状态。

八、维护与保养

1. 该设备的运行环境温度应当在15～28℃，相对湿度为30%～75%（不凝结）。

2. 清洁设备时，应断开激光器电源。

3. 清洁显示屏和操作控制台时，使用无腐蚀性的洗涤液。切勿使用乙醇溶液、异丙醇或丙酮。注意确保没有湿气会通过冷却栅或光纤端口进入设备内。

4. 用含有温和、无腐蚀性的普通消毒剂消毒脚踏开关及其电缆，其中脚踏开关耐水，可以用水清洗。应确保没有湿气穿透脚踏开关连接器。

第四节　Storz宫内刨削系统

宫内刨削系统是通过机械化的作用，通过旋切来粉碎、切除子宫肌瘤和息肉。该系统可以减少设备的进出次数，减少并发症的发生，降低手术风险。

一、适用范围

该系统主要适用于妇科手术，如黏膜下肌瘤切除术、子宫内膜息肉、宫腔粘连、子宫纵隔和流产后胎盘组织残留等。

二、原理与性能

宫内刨削系统是由动力主机与滚轮泵配合使用，并由一个单脚踏进行控制，脚踏可同时控制刀头内刃的转动及滚轮泵的排出，实现进水、出水连续灌注，并使切割下的组织经中空的刨削刀头吸引排出体外。

三、仪器组成及配置

Storz宫内刨削系统的组成及配置见图6-39。

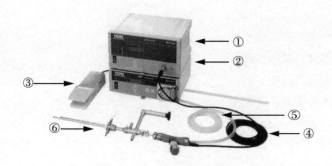

图6-39　仪器组成及配置
①动力主机；②吸引泵；③脚踏；④连接导线；⑤泵水管；⑥刨削刀头

四、操作技术

1. 连接系统电源线，打开电源开关。系统开机时发出声光信号，所有指示灯亮起，系统进行自检（图6-40）。

2. 安装镜头、管鞘、刨削刀头及手件。

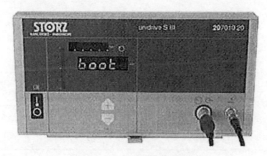

图6-40　系统自检界面

3. 将手件连接线与主机连接（图6-41）。

4. 将水泵管路安装在吸引泵上，并与生理盐水连接。

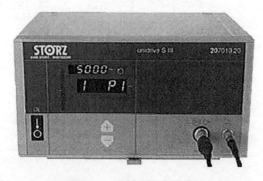

图6-41　设备连接完成界面

5. 在系统界面选择手术所需模式并调整参数。

6. 使用结束后关闭仪器电源，拆除手件、泵水管等清洗、消毒，备用。

五、仪器特点

1. 自动识别器械，即插即用。

2. 可手动设置最高限速。

3. 屏幕同时显示最高转速与实际转速。

4. 脚踏控制，无级变速。

5. 可至少与1款冲洗吸引泵产品实现双机联动。

六、使用注意事项

1. 膨宫压力提升时，注意压力过高会导致膨宫液体吸收过量（水中毒）。

2. 为避免宫腔塌陷，灌流速度必须始终高于吸引流速。

3. 刀头与镜面保持合适距离，以能够在镜下看到刨削刀头侧面KARL STORZ完整文字为宜。

4. 为避免切割刀头管腔堵塞，每次使用后立即使用蒸馏水冲洗管腔。

七、常见故障及处理

Storz宫内刨削系统的常见故障及处理方法见表6-2。

表6-2　常见故障及处理

错误代码	问题	处理方法
E11	脚踏连接错误	脚踏连接线红点与面板脚踏连接口处红点对齐
E12	电机手件连接错误	重新安装连接手件

八、维护与保养

1. 刨削刀头：将刀头内刃与外刃分离，流动水下用软毛刷清洗。每次使用后，在器械上滴一滴器械保养机油。

2. 刨削手柄：拆除手件，流动水下用软毛刷清洗。每次使用后用清洗喷油保养。

3. 主机及脚踏外表均可使用不含酒精的消毒剂擦拭消毒。

第七章

神经外科专用设备

第一节　Brainlab 手术导航系统

Brainlab 手术导航系统是依靠医学影像、计算机技术及空间定位技术来协助手术医生进行精确定位的术中影像引导定位系统，以实现微创手术。

一、适用范围

此系统可用于适宜实施立体定位手术及严格参考解剖结构的任何医疗条件，如颅骨、骨盆、长管骨或脊椎等。

二、原理与性能

Brainlab 手术导航系统通过一个被动式传感器系统实现跟踪的自由臂探针与计算机工作站获取的患者影像数据相连接，将手术器械置于与解剖数据集相覆盖的三维位置，可为执行各种手术干预的外科医生提供协助。

三、仪器组成及配置

Brainlab 手术导航系统是为术前和术中设计的一种光学跟踪、触摸屏操作的规划和导航系统。该系统包括摄像机、运行软件的计算机单元和用于显示导航与软件操作的触摸屏监视器单元（图7-1）。

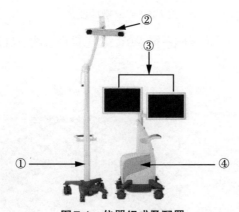

图7-1　仪器组成及配置

①摄像机推车；②摄像机；③26寸触摸屏监视器；④监视器推车

四、操作技术

1. 用户面板（图7-2）。

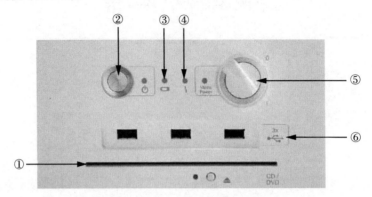

图7-2　Brainlab手术导航系统用户面板

①CD/DVD驱动器；②系统开/关按钮；③供电系统（UPS）指示灯；④错误指示灯；⑤主电源开关；
⑥USB端口

2. 导航手术前的准备步骤：①至少有一套术前核磁光盘。②数据储存及术前计划。③注册患者及器械。④开始导航。

3. 将Brainlab手术导航系统摆放到合理的位置：①触摸监视器正对术者，便于观察。②摄像头无遮挡，便于检测到参考架（图7-3）。

4. 开机流程

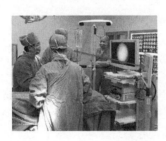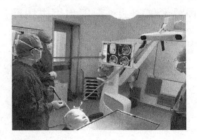

图7-3　导航摆放位置

（1）首先连接Brainlab手术导航系统主机底座上的电源线及红外探头连接线（图7-4）。

（2）打开主电源开关。

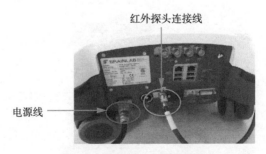

红外探头连接线

电源线

图7-4　导航系统主机的连接

（3）等待主电源开关左边蓝色的主电源指示灯亮起。

（4）按下系统开/关按钮即可启动系统。

5. 启动导航系统后

（1）点击界面上的①选择患者数据（图7-5）。

（2）点击界面上的②进入导航（图7-5）。

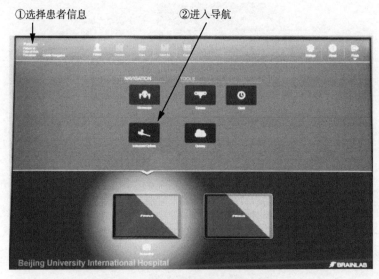

图7-5 患者数据选择及导航系统进入

6. 利用Z-touch或Softouch采集匹配点：按绿色范围自主地采集匹配点（图7-6）。

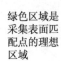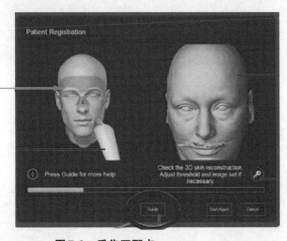

图7-6 采集匹配点　　　　　　　彩图

7. 关机流程

（1）可直接按下系统开/关按钮关闭系统。

（2）当待机指示灯熄灭后，再关闭主电源开关。

（3）当电源指示灯熄灭后，拔下所有电缆并确保其安全，保存好相关器械和MP3播放器。

五、仪器特点

1. 具有高清的触屏及任意组合的双屏，可通过蓝牙遥控摄像头（图7-7）。

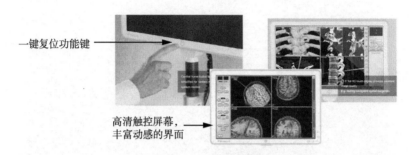

一键复位功能键

高清触控屏幕，
丰富动感的界面

图7-7 双高清屏

2. 摄像头监测范围极大：最高可达到245厘米（96.46英寸），最低67厘米（26.38英寸）。

3. 红外线被动跟踪。

4. 滚轮设计可避免压线，可供手机充电（图7-8）。

5. 完美整合导航手术工具。

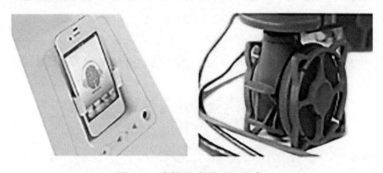

图7-8 滚轮设计及手机充电

（1）Brainlab的标准器械可整合任何第三方刚性器械，精准注册器械尖端、长度及直径。

（2）参考架适用于所有的神经外科手术头架、耳鼻喉手术头带及颅骨用参考架（图7-9）。

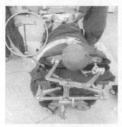 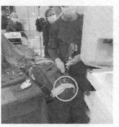 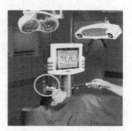

头架用参考架　　　　　　　颅骨用参考架　　　　　　　头带用参考架

图7-9 参考架

6. 万能工具注册仪（全面整合第三方工具）（图7-10）

（1）灵活无线注册各种器械形状。

（2）红外线探头自动探测。

（3）可注册弯曲形状器械（如鼻窦的探针）。

（4）全面完成器械长度、直径、形状的注册。

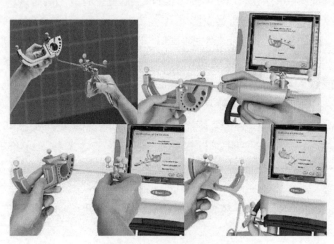

图7-10　万能工具注册仪

7. 自动影像融合软件

（1）支持多种影像格式（CT、MR、CTA、MRA、MRV、PET）。

（2）可选择区域融合。

（3）实现术中多模态导。

8. 简单快捷勾画重建三维结构

（1）一次最多勾画8幅图像。

（2）智能识别肿瘤边界。

（3）即时三维重建勾画结构。

9. 磁共振弥散张量成像（diffusion tensor imaging，DTI）：可以揭示脑瘤细胞如何影响神经细胞连接，是当前唯一一种能有效观察和追踪脑白质纤维束的非侵入性检查方法。

10. 该系统与规划软件一起使用时，治疗方案的制定可独立于手术干预，之后此治疗方案在执行手术程序的过程中被传送至导航系统中，为医生提供更多的参考和支持。

六、使用注意事项

1. 在使用本系统之前，须将电位均衡电缆连接至监视器推车及相应的墙上插座。

2. 禁止使液体进入系统部件。禁止将系统部件放在不平稳的地面上，否则系统可能会翻倒而受到严重损坏。

3. 禁止在监视器推车或摄像机推车上坐立。不要将摄像机推车、监视器推车或其他部件置于患者身上。

4. 在断开电源开关之前，如果不按照系统关机程序进行操作，可能会导致不可逆转的数据丢失。

5. 由于摄像机推车没有提供主电源开关，应确保在安装本系统时，监视器推车上的主电源开关可以容易地与插座相连接。当摄像机推车发生故障时，能很轻松地拔下主电源电缆。

6. 无线通信设备安装妥当后，两个推车之间应能直接看到对方。如果直接将患者置于天线之间，无线连接可能会受到负面影响。

7. 系统干扰：①如果摄像机的红外线对其他器械产生干扰，须重新定位这些器械或摄像机，以便解决干扰问题。②摄像机的红外线可能会干扰其他红外器械，如远程控制、脉搏血氧仪或红外敏感显微镜。③Brainlab手术导航系统所产生的电磁场可能会干扰其他敏感器械，其本身也可能会被其他电磁场所干扰。

8. 在以下情况发生时，不要继续使用本系统：①电源线或插头损坏或磨损。②有液体洒入本器械。③按操作说明进行操作时系统不正常工作。④推车翻倒或防护罩已损坏。⑤系统部件在性能上出现明显下降。⑥系统发出烟雾。⑦错误指示灯亮起。

9. 可以将Brainlab手术导航系统两部分的底座连锁以便移动，踩下连锁踏板即可解锁分开为两部分（图7-11）。

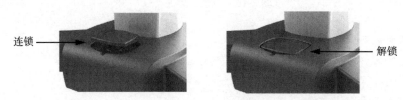

连锁   解锁

图7-11 Brainlab手术导航系统底座的连锁及解锁方法

10. 参考架是坐标系原点，和头部之间的相对位置不能变化。

11. 为了提高精度，目前最新的头架用参考架有4个反射球：放置参考架距离头部（导航区域的中心）过远会降低精度，系统会提示放近，否则无法成功注册（图7-12）。

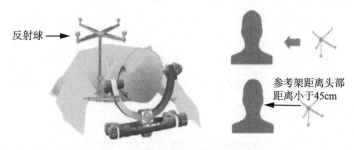

反射球 →

参考架距离头部距离小于45cm

图7-12 反射球及参考架的放置

12. Z-touch激光扫描注册

（1）表面注册无须接触患者即可迅速轻松完成。

（2）术前无须贴标记扫描，有一套影像即可注册。

13. 术中恢复注册及采集标记点（图7-13）

（1）恢复注册数据：术中意外断电或导航关闭，在参考架没有移动的情况下，可恢复原来的注册数据。

（2）采集术中标记：术中为了防止参考架移动，在患者颅骨上采集几个固定不变的点作为备份的参考系。

（3）术中注册标记点：一旦术中参考架意外被移动，可用颅骨上之前备份的几个点作为参考系来恢复注册。

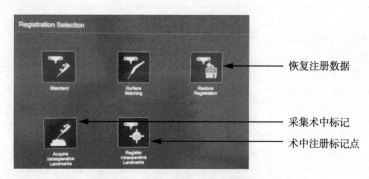

恢复注册数据
采集术中标记
术中注册标记点

图7-13　术中恢复注册及采集标记点

七、常见故障及处理

1. 当触摸屏上出现错误消息，或者错误指示灯亮时，应与Brainlab支持人员联系，且不要再使用本系统。

2. 如果无线连接不能正常工作或信号较弱，须使用电缆将摄像机连接至监视器推车上。

3. 仅在紧急情况下，方可按下主电源开关按钮，然后拔下可分开的主电源电缆或者同时断开所有电极。

4. 如果电源出现故障，不间断电源仅能保持系统最多运行5分钟。应接通电源或关闭系统，以避免不可逆转的数据丢失。

5. 从无线通信转到有线通信（当系统运行时，建议不要从有线通信转到无线通信，因为它可能会导致系统死机而需要重新启动）。执行以下步骤可以从有线通信转到无线通信：①关闭系统；②断开摄像机电缆；③插上摄像机推车的主电源，然后重新启动系统。

八、维护与保养

1. 为了防止触电或对本系统造成永久损害，禁止将监视器、电脑、摄像机或摄像机推车置于过度湿润的环境中。

2. 为了延长电池的使用寿命，建议每隔两个月对系统电池进行完全放电。

3. 由Brainlab系统支持人员每年对本系统进行一次详细的检查。

4. 定期对系统进行维护和检查，以确保其功能和安全。

（1）每周检查：检查的部件及检查项目见表7-1。

表7-1　每周检查

部件	检查项目
电缆	外观检查（扭曲、裂缝）
UPS充电电池	UPS电池与公用电源连接时可充电，并且至少需要5小时才能充满

（2）每月检查：检查的部件及检查项目见表7-2。

表7-2　每月检查

部件	检查项目
UPS	（1）打开系统 （2）使用公用电源对系统供电 （3）实施模拟停电测试，以确认UPS单元能否从公用电源转至蓄电池并且可以跳回，而不会对由UPS供电的器械造成影响 （4）系统必须始终保持"打开"状态
监视器和摄像机操作臂	功能及外观检查（是否有损坏）
摄像机操作臂	功能
标签	清晰度
车轮与刹车	功能

（3）每隔两个月检查：检查的部件及检查项目见表7-3。

表7-3　每隔两个月检查

部件	检查项目
UPS	（1）系统运行时，从墙上插座拔下电池断开电源使其放电 （2）等待系统关闭（最多5分钟） （3）插上主电源并再次打开系统 （4）重复此过程，直到系统在断开主电源后立即关机，可听到一声短鸣和一声长鸣，此时电池电量为空 （5）将系统插上电源对电池完全充电，两个多小时后打开主电源开关

5. 系统运行时，禁止在摄像机或监视器上覆盖防护罩，否则系统会出现过热现象，并且受到严重损害。在覆盖防护罩之前，应确保本系统已关闭，完全冷却下来再对触摸屏进行清洁。为了防止系统过热，应确保在覆盖防护罩之前，摄像机已至少关闭了5分钟。

6. 为了做好清洁工作，应定期检查照明过滤和镜头。清洗之后，确保摄像机推车的伸缩杆在收起前完全干透。

7. 监视器推车的清洁：①关闭系统，切断主电源并拔下系统电缆。②除触摸屏和监视器推车的黄色面板之外，应使用表面清洁剂清洁所有系统的表面。③清洁时需小心谨慎，确保无液体进入系统。④使用不含酒精的表面清洁剂清洁监视器推车的黄色面板。⑤使用无痕表面清洁剂以无绒抹布清洁触摸屏。

8. 摄像机推车的清洁：①对于有线摄像机通信，在摄像机推车被关闭后，断开摄像机电缆；对于无线摄像机通信，在系统关闭后，从墙上插座上移除主电源。②除摄像机以外，需使用表面清洁剂清洁所有系统表面。③清洁时需小心谨慎，确保无液体进入系统，不可将摄像机包装上的碎片擦拭到照明过滤器和镜头上。

第二节　电磁刀微创手术系统

电磁刀微创手术系统AJ-200是一种利用电磁场近场能量对人体组织实施手术操作的新型电磁式外科手术装置。该系统具有热损伤小和不需负极板的优良特点，特别适用于对热损伤敏感组织的高精密手术及硬质肿瘤组织的切除和凝固。

一、适用范围

该系统适用于神经外科、耳鼻喉科及神经组织周围等敏感区域的处理，尤其对硬质肿瘤效果极佳。

二、原理与性能

近场电磁场生物效应在超高频电场作用下，形成电磁场效应，诱导电极周围局部放电，产热作用于组织，起到汽化的效果。

三、仪器组成及配置

电磁刀微创手术系统AJ-200的仪器组成及配置见图7-14。

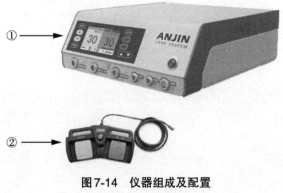

图7-14　仪器组成及配置
①主机；②脚踏板

四、操作技术

1. 主机正面各端口（图7-15）

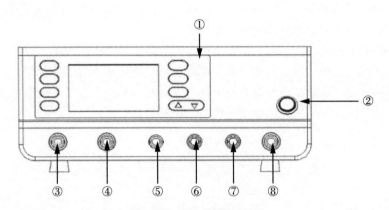

图7-15 主机正面各端口

①操作面板；②待机开关；③笔形模式输出端口；④双极模式输出端口；⑤神经内镜模式输出端口；⑥灌流控制端口；⑦吸烟控制端口；⑧脚踏开关连接端口

2. 操作步骤

（1）先将主机电源线与电磁刀主机背面的电源线接口相连接，然后将电源线插头插入电源插口（图7-16）。

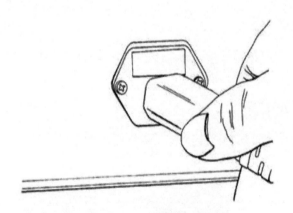

图7-16 电磁刀主机背面的电源线接口

（2）脚踏连接线与电磁刀主机的脚踏开关连接口相连接：脚踏开关插头插入时，将插头纵向凹槽对准插孔对应位置，水平用力插入。拔出时，应捏紧插头灰色部分水平拔出。

（3）线缆连接正确后，打开主机背面的电源开关启动主机（图7-17）。

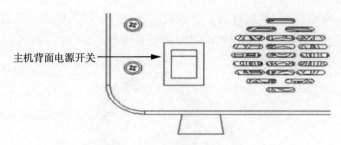

主机背面电源开关→

图7-17 主机背面的电源开关

（4）主机启动后即可进入模式选择界面，先将所需电极与相应的电极连接端口连接，然后根据所连接的电极类型选择相应的模式（图7-18）。

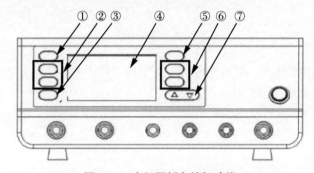

图7-18 主机面板各按钮功能

①模式选择按键：进入模式界面选择不同的模式；②左屏输出调整按键：调节输出功率强▲/弱▼，也可进行模式界面光标上下移动；③辅助按键：进入辅助功能设置界面可调节音量/吸烟强度/灌流速度/操作提示；④显示界面：分左右两个屏显示；⑤切换按键：在多模式下可在各模式间进行切换；⑥右屏输出调整按键：调节输出功率强▲/弱▼；⑦音量调节开关：调节辅助功能值大小大▲/小▼

（5）使用结束后关闭主机背面的电源开关。

五、仪器特点

电磁刀的工作模式分为单工作模式和双工作模式。

1.单工作模式

（1）PV-笔形汽化模式：配显微镜下专用多功能笔形手柄及术中可弯曲角度的电极，提供神经外科等需谨防热损伤领域显微镜下组织汽化切割的创新功能（图7-19）。

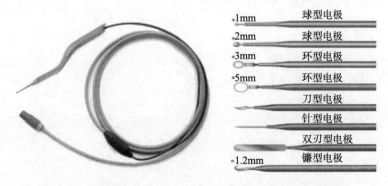

1mm   球型电极
2mm   球型电极
3mm   环型电极
5mm   环型电极
刀型电极
针型电极
双刃型电极
1.2mm   镰型电极

图7-19 显微镜下专用多功能笔形手柄及笔形手柄专用电极

（2）BC/BG-双极切开/凝固模式：配双极电极，提供用双极镊子进行组织切开的新型功能，以及防止组织粘连的双极电凝新型功能（图7-20）。

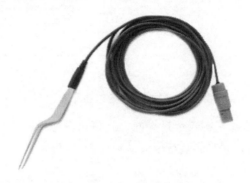

图7-20　双极电极

（3）EG-神经内镜模式：配柔性内镜专用电极，提供可在柔性神经内镜下液体中组织凝固止血的创新功能（图7-21）。

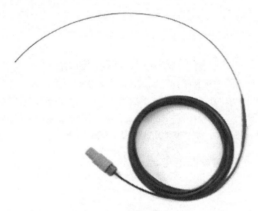

图7-21　柔性内镜电极

2.双工作模式

（1）PV&BC/BG-笔形汽化和双极模式。

（2）BC/BG&EG-双极模式和神经内镜模式。

六、使用注意事项

1.PV-笔形汽化模式的设置

（1）各类型电极（图7-22）。

（2）各类型电极的设置

1）球形电极：用于切割汽化组织，可用于硬性颅脑肿瘤的内减压及分割。使用1毫米型电极时，推荐设定值为25单位；使用2毫米球形电极时，推荐设定值为30单位。主机的设定值应在20～35单位，可汽化、切割，效果好，不粘连。切割深度与速度与设定值有关联。

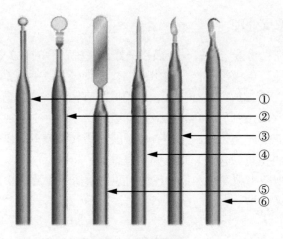

图7-22　各类型电极
①球形电极；②环形电极；③双刃形电极；④针形电极；⑤刀形电极；⑥镰形电极

2）环形电极：用于对组织的切除和剥离，环部正面逐层刮除组织，环部侧面分离和切割组织。主机的设定值在15～35单位，可迅速切割，效果好。切割深度与主机设定值有关联，若切割深处，被切割组织截面积大，需增大设定值，增加输出功率。

3）双刃形电极：特别适用于对表皮和筋膜组织的切割，切割同时有一定的凝血作用。主机的设定值为25～35单位，可迅速切割，效果好。切割深度与设定值有关联，若切割深处，需设定较大功率输出。

4）针形电极：用于肿瘤的快速切割分块。主机的设定值在15～30单位，可迅速切割，效果好。切割深度与设定值有关联，若切割深处，需设定较大功率输出。

5）刀形电极：用于鼻中隔黏膜切割、止血。主机设定值在20～35单位，可迅速切割，效果好。切割深度与设定值有关联，若切割深处，需设定较大功率输出。

6）镰形电极：用于在特殊结构及狭小空间中对组织进行剜除操作。主机设定值在20～35单位，可迅速切割，效果好。切割深度与设定值有关联，若切割深处，需设定较大功率输出。

注：所有电极均为一次性用品，除双刃电极外，其他电极均可任意角度弯折。

（3）工作中踩脚踏黄色按键输出能量。

2. BC/BG-双极切开/凝固模式的设置

（1）双极切开：①血管/神经剥离，建议输出值从12单位开始逐步增加。②肿瘤分离/切开，建议输出值从25单位开始逐步增加。临床中可根据实际情况增加或减小。

（2）双极凝固：建议输出值从20单位开始逐步增加。

（3）工作中踩脚踏黄色按键为双切，蓝色按键为双凝。

3. EG-神经内镜模式的设置

（1）建议输出值从10单位开始逐步增加。

（2）工作中踩脚踏蓝色按键输出能量。

七、常见故障及处理

1. 主机屏幕不亮：检查电源线是否插接良好，主机背后的开关键是否为开机状态。

2. 踩踏脚踏开关，电极没有能量输出：①检查脚踏开关线缆是否插接良好。②检查电极是否插入有效。③如线缆接插正常，踩踏后没有输出，应提醒主刀医生先踩脚踏开关，听到主机发出提醒声音后，再将电极接近组织。

3. 工作中主机忽然停止工作：①检查电源线是否接插良好。②检查电源线是否为悬空状态，如果是，将主机搬移到靠近电源的位置。

4. 如有其他未列明事项发生，记录现场问题发生情形并及时联系厂家工作人员。

八、维护与保养

1. 主机的清洗：应在拔掉电源的状态下进行。仪器外部要用在放入中性洗涤剂的温水中浸泡的布拧干后擦拭。注意避免液体进入机器内部。

2. 脚踏开关和电源线的清洗：应在脚踏从机器主机拔掉的情况下进行。脚踏开关及电源线要用在放入中性洗涤剂的温水中浸泡的布拧干后擦拭。

3. 电极的清洗：该设备所配备的电极均为一次性电极，在使用过程中如果电极上粘连了组织，可以用无菌纱布把电极的污垢擦净（注意：将电极从笔形手柄中拔出后再擦拭，擦完后确认电极正确连接在笔形手柄上）。

4. 电磁刀应由专人进行管理、检修，且每次使用后应有详细的使用记录。

第八章

心血管系统设备

第一节　血管内超声诊断仪

血管内超声（intravenous ultrasound，IVUS）是无创性的超声技术和有创性的导管技术相结合的一种新的诊断方法。血管内超声诊断仪包含影像学检测——IVUS、功能学检测——血流储备分数（fractional flow reserve，FFR）两个功能（图8-1）。

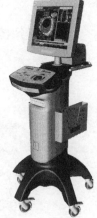

一、适用范围

该仪器适用于所有需要诊断的直径大于2毫米且小于60毫米的动静脉血管。

二、原理与性能

超声导管由微导管和超声换能器集成，换能器的主要组成部分为压电晶片（固体弹性材料，具有较大的压电耦合系数）。导管换能器在压电场作用下，其压电晶体持续形变产生振动，不间断发射超声波，同时接收组织回波，转换为电信号并将接收到的超声波进行数据频谱分析，以影像的形式呈现出来。

图8-1　血管内超声诊断仪

三、仪器组成及配置

1. 显示器、控制面板。
2. 彩色数码打印机。
3. 刻录机。
4. 影像、压力检测工作站。
5. IVUS、FFR连接模块（图8-2）。

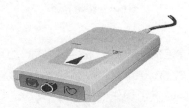

图8-2　FFR连接模块

6. 自动回撤系统（图8-3）。

7. 超声导管、压力导丝等耗材。

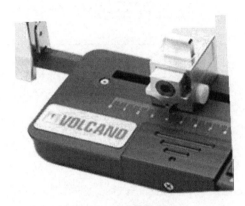

图8-3 自动回撤系统

四、操作技术

1. IVUS操作流程

（1）接通电源，开机输入患者信息，点击"OK"进入检测界面（图8-4）。

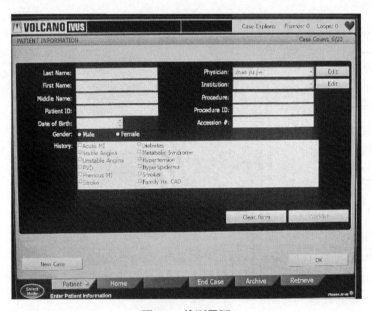

图8-4 检测界面

（2）导管体外与患者连接盒连接（IVUS），视屏出现完整的光环提示连接完成（图8-5）。

（3）经5F以上的指引导管和0.014英寸指引导丝，将导管送至远端后缓慢、匀速地回撤导管至主动脉窦，回撤同时点击操作面板"record"进行记录。

（4）记录过程中可对兴趣段及血管解剖部位点击"bookmark"进行标记，之后进行

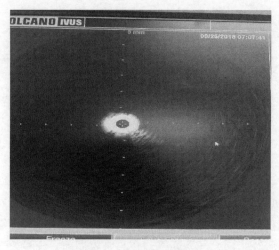

图8-5　连接完成界面

测量分析。

（5）对测量的血管进行命名，保存并刻录病历。

2. FFR操作流程

（1）开机后切换到FFR界面。

（2）与监护仪连接采集指引导管压力。

（3）打开压力导丝外包装，向保护鞘管内缓慢地注满生理盐水，浸泡1～2分钟，导丝保留在保护鞘管内，将其尾端与FFR-PIM连接，待视频左下角显示自动校零结束后，将导丝从保护鞘管内取出，通过6F的无侧孔导管送入患者体内。

（4）导丝换能器出"guiding"时，点击"normalize"，使得Pa（指引导管传感器压力）等于Pd（导丝传感器压力），即$Pd/Pa=1$时将导丝换能器送至病变远端3～5厘米处。

（5）先给100～300微克的硝酸甘油，随即给三磷酸腺苷同时记录（持续给药时间为2分钟左右），待压力下降并稳定不再继续下降时即可停药，待压力曲线恢复至基线点击"STOP"。

（6）将导管换能器拉至指引导管口比对Pa与Pd的差值，若差值≤3mmHg（1mmHg=133.3Pa），结果准确，数据无漂移；若＞3mmHg，数据漂移，须从"normalize"一步重新开始，有时甚至需要重新校零。

（7）命名血管并保存刻录病历。

五、仪器特点

1. 该仪器为多功能一体机，其中包含IVUS、FFR功能。

2. 具有独特的分析技术辅助医生诊断，包括利用虚拟组织学方法将不同的斑块分组织用不同的颜色标记出来。彩色血流可通过颜色深浅定性分析血流快慢。

六、使用注意事项

1. 体外连接导管，确保耗材与机器正常使用方能送入患者体内。

2. 在使用FFR时注意保护压力传感器，使其尾端保持干燥。

七、维护与保养

1. 仪器外表均为有机合成材料，不可将酒精等有腐蚀性的物质滴在表面。

2. 患者连接盒连接线均是光纤材料，其质地较脆，不可打折。

3. 如果长时间不使用，保持一周开一次机，防止因受潮而致机器损坏。

第二节 主动脉内球囊反搏泵

主动脉内球囊反搏泵（intra-aortic balloon pump，IABP）是一种机械循环辅助装置，是指通过股动脉系统植入一根带气囊的导管至左锁骨下动脉开口远端和肾动脉开口上方的降主动脉内，在心脏舒张期，气囊充气，在心脏收缩前，气囊放气，可以增加心肌供氧、减少心肌耗氧，达到辅助心脏功能的作用（图8-6）。

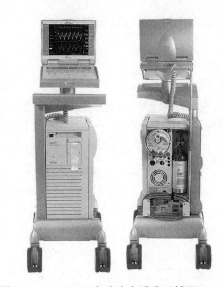

图8-6 MAQUET主动脉内球囊反搏泵CS-300

一、适用范围

1. 适应证

（1）各种心脏原因引起的心脏功能衰竭、急性心肌梗死并发心源性休克、冠状动脉旁路移植术围术期发生的心肌缺血、体外循环心脏手术后低心排血量综合征、心脏挫伤、中毒性休克、病毒性心肌炎等。

（2）高危患者的经皮冠状动脉介入治疗辅助（严重的左心功能不全、冠状动脉多支病变、高龄等）。

（3）急性心肌梗死后发生机械并发症（室间隔穿孔、乳头肌断裂致二尖瓣关闭不全、冠心病合并大室壁瘤等）。

2. 禁忌证

（1）严重的主动脉瓣关闭不全。

（2）腹主动脉瘤或胸主动脉瘤。

（3）严重的髂主动脉钙化或外周血管疾病。

（4）对于严重肥胖或腹股沟有瘢痕的患者，禁止在未使用导管鞘的情况下植入主动脉内球囊反搏（intra aortic balloon，IAB）导管。

二、原理与性能

主动脉内气囊通过与心动周期同步的放气，达到辅助循环的作用，在舒张早期主动脉瓣关闭后瞬间立即给球囊充气，使大部分血流逆行向上，升高主动脉根部压力，增加大脑及冠状动脉血流灌注，小部分血流被挤向下肢和肾脏，轻度增加外周灌注。在等容收缩期主动脉瓣开放前瞬间快速排空气囊，产生"空穴"效应，降低心脏后负荷、左心室舒张末期容积及室壁张力，减少心脏做功及心肌氧耗，增加心排血量达10%～20%。

三、仪器组成及配置

1. 主机、电源、控制面板、屏幕、氦气瓶。

2. 双腔气囊导管。以下为导管选择标准（表8-1）。

表8-1　导管选择标准

产品特点	Linear 34cm³	Linear 40cm³	Linear 50cm³
导管直径	7.5Fr*	7.5Fr	8.0Fr
球囊体积	34cm³	40cm³	50cm³
球囊长度	221mm	258mm	258mm
球囊打开直径	15.0mm	15.0mm	17.4mm
球囊可植入长度	72.3mm	72.3mm	72.3mm
选择标准（身高）	152～162cm	162～183cm	＞162cm

*1 Fr = 0.33mm。

四、操作技术

1. 连接电源，打开电源开关。

2. 打开氦气瓶（逆时针方向转动从上面看到的旋钮）并检查氦气的压力。

3. 建立IABP与患者的心电图及压力连接（图8-7）。

4. 使用一个Sensor IAB，连接IAB传感器的电缆（橙色），将传感器调至零点。

5. 操作模式调至自动模式。

6. 通过导管延长管将IAB与安全盘启动端口（标为IAB导管延长管输入）相连。

7. 对IAB导管充气，并开始反搏。

（1）按下开始键，观察自动充气信息。

（2）当自动充气信息清除时，开始反搏操作。

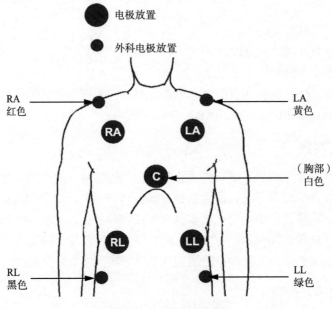

图8-7　心电图连接图谱

（3）如果需要，可以使用IAB排气控制微调（图8-8）。

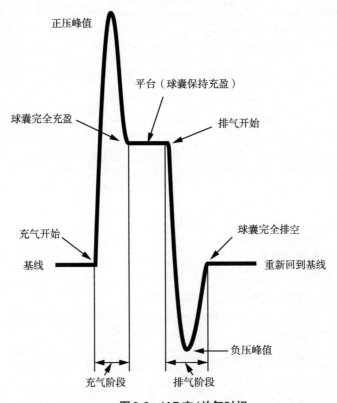

图8-8　IAB充/放气时相

8. 按住反搏压报警键，向上/下箭头键调节更改反搏压报警限，设置大约低于患者反搏压10mmHg。

9. 识别触发信号，自动设定充放气时相（时控）并能手动调整。触发信号包括四大类：心电、压力、起搏信号和固有频率。以下为心电图触发选择的图例（图8-9）。

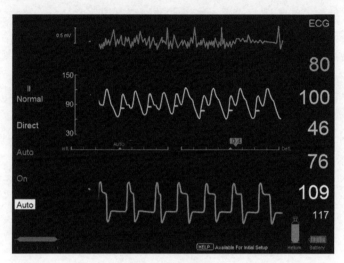

图8-9　触发信号

五、IABP的局限性

1. IABP最大的局限性是不能主动辅助心脏，使心输出量增加，依赖自身心脏收缩及稳定的心脏节律，且支持程度有限，对严重左心功能不全或持续性快速型心律失常者效果欠佳。

2. IABP不适用于股动脉较细或动脉粥样硬化严重的女性或老年患者。

3. IABP不能解决冠状动脉狭窄远端的血流，放置时间过长会引起肢体缺血等并发症。

六、使用注意事项

1. 只能使用医用级氦气。

2. 当电源为设备循环供电时，在再次供电之前至少关闭电源10秒。

3. 为了保护控制台及其设置，仅当观察患者参数或波形时才打开显示屏。

4. 电极和与使用的部件相连的连接器的传导部件不应当与其他传导部件（包括地面）接触。

5. 通风孔和喇叭口被阻塞时，不要操作设备。

6. 装置未使用时，须顺时针方向关闭瓶阀，防止泄漏和损耗氦气。

7. 不要接触Sensor IAB电缆的暴露端，也不要将暴露端接触其他表面，否则会损坏或破坏传感器接头。

8. 使用时优先保证IABP心电信号（IABP监护）。

七、维护与保养

1. 使用时避免磕碰安全盘装置，禁止扳动。

2. 保持机器外观清洁，用清水擦拭即可。若不慎沾上血液或医用液体，可以用清水擦拭后，用酒精擦拭污染部位。

3. 屏幕和键盘部位的清洁，使用无腐蚀性的清洁剂或清水。

4. 机器在移动时，避免磕碰，停放好后，一定要锁好脚轮（至少两个）。

5. 机器不使用时，检查并关好氦气瓶开关，停放在合适的位置，锁紧脚轮，防止意外位移。可用防尘罩将其遮盖，防止沾染灰尘。

6. 充电维护时，连接交流电，观察电源开关键下方有绿灯闪烁，即说明正在充电，电充满时指示灯为常亮。

7. 在每月固定的一个时间充电一次，每次充电时间为18小时。若当月机器使用过，但总使用时间不超过24小时，则可不用充电；若连续两个月没有使用，在第二次充电时，应打开电源开关，开机运行2小时（防止内部线路板水汽积累、锈蚀）。

8. 氦气更换：由专业人员进行更换，提前48小时报警，更换时仪器需暂停IABP充气（长按2秒，仪器可以仍处于反搏状态，可维持2小时）。

第三节　旋磨介入治疗仪

旋磨介入治疗仪利用高速旋转的带有钻石颗粒的旋磨头，将冠状动脉粥样硬化的内膜钙化组织旋磨成细小的微粒，随血流冲击流向冠脉远端，从而将阻塞血管腔的斑块清除并植入药物支架使冠脉血流重建，是冠心病介入治疗中的重要仪器之一。

一、适用范围

该仪器适用于冠状动脉旋磨术，可以监视和控制磨头的转速并向操作人员提供整个程序过程中的性能信息。

二、原理与性能

旋磨介入治疗是基于导管的血管成形术介入治疗方法，通过旋磨仪驱动带传动轴的包钻椭圆形旋磨导管进行手术。旋磨头端磨石沿导丝同轴推进并以不超过19万转/分的速度旋磨病变，从而将动脉粥样斑块打磨成比红细胞还要小的微粒，最终达到治疗严重钙化病变的目的。

三、仪器组成及配置

1. 旋磨介入治疗仪主机（图8-10）。

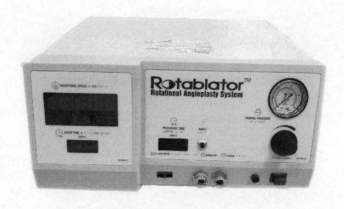

图8-10 旋磨介入治疗仪主机

2. 旋磨介入治疗仪脚踏控制板和压缩空气软管（图8-11）。

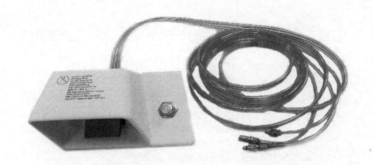

图8-11 旋磨介入治疗仪脚踏控制板和压缩空气软管

四、操作技术

1. 连接主机电源线，供气管连接氮气（图8-12）。

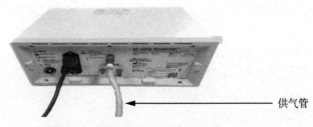

供气管

图8-12 旋磨介入治疗仪主机背面

2. 连接脚踏板的三根管路（粉色、蓝色、绿色），粉色管连接到主机前面的"橘色"的接口，蓝色、绿色管分别连接到主机后面板的接口（图8-13）。

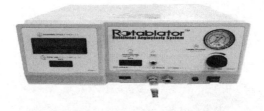

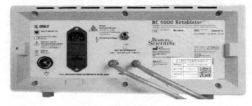

图8-13　管路连接　　　　　　　　　　彩图

3. 打开主机电源。

4. 开机后检查：踩下脚踏板，主机上绿灯闪亮。再踩下脚踏板则绿灯熄灭。

5. 连接交换旋磨导丝，交换旋磨导丝进入目标血管，并将旋磨导丝放置在主支血管远端。

6. 连接推进器和磨头导管：将推进器的球形手柄放在"1"的位置并锁上（图8-14）。

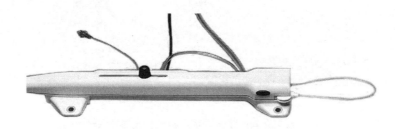

图8-14　连接推进器和磨头导管

7. 推进器手柄与盐水连接，使用压力为200～300mmHg流速的盐水进行冲洗。

8. 磨头进入指引导管之前要按以下四个步骤做体外测试

（1）滴水：观察盐水有无从推进器底部和旋磨导管头端滴出。

（2）旋转：确保磨头旋转，台下调节转速旋钮，确保达到要求的转速，转速表会实时显示磨头转速。

（3）自由移动：术者确认推进器把手可自由移动。

（4）确认导丝：术者确认推进器尾部导丝可见，磨头旋转时导丝无移动。

9. 转速的选择　转速的调节可以脚踩脚踏开关。起始速度选择13.5万～18万转/分，最高转速不要超过22万转/分。

五、使用注意事项

1. 单次旋磨时间不要超过30秒，休息30～60秒之后，确保心率和血压正常再继续。整个旋磨手术操作时间不超过5分钟。

2. 必须在盐水注入的条件下才可操作旋磨推进器，用于冷却和润滑推进器，否则会造成推进器损坏。

3. 旋磨头高速旋转时，一定要使用推进器把手轻柔前后移动，不要使磨头保持在一个位置，否则会造成旋磨导丝损耗。

4. 勿将身体的任何部位或衣服与旋磨头接触，与之接触可能引起人身伤害或衣物扭结。

5. 勿将旋磨头推进至旋磨导丝弹簧头的近端接触点，此类接触可能会导致弹簧头端分离及栓塞远处的冠状动脉。

六、仪器特点

1. 旋磨介入治疗仪是处理冠脉血管钙化病变的有效工具。

2. 旋磨头是长锥形轴，可实现更大的灵活性。

3. 对于严重钙化的左主干及分叉病变，支架无法通过，利用旋磨技术治疗，能够达到满意的临床结果。

七、维护与保养

1. 仪器外表均为有机合成材料，不可将酒精等有腐蚀性的物质滴在上面。

2. 仪器连接线均是光纤材料，其质地较脆，不可打折。

3. 如果长时间不使用，保持一周开一次机，防止因受潮而导致仪器损坏。

第九章

眼科专用设备

第一节 超声乳化治疗仪

超声乳化治疗仪是一种眼科手术仪器，适用于小切口白内障晶状体摘除和人工晶体植入手术（图9-1）。

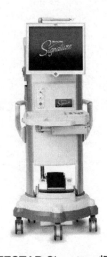

图9-1 WHITESTAR Signature超声乳化治疗仪

一、适用范围

超声乳化治疗仪适用于白内障、残渣皮质和晶状体上皮细胞的乳化、分离、灌注和抽吸，以及与眼前部玻璃体切除相关的玻璃体抽吸、切割、双极电凝及人工晶状体植入。

二、原理与性能

通过仪器对眼球内的晶状体进行乳化和抽吸，并用平衡盐溶液置换抽吸的液体和晶状体物质，可维持稳定的（充盈的）眼球空间容量。通过系统控制，调节施加至手柄针头的抽吸速率、负压，以及灌注溶液的流量，从而实现其医学目的。

三、仪器组成及配置

超声乳化治疗仪的组成及配置（图9-2）。

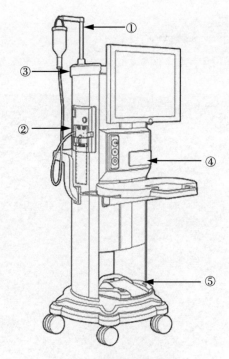

图9-2 仪器组成及配置

①输液架；②导管套件包；③无线遥控器模块；④系统控制台；⑤脚踏板

四、操作技术

1. 连接系统电源，打开控制台背面的系统开关，按触摸屏显示器上的开关按钮开启设备。
2. 系统完成启动自检后，选择医生及程序。
3. 安装导管套件包（图9-3）。

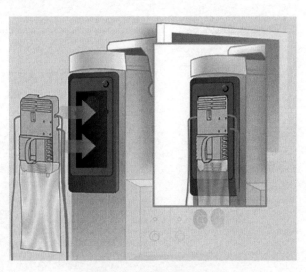

图9-3 安装导管套件包

4. 连接所需附件及管路。

5. 点击"预灌注/微调",进行检测。

6. 设备通过测试,可开始手术(图9-4)。

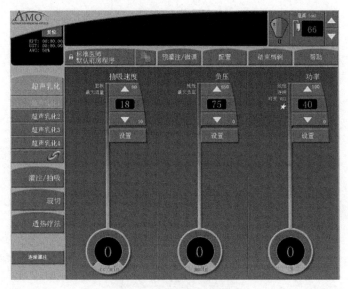

图9-4　系统测试后界面

7. 手术结束,点击"结束病例",即可弹出导管套件包。

8. 选择"关机",出现提示后选择"是"。

9. 关闭系统开关。

五、常见故障及处理

超声乳化治疗仪的常见故障及处理方法见表9-1。

表9-1　常见故障与处理

故障	处理方法
无灌注流	(1)确保已在屏幕上选择适当模式
	(2)检查灌注导管有无扭结
	(3)检查瓶高
	(4)将脚踏踩至位置1并检查液流
	(5)若仍无液流,更换导管套件包
当脚踏板位于"关闭"位置时灌注流平稳持续	(1)检查脚踏未在位置:受阻或卡死
	(2)检查脚踏板的操作
	(3)确认未激活"连续灌注"
无抽吸	(1)确保已在屏幕上选择适当模式
	(2)检查导管有无扭结或堵塞
	(3)检查导管到机头的连接
	(4)将脚踏板踩至位置2并检查泵功能

六、维护与保养

1. 使用酒精、温和肥皂水或任何与塑料零件兼容的杀菌溶液擦拭控制台面板、脚踏开关。使用软布、非研磨布毛巾和商用温和窗户清洁剂清洁触摸屏。

2. 定期检查底盘外观，损坏的硬件必须更换以确保安全操作。

第二节　爱尔康玻切超乳一体机

爱尔康玻切超乳一体机是一种用于眼前节和眼后节手术的多功能手术仪器（图9-5）。

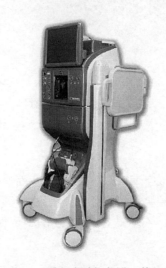

图9-5　爱尔康玻切超乳一体机

一、适用范围

1. 眼科前节手术　包括白内障超声乳化，人工晶体植入术。
2. 眼科后节手术　包括视网膜复位，玻璃体切割术。
3. 眼科前后联合　包括白内障手术联合玻璃体切割视网膜复位术。

二、原理与性能

该仪器是通过导管将手柄和积液盒连接在一起产生负压而从眼内吸出晶体物质，利用眼用平衡液代替房水，可以经输液套管直接进入，也可以通过手柄使液体流入眼内。通过驱动各种手柄，可进行玻璃体和组织切割、晶体乳化、眼后节照明及应用透热疗法（电凝）止血。

三、仪器组成及配置

爱尔康玻切超乳一体机的组成及配置见图9-6。

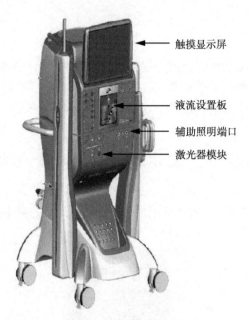

触摸显示屏

液流设置板

辅助照明端口

激光器模块

图9-6 仪器组成及配置

四、操作技术

1. 连接电源、气源（氮气或空气），打开控制台背面的系统开关。

2. 启动系统，按机器后部控制板的"开机"按钮，开启主机。

3. 进入开机后的操作界面，先在显示屏左上角选择"手术医生"，再选择"程序"。手柄类型选择"无"（图9-7）。

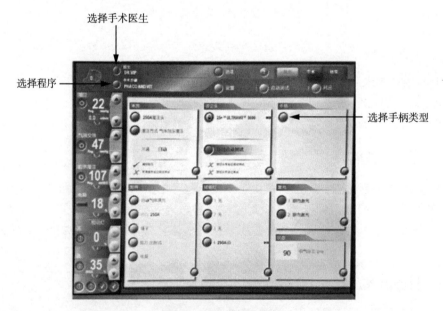

选择手术医生

选择程序

选择手柄类型

图9-7 开机后操作界面

4. 将管道连接至积液盒上：将玻切头、超乳管、气液交换管、注水管按照颜色匹配，从左到右依次连接到积液盒上并拧紧；将废液管连接至积液盒的废液排出接口。

5. 安装积液盒至设备的液流设置板上，确认系统已和积液盒连接成功（积液盒上亮起4个红灯）（图9-8）。

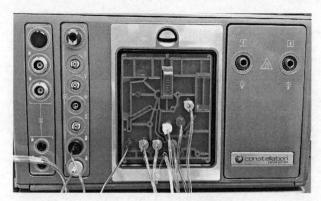

图9-8 积液盒及各管路连接

6. 将玻切头的另外两个接头连接至气动装置，连接正确后气动接口周围发出绿光。确认连接正确，即黑对黑，灰对灰（图9-8）。

7. 将注水管的另一端与灌注液连接。

8. 将气液交换管的另一端与灌注头连接。灌注头应平放卡在小盒的凹槽中（图9-9）。

9. 将超乳管的两个接头对接。

10. 连接照明光纤至照明端口。

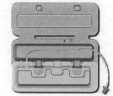

图9-9 灌注头放置

11. 点击显示屏右上方的"开始检测"按钮，启动检测，检测通过后可以开始手术（图9-10）。

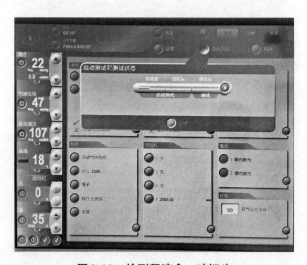

图9-10 检测积液盒、玻切头

12. 如果是前后联合手术，在积液盒、玻切头检测通过后，需将超乳管的两个接头与超乳手柄连接，然后将超乳手柄连接至系统。系统会自动弹出测试提示，测试通过后即可使用。

13. 手术结束后：①关闭灌注。②选择显示屏右上方的"结束"按钮。③根据系统提示，点击"是"，系统将自动清理积液盒（图9-11）。

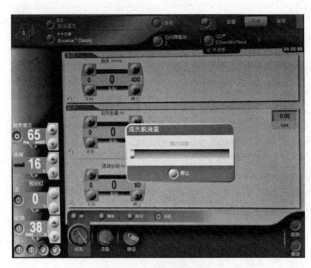

图9-11　清理积液盒

14. 完成清理后，按积液盒上方的弹出按钮移除积液盒（图9-12）。

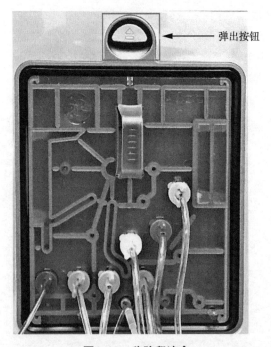

图9-12　移除积液盒

15. 点击显示屏上的"选项"按钮，选择"关闭"，关闭系统（图9-13）。

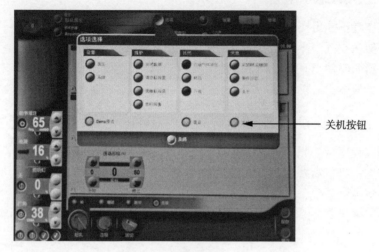

关机按钮

图9-13 关闭系统

16. 关闭电源。

五、仪器特点

1. 采用先进的氙光源照明。

2. 玻切刀设计契合术者需要且更加巧妙，实现了5000转/分的切速，对视网膜的牵拉及对玻璃体的扰动更小，最低程度地减少了患者的痛苦，使患者术后恢复更快，视觉感受更好。

3. 集多功能于一体，操作方便，可节约手术时间，提高手术效率。

4. 能够将眼压稳定控制在医生需要的范围内，提高患者手术耐受力，确保手术顺利完成。

5. 采用模块化设计，使系统允许高配置以便满足更多的需要。

六、常见故障及处理

1. 自检过程突然中断，出现代码2252或2253的提示报警，表示气源压力过高或过低。应检查气源压力，检查各连接管路有无打折或受压。

2. 开机自检后，积液盒不识别或自动弹出，出现代码3100、3202、3204、3436、3437、3469等，首先考虑积液盒本身密闭性或完整性是否出现了问题，其次考虑液流传感器、负压电磁阀、液流控制模块是否有故障。应检查积液盒外观有无明显裂开、变形，重新安装测试；如重装后积液盒仍然不识别，则更换新的积液盒；如更换后仍不识别，联系工程师检修液流传感器、负压电磁阀、液流控制模块。

3. 操作时，如果屏幕弹出红色对话框，应立即停止使用设备，联系厂家维修人员。如果弹出黄色对话框，须记下错误代码，告知厂家维修人员，得到初步故障诊断。如果操作时弹出绿色对话框，通常是设置及连接错误或气源压力不足等故障，可根据提示采取相应措施。

七、使用注意事项

1. 操作者不能更换任何部件，包括照明灯泡。

2. 切勿在空气中操作玻切探头，这样可能导致探头的性能降低。

3. 双路照明使用时最好习惯性使用其中一侧，以免双路同时故障影响手术。

4. 严禁液体进入机器。

八、维护与保养

1. 完成程序后按照每个附件的使用说明清洗手柄、探头、电缆、镊子等。

2. 定期检查机箱外观。

3. 注意控制装置、连接器和指示器的正确操作。

4. 为了确保安全操作，损坏的硬件必须更换。必须由技术人员每年对组件进行检查。

第三节　蔡司 VISULAS 532s 眼底激光治疗仪

蔡司 VISULAS 532s 眼底激光治疗仪采用成熟的半导体二极管泵浦激发倍频固体激光，可持续提供高效稳定的波输出。电动微动器使激光瞄准更为精确，同时大大提高了工作效率。真彩眼底激光滤光片技术、激发和等待状态的滤光片自动切换技术，确保了操作的安全性和准确性。

一、适用范围

1. 视网膜血管异常，如视网膜血管瘤、脉络膜血管瘤。

2. 视网膜血管炎性或阻塞性疾病，如视网膜静脉周围炎、视网膜静脉阻塞等。

3. 全身疾病引起的视网膜血管病变，如糖尿病视网膜病变、肾病视网膜病变、高血压性视网膜病变等引起的视网膜微血管瘤、视网膜新生血管及出血等。

4. 其他眼疾：黄斑裂孔、中心性浆液性视网膜脉络膜病变等。

二、原理与性能

激光器晶体产生激光照射，并使晶体频率倍增，532 纳米波长的照射会被身体组织强烈吸收，热量将会导致组织蛋白质凝固，从而实现其医学目的。

三、仪器组成及配置

1. 激光器控制台。

2. 可拆卸控制面板（图9-14）。

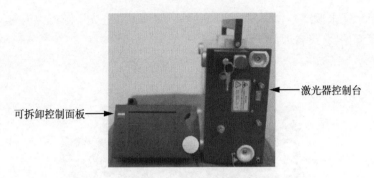

可拆卸控制面板 ←

→ 激光器控制台

图9-14　仪器组成及配置

四、操作技术

1. 连接电源。

2. 向右旋转钥匙开关，打开设备，控制面板上将会显示启动界面，系统自动执行自检程序（图9-15）。

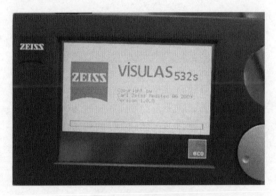

图9-15　设备自检

3. 选择"眼内激光探针"，然后点击右下角" → "按钮，切换到治疗待机模式（图9-16）。

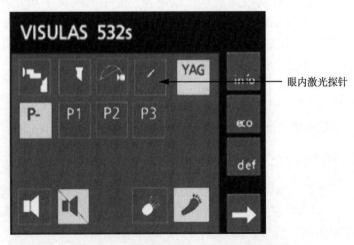

→ 眼内激光探针

图9-16　选择眼内激光探针及进入治疗模式

4.根据手术需求调节各参数：功率、时长、间隔、瞄准光（图9-17）。

5.点击"开始"，设备即可使用。

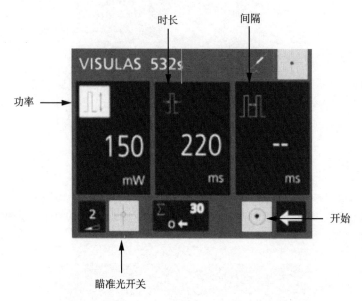

图9-17 眼内激光操作界面

五、使用注意事项

1.在治疗之前，检查安全滤光片是否已安装到手术显微镜上。

2.激光运行期间所有在激光危险区域的人员都应当佩戴激光安全护目镜。

第四节 AMARIS准分子激光角膜屈光治疗仪

AMARIS准分子激光角膜屈光治疗仪是角膜屈光手术中用于激光原位角膜磨镶术（laser assisted in-situ Keratomi，LASIK）和准分子激光角膜切削术（photorefractive keratectomy，PRK）来矫正屈光不正的设备，该设备能精确消融人眼角膜预计去除的部分空间，精确度可达细胞水平，不损伤周围组织，从而达到治疗目的。

一、适用范围

近视、远视及散光的治疗。

二、原理与性能

准分子激光与生物组织作用时发生光化反应，远紫外光激光作用于组织，使分子之间的结合键断裂，将组织直接分离成挥发性的碎片而消散无踪，对周围组织则没有影响，以达到对角膜重塑的目的。

三、仪器组成及配置

AMARIS准分子激光角膜屈光治疗仪的组成及配置见图9-18。

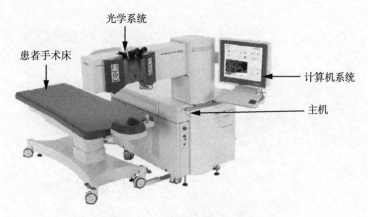

图9-18　仪器组成及配置

四、操作技术

1. 连接电源，开机。开机时先将钥匙旋至PC位置，电源开启；之后将钥匙继续旋至Start位置，所有配置和组件将启动；松开手，钥匙将自动转回PC位置，即已完成开机过程。

2. 能量密度测试。将能量探测器固定于升降座，然后置于显微镜下。将能量测试片安装于能量探测器上，在显微镜下调整测试片的位置使之良好对焦，即可进行测试（图9-19）。

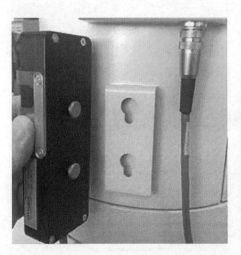
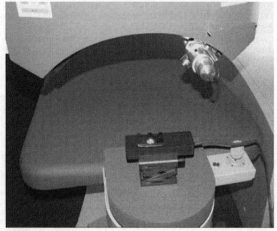

图9-19　能量探测器

3. 漂移测试。能量测试完成之后，需完成漂移测试，以检查和补偿可能出现的伺服镜偏移。在相纸上用激光切削出一个圆环和圆点。系统计算圆点在眼球跟踪系统实时视频中的位置，并自动补偿任何识别到的偏移。绿色矩形框即用于漂移测试的目标区域。注意，该矩形框范围内的相纸不能出现以前切削过的痕迹（图9-20）。

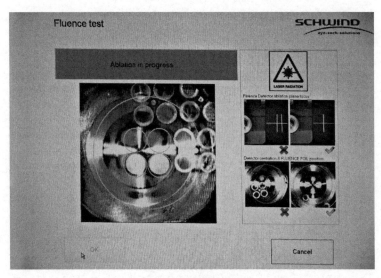

图9-20　漂移测试

（1）菜单的两个小图片显示相纸摆放的正确位置与不正确位置。

（2）中央原点切削完成后，眼球跟踪系统即刻被激活，此时勿触碰准分子激光机直至漂移测试完成。漂移测试完成后，打开瞄准光并检查激光红点是否在相纸上切削圆点内。

（3）漂移测试确认信息：如果红色瞄准光位于切削圆点内，点击"OK"按钮确认该信息，本次漂移测试将生效。否则，点击"Cancel"按钮，退出该信息框。如果点击"Cancel"按钮，则本次漂移测试被设置为无效，需要重复测量。重复测量后，如果瞄准激光器仍不在消融点内，应联系技术人员进行检查（图9-21）。

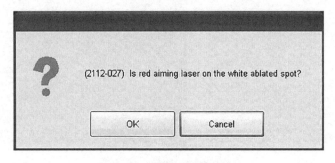

图9-21　漂移测试确认信息

4. 完成以上测试以后，可以新建或者导入手术资料进行相应手术。核对患者左右眼各项信息无误之后，点击电脑"Start treatment"按钮进入治疗界面，手术开始。

5. 手术结束后，关闭电脑，然后再使用钥匙关闭激光系统，向左转到"Stand by"位置即可。

五、仪器特点

1. 手术速度快，有500赫兹的切削频率。

2. 安全性能可靠，有1050赫兹的追踪频率，五维追踪。

3. 最大程度保护角膜组织，采用0.54毫米的高斯光束。

4. 激光配有不间断电源，能够保证设备运转不会受到停电的影响，可以继续手术。

六、使用注意事项

1. 对于该设备严禁使用挥发性消毒液（尤其酒精）及紫外线消毒；患者及术者严禁使用香水等有味道的化妆品，包括使用香波洗发；冬天进入存放该设备的手术间时注意消除静电。

2. 手术室环境为温度18～24℃，湿度30%～45%，最佳湿度40%。

3. 经过一定数量的换气后，氟化氩气瓶中的气体将耗尽，当换气次数低于30次时，系统会以倒计数形式给予提示。当倒计数接近"0"时，需提前与工程师联系，更换新的气瓶。

4. 若激光气体中的卤素气体氟气泄漏，应立刻离开手术室，打开门窗及开启换气设备，保证空气通畅。

七、维护与保养

1. 清洁仪器、患者手术床及手术室时，切勿使用含有氨或酒精的任何液体。使用消毒液时，务必检查是否含有氨或酒精等成分。氨和酒精将降低激光光束的能量，并且可能导致治疗结果的改变。

2. 勿使用乙醚、丙酮或侵蚀性清洁剂，这些清洁剂可能损坏仪器表面甚至仪器本身。

3. 准分子激光机表面清洁时，普通的污渍可用润湿的无纺布清洁，顽固污渍可用非侵蚀性清洁剂清洁。

4. 勿使用酒精或含氨的溶液清洁能量探测器。

第十章

整形外科设备

Body-jet水动力辅助吸脂系统

Body-jet水动力辅助吸脂系统采用一种新兴开发的电极传导治疗系统，这种新式治疗头通过一根抽吸管将容器中的液体经过压力系统引入至进入人体的探针套管，该压力系统在110巴（1巴＝100千帕）的压强下会产生一种脉冲式水动力作用，以水动力作用分离结缔组织上的脂肪细胞，通过抽吸套管可将脂肪细胞与冲洗液一起抽吸到吸入容器。

一、适用范围

该系统主要应用于美容外科手术，特别是皮下脂肪抽吸。

二、仪器组成及配置

1.仪器组成（图10-1）

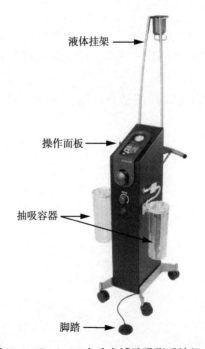

图10-1　Body-jet水动力辅助吸脂系统组成

2. 配置

（1）一次性无菌水动力吸脂治疗系统（图10-2）。

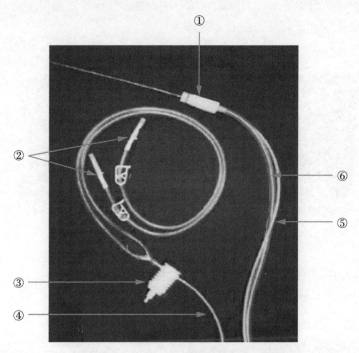

图10-2　一次性无菌水动力吸脂治疗系统

①喷射手柄：主要用于导入膨胀液及吸除脂肪；②液体传输管：可同时连接两个液体袋；③压力容器：用于能产生最佳分离脂肪细胞效果的预置液压；④PV管（硬管）：将加压后的液体输送到喷射管；⑤PVC管（软管）：抽吸管；⑥PVC管（软管）：液体传输管

（2）水动力吸脂系统专用器械（图10-3）。

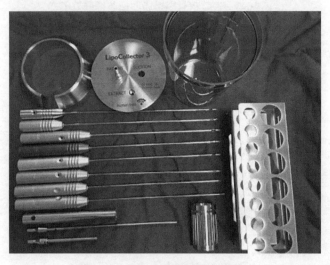

图10-3　水动力吸脂系统专用器械

三、操作技术

1.由器械护士负责组装水动力吸脂系统专用器械，操作步骤如下。

（1）将脂肪回收桶安装到底座上（图10-4）。

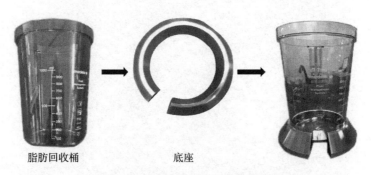

脂肪回收桶　　　　　　底座

图10-4　脂肪回收桶与底座的安装

（2）各器械组件与脂肪回收桶盖的组装

1）将密封圈安装到脂肪回收桶的盖子上（图10-5）。

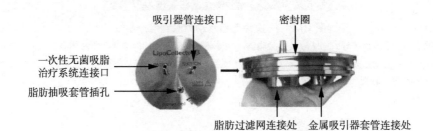

吸引器管连接口　　　　密封圈

一次性无菌吸脂
治疗系统连接口

脂肪抽吸套管插孔

脂肪过滤网连接处　　金属吸引器套管连接处

图10-5　安装密封圈至脂肪回收桶的盖子

2）安装脂肪过滤网（图10-6）。

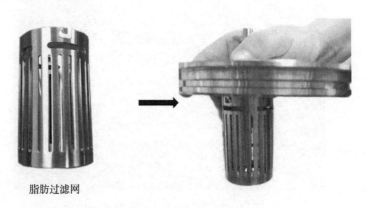

脂肪过滤网

图10-6　脂肪过滤网的安装

3）将金属吸引器管插到吸引器管连接口处（图10-7）。

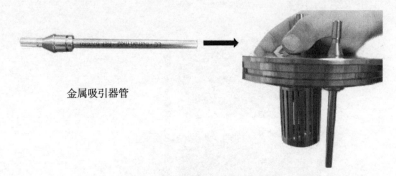

金属吸引器管

图10-7　金属吸引器管的安装

4）安装金属吸引器套管至金属吸引器管上（图10-8）。

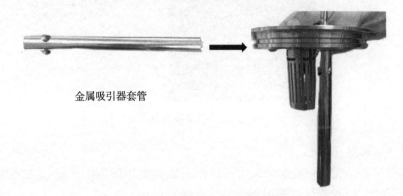

金属吸引器套管

图10-8　金属吸引器套管的安装

（3）将组装好的盖子盖到脂肪回收桶上。该桶需放置在无菌台上，并保持无菌（图10-9）。

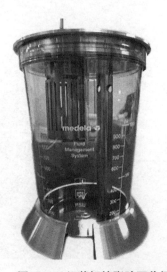

图10-9　组装好的脂肪回收桶

2. 将设备的主电源线与有接地保护的电源接口连接。按下设备后部的主电源开关，开启 Body-jet 主机（图 10-10）。

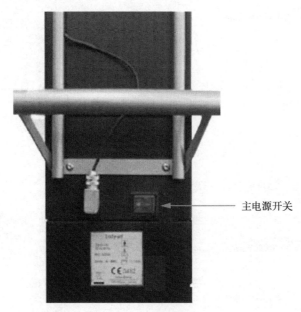

主电源开关

图 10-10　主电源开关

3. 安装压力容器

（1）器械护士从无菌包装袋内取出一次性无菌水动力吸脂治疗系统，将带有压力容器和液体传输管的一端递给巡回护士。

（2）巡回护士逆时针旋下压力容器插座上的密封盖，将压力容器插入相应的机身插口中（安装时 PV 管必须朝上，PVC 管必须朝下）。然后用拇指轻轻压住压力容器，将压力容器从静止位推到操作位。如果压力泵没有正确安装到位，就不会产生压力（图 10-11）。

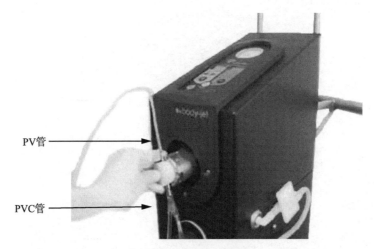

PV 管

PVC 管

图 10-11　安装压力容器

（3）顺时针旋转将压力容器密封盖拧紧（图10-12）。

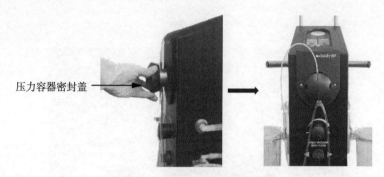

压力容器密封盖

图10-12　拧紧压力容器密封盖

4. 安装好压力容器后，将液体传输管与配好的膨胀液连接（图10-13）。膨胀液必须挂在液体挂架上，挂架最大承受的液体质量为6000克。如果使用瓶或罐装容器，必须插入一个排气管。

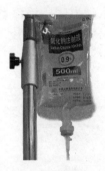

图10-13　连接膨胀液

5. 器械护士将吸引器管的一端连接至脂肪回收桶盖的"suction"接口处，然后把吸引器管的另一端递给巡回护士，巡回护士将吸引器管与抽吸袋接头连接，这样可将脂肪回收桶内多余的液体抽吸到水动力系统两侧的抽吸容器内（图10-14）。

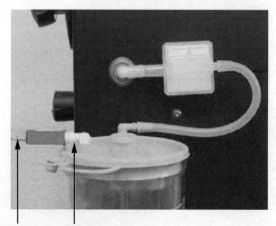

抽吸管　　抽吸袋接头

图10-14　抽吸管与抽吸袋接头的连接

6. 将真空抽吸转换开关旋转到当前使用的抽吸容器方向（图10-15）。

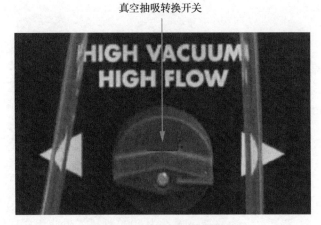

图10-15　真空抽吸旋转开关

7. 器械护士将一次性无菌水动力吸脂治疗系统的抽吸管连接到脂肪回收桶盖的"patient"接口处，然后将喷射手柄与注水针连接（图10-16）。

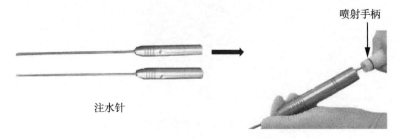

图10-16　安装喷射手柄与注水针

8. 按下压力控制面板上的"ON/OFF"键启动压力发生装置。使用"＋／－"键选择压力范围。预置的压力范围显示在左边的显示屏上（图10-17）。

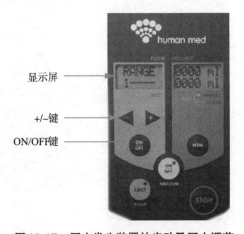

图10-17　压力发生装置的启动及压力调节

9. 按下"ON/OFF VACUUM"键打开抽吸装置（图10-18）。所需的抽吸压力可通过设备前部的抽吸压力调节开关来选择，范围为0～850毫巴（图10-19）。

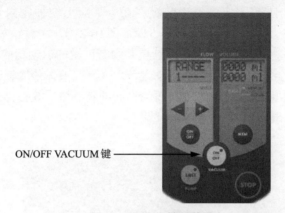

ON/OFF VACUUM键

图10-18　打开抽吸装置

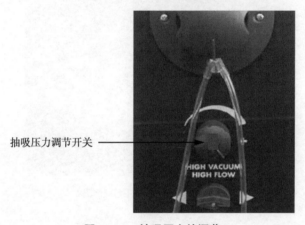

抽吸压力调节开关

图10-19　抽吸压力的调节

10. 手术开始前按下"MEM"键开启右侧显示屏，显示屏上方显示总的液体消耗量，下方显示当前抽吸过程中所用的液体量。按下"MEM"键持续3秒，所有的消耗量显示值都复位到0（图10-20）。

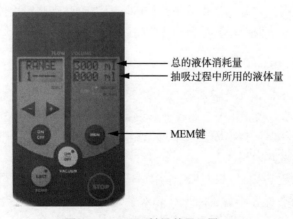

总的液体消耗量
抽吸过程中所用的液体量

MEM键

图10-20　MEM键及其显示屏

11. 沿着穿刺切口，将注水针/抽吸导管插入皮肤切口下进行操作。踩下两个脚踏开关中的一个，压力发生装置开始启动并产生分离脂肪细胞所必需的水流。

12. 手术结束后：①关闭压力发生装置。②取下压力容器密封盖，按下"EJECT PUMP"键取下压力容器，这个过程约需5秒（图10-21）。注意：如"EJECT PUMP"键按压时间过长，该键上的指示灯会变成红色并中断该键的启动功能；如该键在2分钟内未被激活，指示灯会熄灭，必须重新启动设备。③夹住液体传输管，以切断压力容器上方的传输系统。④从喷射手柄上取下可再消毒的抽脂器械。⑤丢弃一次性无菌水动力吸脂治疗系统。⑥关闭设备后部的主电源开关。

EJECT PUMP键 ——

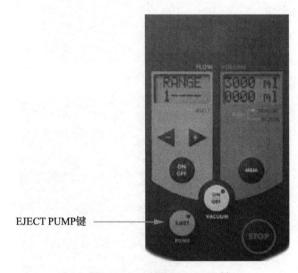

图 10-21　EJECT PUMP 键

四、仪器特点

1. 抽吸管与手柄为整套套件，可根据需要将抽吸套管安装于手柄上。抽吸过程是通过一整套抽吸系统来完成的。

2. 与传统将膨胀液引入到人体经过一个多小时反应后再吸出这些溶液的方法相比，水动力吸脂则是在通过水动力作用分离组织的同时将脂肪细胞吸出体外的过程。

3. 止回阀在不启动脚踏开关时会自动关闭以防止液体倒流。

五、使用注意事项

1. 如将Body-jet水动力吸脂系统与1992年9月11日前生产的高频外科设备连接使用，则Body-jet水动力吸脂系统与高频外科设备端子之间至少要有2米的距离。

2. 设备应放置并保持在稳固、水平且无振动的平地上。要避开直接光照，以便获取适宜的操作显示及散热效果。

3. 直接的水喷射会因其潜在切割作用损伤眼睛与皮肤。必须严格注意以下常规安全注意事项：①所有操作本设备的人员必须事先了解操作说明，熟悉压力或抽吸参数。②使用本设备前切勿踩下脚踏开关。③使用手柄时，必须格外小心，应确保水直接对着治疗部位喷射。④切勿弯曲手柄及探针。

4. 该设备并未完全防浸液，因此操作过程中一定要注意，禁止在设备上或其周围泼洒液体。

5. 每次使用结束后，必须检查设备配件（包括可拆卸配件如电源线与脚踏开关）是否损坏或损伤。切勿使用已损坏或损伤的配件。

6. 运输或关闭Body-jet设备时，务必将脚踏放入脚踏支架内（图10-22）。

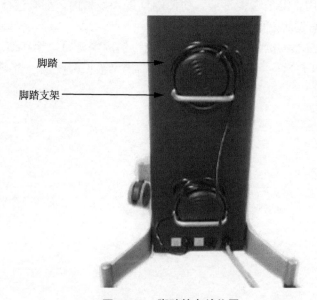

脚踏
脚踏支架

图10-22 脚踏的存放位置

六、常见故障及处理

1. 一旦发生故障，可用急停开关来紧急关闭抽吸和压力发生装置。在紧急关闭设备后，只有按下设备后部的电源开关才可重启设备（图10-23）。

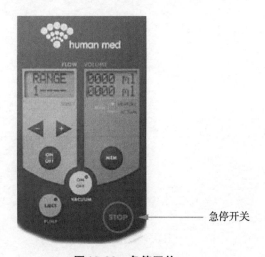

急停开关

图10-23 急停开关

2. 如果冲洗或抽吸套管没有抽吸或抽吸力度很小，处理方法为：①检查抽吸袋安装及插法是否正确。②用抽吸位置调节开关及适宜的真空压检查抽吸出口是否正确。

七、维护与保养

1. 开始清洁和消毒前必须断开电源，并拔下电源插头。

2. 使用浸有消毒液的软棉布擦拭Body-jet主机、压力容器密封盖、脚踏开关及连接线、电源线。勿使用含溶剂型消毒液。勿使潮气侵入设备内。如有液体浸入应立即排除。只有液体完全蒸发后方可再次使用设备。

3. 脂肪收集罐在85℃的消毒机与121℃的消毒锅内消毒时，无须使用清洁剂/消毒液，消毒时间至少15分钟。禁止使用含有苯酚的消毒液或清洗剂，否则会损坏脂肪收集罐。

第十一章

微创外科设备

第一节　达芬奇机器人系统

达芬奇机器人系统整合了三维立体高分辨率的影像、可转腕手术器械及直觉同步操控技术，使医生超越传统手术技术的限制，也使更多复杂外科手术能以微创方式开展，进一步拓展了微创技术在复杂手术中的应用范围，在诸多重要方面加强了临床治疗能力。

一、适用范围

该系统适用于成人和小儿，主要用于泌尿外科，如肾切除、肾上腺切除、膀胱肿瘤切除、前列腺肿瘤切除等；妇科，如全子宫切除、输卵管再通吻合、盆底重建等；普通外科，如肝叶切除、复杂胆道重建、胃癌根治、结直肠癌根治等；心胸外科，如二尖瓣成形、二尖瓣置换、房间隔缺损修补、食管癌切除、肺叶切除等。

二、原理与性能

通过医生操控系统，快速准确地控制达芬奇机器人系统和附属设备，使手术医生达到视觉和动作的完美统一。指尖控制的操作手柄将医生的手部动作传导到机械臂上，按比例缩小移动幅度使得手术动作更精准，并且能滤除手部的震颤。其成像系统通过两条分开的光学通路传输合成高清成像，赋予手术视野真实的深度感知能力，高质量的三维图像加上直觉同步操控使医生的手和眼延伸到患者体内。数字变焦功能可在内镜不推进手术区域的情况下高倍放大视野，组织分层和临界的解剖结构将看得非常清楚，从而增加了医生对手术的把握。

三、仪器组成及配置

1.医生操控系统（图11-1）

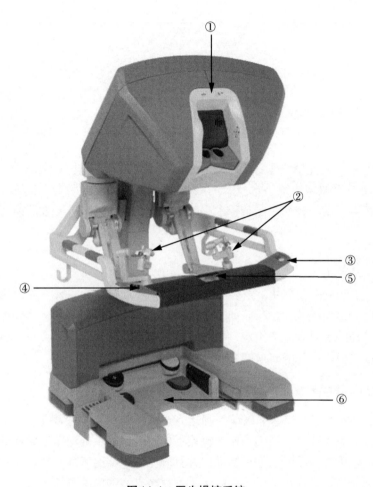

图11-1　医生操控系统

①目视区：提供手术视野的三维高清影像，包括扬声器、红外感应器、头枕、立体目镜四部分。②操作手柄：通过操作手柄来控制EndoWrist手术器械和镜头视野，操作手柄上的动作能完全精确地复制在床旁机械臂系统的机械臂上。③右侧面板：位于医生操控系统的臂枕右侧。右侧面板有灰色的电源按钮和红色的紧急停止按钮。灰色电源按钮能在独立模式下启动医生操控系统，或者在每个系统相互连接后启动整个系统；按下紧急停止按钮，系统的工作会立即停止。④左侧面板：位于医生操控系统的臂枕左侧。左侧面板有立体目镜高度调整键、立体目镜倾斜度调整键、臂枕高度调整键和脚踏板深度调整键。⑤触摸面板：主控制界面，位于医生操控系统的臂枕中央，医生可随时调节、保存音频和视频设置。⑥脚踏板：整合了多种控制功能，包括切换器械臂、离合器、镜头控制和电刀控制功能等，可根据医生不同体型调节脚踏板的位置

2. 床旁机械臂系统（图11-2）

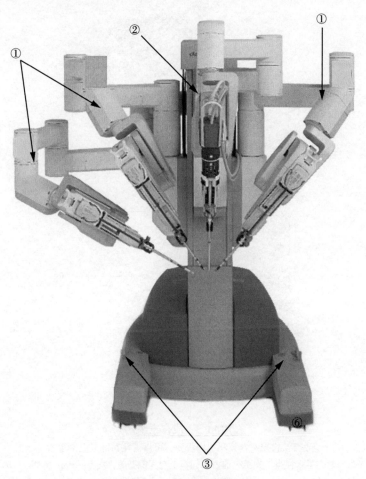

图11-2　床旁机械臂系统

①器械臂：装配EndoWrist器械。装配上无菌EndoWrist手术器械后，主刀医生可以控制该器械。②镜头臂：装配镜头。装配上无菌镜头后，主刀医生可以完全控制内镜的视野。③转换开关和电动驱动：用来控制床旁机械臂系统的运动。移动床旁机械臂系统有手动（N）和电动驱动（D）两种模式，由转换开关选择。手动模式适用于长距离（比如从一间手术室到另一间手术室）的移动；电动驱动能更快更容易地完成对接和手术室内布局，在电动驱动模式下，床旁机械臂系统处于制动状态

3. 成像系统（图11-3）

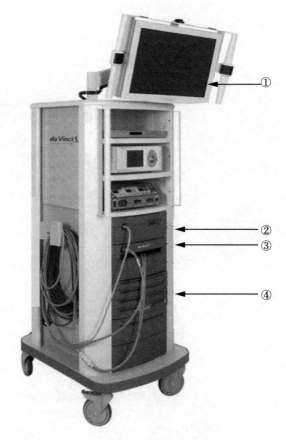

图11-3　成像系统

①触摸显示屏：在患者旁交互式控制音频和视频设置，可以直接在屏幕上的手术视野图像上画线。②光源机：为内镜提供光源以照亮手术视野。光源机前方的面板上有光源开关，按下"＋"或"—"选项调整光源输出强度，光源强度会在旁边以0（最暗）～100（最亮）数字显示。同时按下"＋"和"—"选项将显示光源已使用的时间。③摄像机控制器（camera control unit，CCU）：用于获取和处理从镜头捕捉的图像。④核心处理器：系统的中央枢纽和处理器。所有系统光缆、附加设备和AV都通过和核心处理器连接并处理完成

四、操作技术

1. 根据手术方式，将系统的三个部分摆放到相应的位置，床旁机械臂系统应放在非无菌区的空旷地面上，确保有足够的空间拉开机械臂，套上无菌罩。

2. 分别把医生操控系统、床旁机械臂系统和成像系统的电源线连接在独立的电源插座上。

3. 系统连接好电源线后，用两根蓝色光缆分别将医生操控系统和床旁机械臂系统连接到成像系统。蓝色光缆连线能在成像系统、床旁机械臂系统和医生操控系统之间建立通信连接。

4. 将兼容的电设备连线连接到成像系统核心处理器后面。可用三台电设备发生器，每台发生器需连接独立的电源插座。

5. 将视频线上的箭头与成像系统CCU上面的箭头对齐，径直插入并顺着螺纹拧紧。

6. 将成像系统CCU前面板上插入的视频线与镜头相连接。

7. 将导光光缆插入光源的前面板接口上。

8. 开机：当医生操控系统、床旁机械臂系统和成像系统接通电源并且通过两根蓝色光缆连接时，系统处于一体模式，这时系统可通过按任一系统上的电源键来启动。启动后系统进入电路和机械双重自检程序，检查系统的各个部分，并进入"Home"状态。

9. 将无菌罩套在床旁机械臂系统：首先套摄像头及其连线，并连接内镜；套好的摄像头、连线及内镜放置在无菌台上，连线摆成"S"形；然后将无菌罩分别套在器械臂和镜头臂上。

10. 手术过程中，系统三个部分的位置摆放：①床旁机械臂系统放置在靠近患者身边的无菌区。②医生操控系统位于无菌区之外，以便能和手术台助手医生进行良好沟通。使用操控系统两侧的扶手来移动医生操控系统，控制台可顺时针或逆时针360°转动。③成像系统位于无菌区之外，但要放在手术床旁医生方便观看和巡回护士方便操作之处，成像系统的触摸显示屏可套上无菌罩，并拉到无菌区域内。

11. 调节白平衡：①将一张无菌白色纸片放置在离内镜头端10厘米远的位置（切勿使用纱布代替白纸），确认白色纸片充满镜头的整个视野。②按下镜头上的"影像设置"按钮开启白平衡的调节，显示屏上会出现校准菜单，使用箭头来选择"白平衡"的选项。进行白平衡调节时，系统会自动把光源亮度调整到100单位。③白平衡调整完成后，系统会自动回到上级菜单，并且在"白平衡"的选项前出现一个"√"。④如果白平衡的调节没有完成，应确认光源亮度为100单位，并且白色纸片距离内镜镜头10厘米远，随后再尝试一次。

12. 镜头校准：①在开始三维立体的镜头校准前，将十字校准器套在内镜上，旋转校准器使得十字准星显示在屏幕正中。②从镜头上进行镜头校准时，确认显示屏菜单上"自动3D校准"选项为高亮状态。如不是，需按箭头按钮来调整选项。再次按下"影像设置"按钮即可开始镜头校准。当启动校准程序时，系统会自动将光源打开并聚焦。③在镜头校准过程中，医生控制台的显示屏中会出现"自动校准中"的信息，当校准完毕后，屏幕上会出现"是否校准准确？"的信息。如果十字准星的颜色已经完全重叠，使用镜头上的箭头按钮选择"是的"选项，再按下"影像设置"按钮确认结束校准。系统会自动回到上级菜单，并且在"自动3D校准"的选项前会出现一个"√"。④如果校准不准确，应选择菜单上"否"，并且重复上述校准步骤。注意：每次更换内镜镜头类型，都需要镜头校准。

13. 插入、安装和取下手术器械：①伸直器械的腕部。②将器械的前端放入套管内。③将器械盒滑入无菌适配器中。④使用前臂关节按钮手动导入器械。⑤确定手术器械的前端始终在双目内镜的视野范围内，插入器械的过程中如果遇到阻力立即停止。当指示灯变为蓝色后，手术医生就能控制器械。⑥取出手术器械前，手术医生应首先将器械腕部伸直并打开器械前端，然后轻轻捏住器械盒两侧的释放杆将器械直接拉出。⑦再次插入手术器械时，可以使用记忆功能（如果器械臂的位置改变，记忆功能就会消失，需要重新设置记忆位置）。记忆功能协助导入一个新的手术器械，导入后新的手术器械前端的位置比原先使用的手术器械前端的位置略短。当存在记忆功能时，指示灯会交错闪烁白色和绿色，轻轻压住手术器械盒的顶端将其插入，如感到有阻力则立即停止插入。

14. 在使用操作手柄控制手术器械之前，需要术者将头部保持在立体目镜的感应范围内，手指分别放入操作手柄的指套内，这时显示屏上会出现把手匹配的符号。把手匹配能通过两种方式完成。第一种是通过轻轻捏住操作手柄的把手、然后慢慢放开的方式，这样操作手柄就能和手术器械的前端相匹配。第二种是通过轻轻转动操作手柄把手的方式来完成。

15. 手术结束后：①取出床旁机械臂系统上所有手术器械和内镜。②松开床旁机械系统与患者连接的套管。③从患者身体上移开系统的器械臂和镜头臂。④使用电动驱动将床旁机械臂系统往后退，离开患者。⑤整理可重复使用的配件进行清洗，包括套管、内镜和十字校准器。⑥拆除并丢弃无菌罩。⑦折叠臂关节贴近系统中心柱，第三臂置于储存位置，然后将床旁机械臂系统放至库存位置。⑧按下任一系统的电源按钮以关闭整个系统。

五、仪器特点

1. 手术过程中，所有手术团队成员可以在成像系统的触摸显示屏上看到手术视野。宽屏功能使助手能看到手术视野的远景，更有利于观看手术过程。主刀医生可以看到助手在触摸显示屏上划的记号，加强手术团队的沟通和学习。

2. 该系统拥有高级的手术室一体化整合功能，在医生操控系统上可以看到患者心电监护仪显示的图像数据信息。

3. 达芬奇机器人系统支持配备双操控系统，可在两名医生之间交换控制操作，能达到开放手术中的教学环境。

4. EndoWrist器械拥有独特的可转腕结构，其7个自由度比人手更加灵活。这使得医生能更灵巧地操作控制手术器械，达到精细切除和手术重建的目的。

5. 系统拥有多重安全检查功能，能防止器械或机械臂的自行移动。与传统腔镜手术不同，达芬奇机器人系统的机械臂是围绕手术切口的固定点运动，这会减少切口周围组织的损伤及降低切口后续治疗费用，提高总体手术效益。

六、使用注意事项

1. 达芬奇机器人系统需要3个独立的电源供应，其中床旁机械臂系统必须每天24小时连接电源。应保证有足够的电源供应，避免由于突然反复断电对机器造成损害。任何系统都不能使用电源延长线。

2. 该系统有两种类型镜头光缆，根据光缆接头的不同颜色，可分为黑色和灰色两种。这两种光缆接头功能相同，但只能匹配独自的接口，不可交叉使用。

3. 光源内的灯泡可提供约1000小时的光源，当累积使用近900小时后，系统会提出警告。在手术过程中，将光源强度调至100单位，这样可以为手术提供最明亮清晰的影像并避免雾气干扰。

七、常见故障及处理

1. 当故障发生时，床旁机械臂系统的机械臂会锁死。如果是某个机器臂的故障，该机械臂上的指示灯就会是红色（表示是不可恢复的故障）或黄色指示灯（表示是可恢复的故障）。

2. 如果故障是可以恢复的，可以先按下静音键然后解决故障。例如，故障码显示817，同时显示屏上显示床旁机器人系统需要接电源。当床旁机器人系统接上电源后，就可以安全地继续进行手术，并在医生控制台或机器人显示器上按下"故障解除"键。

3. 如果故障是不可恢复的，首先按下静音键，在记录了故障代码和解决故障后才能重新开启系统。重启系统时，不需要将套管从机器人手臂上取下，不需要重新对成像系统进行校对。

4. 如果一个机械臂发生了确切的故障，禁用该机械臂的提示会显示在触摸显示屏和触摸面板上，操作者可以利用机械臂上的大臂关节按钮和前臂关节按钮来移动这个机械臂，将它放置在不妨碍手术的地方，在整个系统没有重启以前不能使用。操作者可以利用剩下的机械臂完成手术。

5. 镜头臂在禁用状态时如果被移动，会对系统的器械和操作手柄有负面影响，会造成器械臂不自主的活动。镜头臂处于被禁用的状态，需要床旁机械臂的助手来监控和管理。

6. 如果需要立即停止机器人系统的操作，可以按下医生操控台右侧操控板上的紧急停止按钮。

7. 如果医生操控台上的电源按钮不能关闭，可以用医生操控台后面的短路器关闭电源。注意要将按钮杆保持向上的位置或在下次开机前准备成向上的位置。

8. 床旁机械臂系统开关键无法关闭时，按下床旁机械臂系统后面的EPO按钮，床旁机械臂系统的电源就完全关闭并显示一个不可恢复的故障。在下次开机前，确认该系统的EPO按钮没有被按压，保持在开的位置。

9. 遇到紧急情况，机器人手术转开放或腹腔镜手术：①将机器人器械和内镜从患者体内取出。②如准备开放手术，将患者身体上的套管取出。③将机械臂从患者身体上移开。④将机器人床旁系统从患者和手术台旁移开。

八、维护与保养

1. 用柔和的抗菌肥皂水溶液蘸湿软布，按需要擦拭系统组件和电缆表面。

2. 用柔和洗涤剂与水的稀释混合物蘸湿软布清洁显示屏，不得使液体进入显示屏内。

第二节 腹腔镜手术系统

一、3D腹腔镜系统

3D腹腔镜系统是在普通腹腔镜的基础上发展而来，在3D及2D模式下都可以呈现出色的全高清画面。位于电子镜头端的两个高清图像传感器可以模仿人体视觉成像，提供真实立体的效果，使术者具有高清的立体感和空间感，手术精度显著提高，并且不容易损伤人体的正常组织。

（一）适用范围

3D腹腔镜系统适用于各种微创手术，其中在普通外科、泌尿外科、妇科、胸外科等的应用较为广泛。

（二）原理与性能

3D腹腔镜系统能使人的双眼同一时间接收一张完全不同的图像，大脑将左眼和右眼图像的相似部分进行匹配，并产生差距的信息，通过人脑的成像处理可以形成立体觉。

（三）仪器组成及配置

1. 仪器组成

（1）3D监视器（图11-4）。

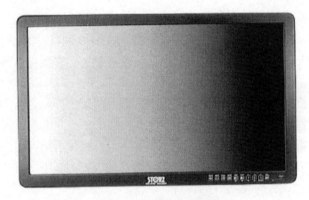

图11-4　高清3D监视器

（2）光源系统（图11-5）。

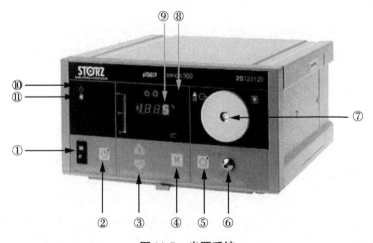

图11-5　光源系统

①电源开关；②待机键；③光亮调节键"＋"或"－"；④手动/自动调光选择键；⑤防雾泵开关；⑥防雾泵出气口；⑦光纤插口；⑧灯泡正常工作指示灯（蓝色）；⑨光亮设定值；⑩灯泡寿命报警指示灯；⑪立即更换灯泡指示灯

（3）3D摄像系统（图11-6）。

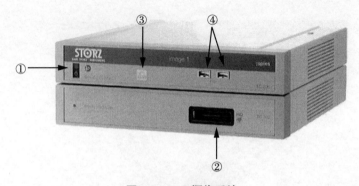

图11-6　3D摄像系统
①电源开关；②摄像头接口；③白平衡按键；④USB接口

（4）气腹机（图11-7）。

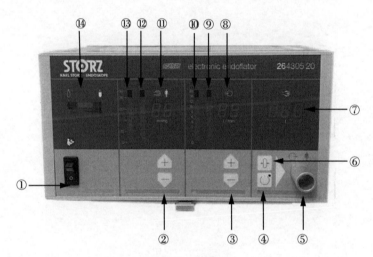

图11-7　气腹机
①电源开关；②气腹压调节键"＋"或"－"；③流量调节键"＋"或"－"；④充气开/关键；⑤气腹机出气口；⑥耗气量复位键；⑦显示耗气总量；⑧显示当前实际流量数值；⑨预设流量；⑩实际流量；⑪显示当前实际气腹压数值；⑫预设气腹压；⑬实际气腹压；⑭气瓶气压指示灯

2. 配件
（1）3D电子内镜（图11-8）。

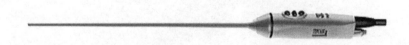

图11-8　3D电子内镜

（2）光纤（图11-9）。

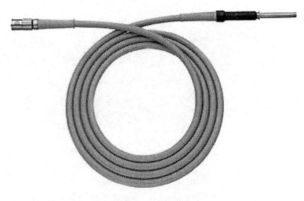

图11-9　光纤

（3）3D眼镜（图11-10）。

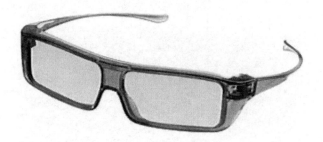

图11-10　3D眼镜

（四）操作技术

1. 摄像及光源系统

（1）3D摄像系统在连接电源后会自动开机。

（2）手持摄像头黑色接头部分，平行插入摄像系统的摄像头接口（图11-11）。

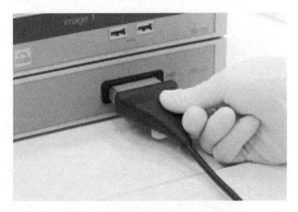

图11-11　连接摄像头至摄像系统

（3）将光纤连接至光源系统的光纤插口。

（4）打开摄像及光源系统的电源开关，开启摄像及光源系统。打开3D监视器背面的电源开关，开启监视器。

（5）按下光源系统的"待机"键，开启光源，调节光源亮度。

（6）调节白平衡：①调节冷光源输出亮度在60%左右。②将内镜前端对准白色无反光的平整物体（如白纱布）。③点击3D摄像系统的白平衡按键，监视器下方出现"白平衡成功"表示白平衡校正完成。

（7）将FAT32格式U盘插入3D摄像系统的USB接口，通过摄像头快捷功能键或用户菜单中的功能键进行拍照或录像，再次按下录像按钮，可停止录像。摄像头上共有上、下、中3个功能键，中键为菜单键，上/下键可设置快捷功能（图11-12）。

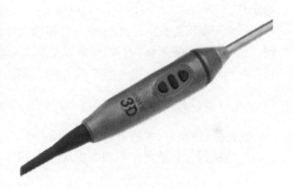

图11-12　摄像头功能键

（8）手术结束，将录像文件完全保存在U盘后，拔出U盘；先将光源系统切换到"待机模式"，然后按电源开关关闭光源系统，最后将光纤拔离光源系统；先关闭摄像系统电源，再拔下摄像线。

2. 气腹机

（1）连接气腹机的电源线至电源接口。

（2）将二氧化碳钢瓶连接管或低压室内中心供气管连接到气腹机后面板的进气嘴。

（3）按下气腹机的电源开关，开启气腹机。打开电源开关后，会有六声短促的声音响起，表明主机已通过自检，设备处于待机状态。

（4）设定气腹压力及流量。

（5）将气腹管一端连接气腹机出气口，另一端连接气腹针或穿刺套管。

（6）按气腹机的充气开/关键，即可启动注气。

（7）手术结束后：①关闭二氧化碳气瓶阀门或切断二氧化碳气源，把主机内的余气放完。②关闭气腹机的电源开关。

（五）仪器特点

1. 该系统可进行多种应用：硬镜、软镜和3D腔镜。

2. 可同步输出2D信号以供选择。

3. 还原了真实视觉中的三维立体手术视野，可以观察到非常精细的血管结构，从而最大限度地减少意外损伤血管的风险。

（六）使用注意事项

1. 3D监视器应正对术者，距离术者的最佳位置是1.8～2.2米。观看角度以水平或仰视监视器中心为佳。

2. 摄像头插头连接至摄像系统前需确保干净干燥。

3. 如果光源系统的"灯泡寿命报警指示灯"亮，说明灯泡的使用已超过450小时；如果"立即更换灯泡指示灯"亮，说明灯泡的使用已超过500小时，必须立即更换。

4. 光源系统使用过程中：①不要经常性地开关机，否则会影响灯泡寿命。如短暂停止使用主机，可按下"待机"键，使主机进入待机状态。②使用过程中，不要把亮度调节到最大，以防止烧坏光纤。

5. 打开二氧化碳气瓶的阀门，如果气瓶内气压充足，则供气压力指示灯会亮起绿色指示灯。

6. 实际腹压超过预设值5mmHg并持续大约5秒时，气腹机会发出报警声并激活放气阀，这时会降低患者腹压，确保患者安全。为了确保放气阀能正常工作，在气腹机出气口和气腹管之间需要加上一个二氧化碳过滤器。

（七）维护与保养

1. 关机后的15分钟内不宜重启腔镜系统。

2. 内镜线缆存放时，盘曲弯度应大于90°，防止光纤折损，影响使用效果及缩短使用寿命。

二、Stryker内镜摄像系统

Stryker内镜摄像系统具有分辨率高、成像清晰、灵敏度高等特点，真实地再现了内镜所采集的图像，可动态显示和摄录腔内病变组织、治疗过程及病理存档，帮助医生在直视下进行手术操作，对病灶表面的组织结构进行细致观察并做出正确的定位和诊断。

（一）适用范围

该系统适用于腹腔镜检查、胸腔镜检查、鼻咽镜检查、耳内镜检查、鼻窦镜检查，以及腹腔镜、胸腔镜、关节镜等外科内镜手术。

常见内镜外科手术包括腹腔镜胆囊切除术、腹腔镜疝修补术、腹腔镜阑尾切除术、腹腔镜骨盆淋巴结切除术、腹腔镜辅助子宫切除术、腹腔镜和胸腔镜脊椎前路融合术、前交叉韧带重建术、膝关节镜检查、肩关节镜检查、小关节的关节镜检查、减压固定治疗、楔形切除术、肺部活组织检查、胸膜活组织检查、胸交感神经切除术、胸膜固定术、冠状动脉旁路的胸廓内动脉切除术等。

（二）原理与性能

Stryker内镜摄像系统使用冷光源提供照明，运用数字摄像技术使内镜镜头拍摄到的图像通过光导纤维传导至后级信号处理系统，并实时显示在液晶显示屏上，供医生通过显示屏上所显示的图像对病情进行分析判断，再通过特殊器械进行手术。

（三）仪器组成及配置

1. 仪器组成

（1）液晶显示屏。

（2）光源系统（图11-13）。

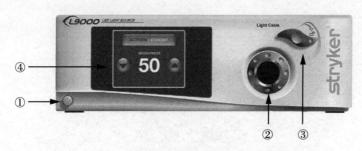

图11-13　光源系统
①电源开关；②光纤插口；③光纤扳手；④显示屏

（3）摄像系统（图11-14）。

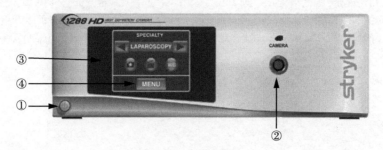

图11-14　摄像主机
①电源开关；②摄像线连接口；③显示屏；④MENU（菜单）键

（4）图像记录系统（图11-15）。

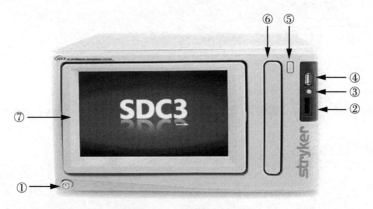

图11-15　图像记录系统
①电源开关；②Token插口；③Token指示灯；④USB端口；⑤光驱弹出按键；⑥DVD光驱；⑦显示屏

（5）气腹机（图11-16）。

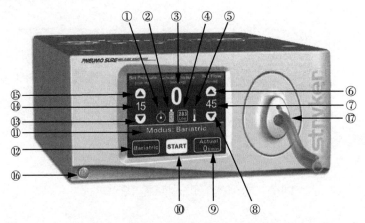

图11-16 气腹机正面各端口及按钮功能介绍

①持续压力测量显示；②气源显示；③实际压力显示；④气体消耗显示；⑤气体加热器已连接；⑥增加流量；⑦流量设定值显示；⑧降低流量；⑨实际流量显示；⑩START/STOP键；⑪状态显示/报警信息；⑫注气模式显示/选择；⑬降低气腹压力；⑭气腹压力设定值显示；⑮增加气腹压力；⑯电源开关；⑰出气管路接口

2. 配件

（1）摄像线（图11-17）。

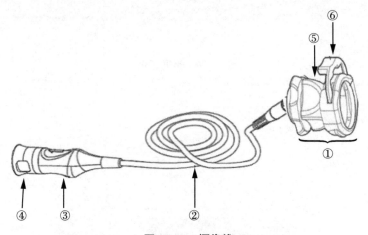

图11-17 摄像线

①摄像头：与内镜相连；②摄像头连接线；③连接头：与主机相连；④连接头保护帽；⑤调焦环；⑥内镜锁扣

（2）内镜（图11-18）。

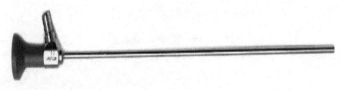

图11-18 内镜

（3）光纤（图11-19）。

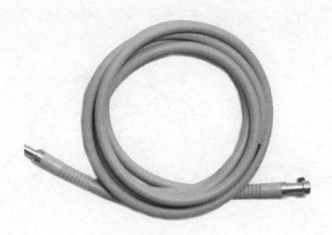

图11-19　光纤

（四）操作技术

1. 摄像及光源系统

（1）连接光源系统、摄像系统的电源线至电源接口。

（2）将摄像线连线接头上的蓝色箭头对准摄像线连接口的箭头插入，切勿旋转（图11-20）。

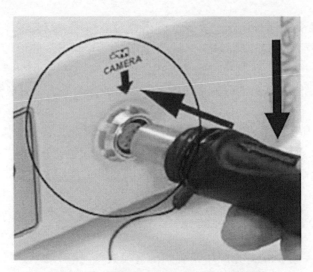

图11-20　摄像头连接线与摄像主机连接

（3）确保摄像线已正确插入摄像系统，打开摄像系统及液晶显示屏的电源开关，开启摄像系统及液晶显示屏。

（4）按摄像系统触摸显示屏上的左箭头 ◀ 或右 ▶ 箭头选择所需的手术模式。手术模式分为以下几种：关节镜检查（arthroscopy）、膀胱镜检查（cystoscopy）、耳鼻喉（ENT）、柔性内镜（flexi-scope）、宫腔镜检查（hysteroscopy）、腹腔镜检查（laparoscopy）、激光（laser）、显微镜（microscope）、标准（standard）。

（5）将摄像头与内镜、光纤连接：首先按下（a），其次按（b）箭头方向连接内镜，最后释放（a），（c）用来连接光纤（图11-21）。

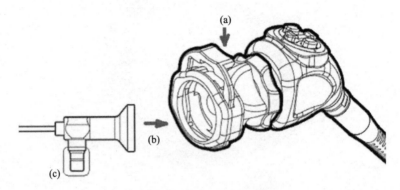

图11-21　摄像头与内镜连接

（6）顺时针旋转光纤扳手到底，将光纤（有红色标记的一端）插入光源系统的光纤插孔，释放光纤扳手将光纤卡固到位。

（7）按下光源系统的电源开关，开启冷光源。

（8）通过按压光源系统触摸屏上的■按钮，将光源从"待机模式"切换到"运行模式"；利用光源系统触摸屏上的亮度调节按键■或■将亮度调节到合适的大小。

（9）确认摄像头已连接内镜、光纤，将内镜对准白色无反光的平整物体（如白纱布），使得白色画面充满整个屏幕，然后将冷光源调节到正常的使用亮度，确保白色平面上没有可见的亮斑。此时长按摄像主机上的"WB"（白平衡）键或按摄像头上的"W"键＜2秒，摄像主机会进行白平衡校正，直至屏幕上显示"白平衡完成"，白平衡调整完毕。

（10）根据被观察物体的远近，旋转摄像头上的调焦环，直到图像清晰对焦即可进行手术；通过摄像系统显示屏上的"MENU"进入功能设置，按"＋"或"－"键可调节增强级别（照片清晰度）、光亮级别（自动快门光量）及缩放的控制（图11-22）；通过摄像头的"∧"或"∨"键可调节自动快门的光量或变焦级别（共8级），按"W"键＞2秒可调节光源亮度或变焦级别（共4个增量级），按"P"键拍摄照片来抓截术中图像（图11-23）。

（11）手术结束后，先把光源切换到"待机模式"，然后取下光纤，待光源风扇运行至少1分钟以冷却光源，最后按电源开关关闭光源系统；关闭摄像系统电源，拔下摄像线。

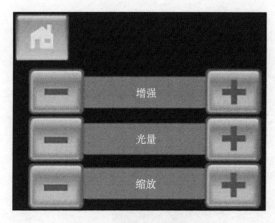

图 11-22　摄像主机菜单显示

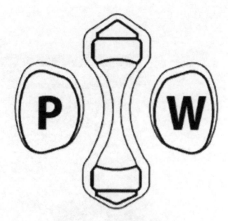

图 11-23　摄像头的按键

2. 图像记录系统

（1）确保摄像系统和液晶显示屏与图像记录系统正确连接，然后按下图像记录系统的电源开关。

（2）打开摄像系统和液晶显示屏的电源开关。

（3）待图像记录系统启动后，选择账户登录到主界面。选择"New Case"图标，建立新患者病历；选择"Current Case"图标，可读取当前患者病历；选择"Archive"图标，可查阅以前存档的病例信息；选择"Load Patient Info"，可将患者相关信息加入到系统中（图 11-24）。

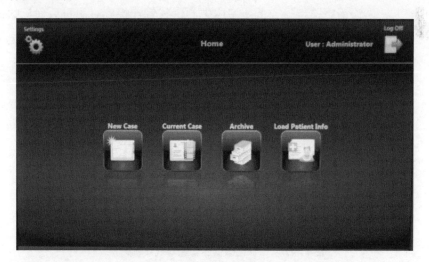

图 11-24　系统主界面

（4）通过在图像记录系统的触摸屏上点击 ▦ 来抓取术中图像，或者通过点击 ▦ 来录制术中视频。也可以通过摄像头上的遥控按钮来控制截图和录像的功能。

（5）通过"Save"菜单导出图像和视频。Save 屏幕分为三列，选择相应的保存位置，可将图像和视频保存到外部介质：①Save to Disc（保存到光盘）。②Save to USB/iPad（保存到 USB/iPad）。③Send via Network（通过网络发送）（图 11-25）。

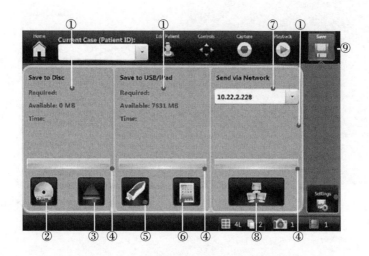

图11-25　导出图像和视频的保存菜单

①信息显示；②保存到DVD光盘；③弹出DVD光盘；④保存进度条；⑤保存到外接的USB储存；⑥保存到iPad；⑦选择网络地址或名字；⑧保存到网络设置；⑨Save（保存）菜单

（6）手术完成后，保存记录的资料，关闭电源开关。

3. 气腹机

（1）连接气腹机的电源线至电源接口。

（2）将二氧化碳钢瓶连接管或低压室内中心供气管连接到气腹机后面板的进气嘴（图11-26）。

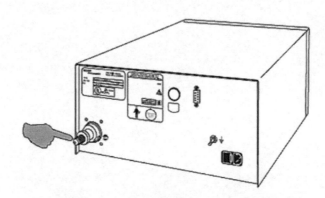

图11-26　二氧化碳供应管道与气腹机连接

（3）按下气腹机的电源开关，开启气腹机。

（4）待气腹机自检完毕后，进入工作模式选择菜单（图11-27）。

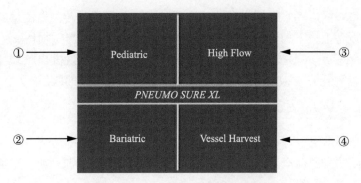

图11-27　气腹机工作模式的分类
①儿科操作模式；②肥胖操作模式；③高流量操作模式；④血管摘除操作模式

1）儿科操作模式（pediatric）：用于新生儿、婴儿和儿童。在儿科模式中，气腹机最大压力设定值为20mmHg，气体流量最大设定值为20升/分。小于1岁，体重在1~9千克（公斤），流量范围0.1~0.5升/分；1~3岁，体重在10~15千克，流量范围0.5~1升/分；3~4岁，体重16~19千克，流量范围1~2升/分；4~14岁，体重>20千克，流量范围>2升/分。

2）肥胖操作模式（bariatric）：用于体重指数（body mass index，BMI）$> 30kg/m^2$的患者。在肥胖模式中，气腹机最大压力设定值为30mmHg，气体流量最大设定值为45升/分。

3）高流量操作模式（high flow）：用于年龄在14岁以上，正常体重及BMI$< 30kg/m^2$的患者。在高流量模式中，气腹机最大压力设定值为30mmHg，气体流量最大设定值为40升/分。

4）血管摘除操作模式（vessel harvest）：用于微创摘除血管手术。在血管摘除模式中，气腹机最大压力设定值为20mmHg，气体流量最大设定值为10升/分。

（5）选择相应的工作模式后，设定气腹压力数值及二氧化碳出气流速。

（6）将气腹管一端连接气腹机的出气口，另一端连接气腹针或穿刺套管（图11-28）。

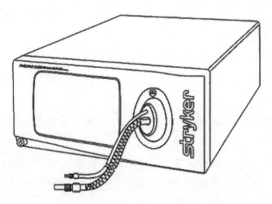

图11-28　气腹管与气腹机连接

（7）按START键，本设备可自动识别所连接的气腹管是否具有气体加热器，气体加热器将与注气一同启动。气体将自动加热到37℃。如果温度传感器测量的气体温度＞42℃，需从本设备上拔下加热管的插头，热气体可能导致腹内严重损伤。

（8）手术结束后：①按STOP键，停止充气。②取下气腹机出气口上的气腹管。③关闭气腹机电源开关。④关闭二氧化碳钢瓶或室内中心供气的阀门。

（五）使用注意事项

1. 摄像及光源系统

（1）高亮度的光源会产生较高的热量，在调节光源亮度级别之前，必须先调节摄像系统和显示器的亮度级别。

（2）将光源的亮度级别调节到充分照亮手术部位所需的最低亮度。为使光源以较低的亮度照亮，应将摄像机的自动快门亮度调为较高。

（3）避免患者触摸内镜头端或光纤末端，勿将这些部件置于患者上方，否则可能灼伤患者。勿将内镜头端、光纤末端置于术区敷料或其他易燃材料上，否则可能引起火灾。

（4）无人照看设备时，必须使光源系统处于待机模式。在置于待机模式后，内镜头端、光纤末端需几分钟时间才会冷却下来，仍有可能引起火灾或灼伤患者。

（5）如果在取下光纤之前光源系统没有调至待机模式，那么高强度的光源将会短暂地直接射出光束，可能损伤使用者的眼睛。

（6）当插入光纤时，光源系统会默认进入待机模式。

2. 气腹机

（1）气腹机放置的位置应始终高于患者，以防止液体流入注气管中。

（2）手术中，如果重新放置患者，则实际压力可能会增大，且液体可能流入注气管中。如果发生此类现象，须立即断开注气管。

（3）当患者为侧卧位时，内部组织可能会阻塞注气管道，应始终通过患者身体朝上的一侧来注气。

（4）手术结束后或关闭设备前，务必先断开注气管，以防液体回流。

（5）确保只使用医用纯二氧化碳，其他气体（如氦气、一氧化氮和氩气）、混合气体、高压气体、气体混合物或被污染的气体，不得用于本设备。

（6）新生儿或体重＜25千克的患者使用本设备时，气体流量设定值不得超过14升/分；儿童使用本设备时，存在呼吸道压力/腔静脉压力增加的危险。

（7）高压或高流量会增加二氧化碳的吸收，将压力调至10～15mmHg可充分扩充腹部。压力设定值＞15mmHg仅用于特殊情况，会增加内渗的危险。腹腔内压力切勿＞30mmHg。

（8）只有在注气停止时，才能进行注气模式的选择或切换。按住功能区2秒可改变注气操作模式。

（9）气体消耗显示二氧化碳注入量，显示屏显示以0.1升为增量的0～9.9升范围的值，以及以1升为增量的10～999升范围的值。当注气进行或停止时，按下气体消耗显示可将其复位到0。

（六）常见故障及处理

1. 当液体通过注气管接头进入气腹机时，将显示"污染"并发出3声警告音，此信息将在设备每次START/STOP时反复出现（图11-29）。如果启动已污染的设备，显示屏将交替显示"污染"和"联系维修"，本设备不可再使用。污染的设备必须清楚地标明已污染，并用两层安全防护膜进行密封，在经授权的维修服务技师检查之前，应妥善保管好设备，以防继续使用。

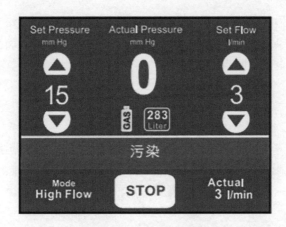

图11-29　设备污染提示

2. 气腹机检测到排气阀故障时，将显示"排气阀故障"并重复出现3声警告音，此信息将在设备每次START/STOP时出现（图11-30）。当次故障持续存在时仍可使用设备，但术中要特别注意压力值。术后，联系维修技师检查/维修设备。

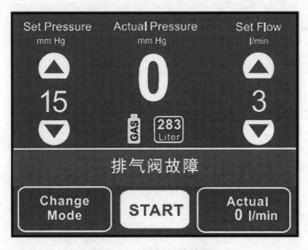

图11-30　排气阀故障提示

（七）设备维护与保养

1. 清洁前，须从交流电源插座处断开系统电源。

2. 清洁时，使用软布和柔性清洗剂擦拭仪器表面。

3. 切勿将清洁剂液体直接喷洒至设备上，切勿将设备浸入任何液体中，切勿使用腐蚀性清洁剂溶液清洁设备，过多液体或液滴进入屏幕底部可能导致设备损坏。

三、Olympus电子腹腔镜系统

Olympus电子腹腔镜系统内置数字化图像采集和增强系统及高新、最高分辨率的单片摄像机，可供不同手术环境的需求。独有的镜子感应技术及金属卤化灯可使系统达到最亮、最自然、最安全的照明水平。

（一）适用范围

1. 基本适用范围：腹腔镜手术中进行内镜诊断。

2. 特殊适用范围：经腹和采用胸腔入路、微创腹腔入路、单通道腹腔入路进行的腹膜后器官（如胆囊、阑尾、小肠、结肠、脾脏、胃、喉、食管、肺、肝脏、肾、直肠、卵巢、输卵管、子宫、阴道、前列腺、膀胱、输尿管）的检查或治疗。

（二）原理与性能

摄像系统处理来自内镜和摄像头的信号，将其转换为能够在显示屏上显示的信号；光源系统发出的光线经光导纤维束传至电子腹腔内镜先端，可起到照明效果。术中将已连接摄像系统和光源系统的电子腹腔内镜经穿刺器插入患者体内，电子腹腔内镜先端的影像传感器将光学图像转换为电信号，实时显示在显示器上，供医生通过显示屏幕上所显示图像对患者的病情进行分析判断并运用腹腔镜器械进行手术。

（三）仪器组成及配置

1. 仪器组成

（1）显示屏。

（2）光源系统（图11-31）。

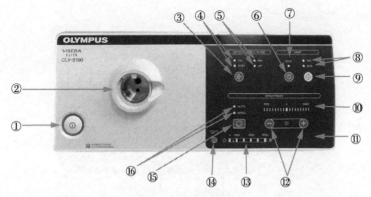

图11-31 光源系统

①电源开关：按下该按钮可打开或关闭光源系统；②输出插座：内镜的导光束接头连接到此插座；③观察模式按钮：按下此按钮可在正常光观察模式（白光照明）与光学数字观察模式（过滤光）之间进行交替切换；④观察模式指示器：显示观察模式是否"ON"（开启）或"STBY"（待机）；⑤观察模式选择指示器：显示选中的光学数字观察模式；⑥强度模式按钮：按下此按钮可在高强度模式与正常强度模式之间进行切换；⑦高强度模式指示器：选择高强度模式后该指示器亮起；⑧检查灯指示器：显示检查灯（氙灯）是否"ON"（开启）或"STBY"（待机）；⑨检查灯按钮：按下打开检查灯，按住大约1秒即可关闭检查灯；⑩亮度指示器：显示当前的亮度级别；⑪应急灯指示器：如果正在使用应急灯（卤素灯），该指示器亮起，如果应急灯已损坏、断开连接或未安装，该指示器闪烁；⑫亮度按钮：按下"＋"或"－"按钮可调节亮度级别；⑬检查灯寿命指示器：显示检查灯的总工作时间；⑭计数器重置按钮：更换检查灯后按下此按钮至少3秒，重置检查灯寿命指示器；⑮亮度模式按钮：按下该按钮选择自动或手动调节亮度；⑯亮度模式指示器：显示亮度调节的设定，"AUTO"（自动）或"MANU"（手动）

（3）摄像系统（图11-32）。

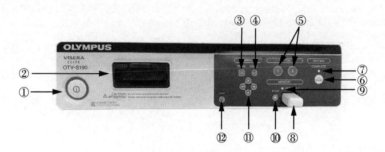

图11-32 摄像系统

①电源开关：按下此按钮打开或关闭图像处理系统；②视频接头插座：将摄像头的视频接头连接到此插座；③菜单按钮：按下此按钮可显示菜单列表；④Enter按钮：确定菜单列表所选项目；⑤定制按钮：用于将每项功能分配给各个按钮；⑥白平衡按钮：按下此按钮可进行白平衡调节；⑦完成指示器：白平衡调节结束时此灯亮起；⑧便携式储存器插口：在此端口插入便携式储存器；⑨存取指示器：便携式储存器插入便携式储存器插口时存取指示器亮绿灯，对便携储存器进行存取时闪烁橙色光；⑩取存停止按钮：按下此按钮便携式储存器停止存取。从便携式储存器插口上取下便携式储存器前务必按下此按钮；⑪方向键：选择菜单列表中的某个菜单；⑫重置按钮：按住此按钮将操作过程中改变的设定恢复为默认设定

（4）气腹机（图11-33）。

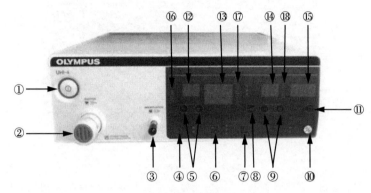

图11-33　气腹机

①电源开关：按下此开关，打开电源，并且电源开关周围的电源指示器亮起。再次按下此开关，关闭电源。②二氧化碳吸引控制夹管阀：此阀门连接吸引管。③二氧化碳注气接头：该接头连接气腹管或过滤器连接管。④显示模式选择开关：按下此开关改变显示区域里的显示模式。每次按下开关，模式发生如下改变，Complete display mode（完全显示模式）→Convenient display mode 1（便捷显示模式1）→Convenient display mode 2（便捷显示模式2）→Complete display mode（完全显示模式）。其中，Convenient display mode 1：腔体模式指示器和排烟模式指示器不点亮，点亮其他区域；Convenient display mode 2：气量指示器、腔体模式指示器、排烟模式指示器和流量指示器（除流速模式选择区域以外）不点亮，点亮其他区域；Complete display mode：点亮所有区域，送气过程中腔体模式指示器熄灭。⑤气压控制开关：按"＋"增加设定值，按"－"降低设定值。气压的增量设置为1mmHg。⑥腔体模式选择开关：腔体模式分为"Normal"（正常）和"Small"（小）2种，"Normal"为观察和治疗腹腔的模式，"Small"为观察和治疗小腔体的模式。在"Normal"腔体模式中气腹机压力设定值在3～25mmHg（从20～21mmHg增加气压，需按住"＋"至少3秒）；在"Small"腔体模式中气腹机压力设定值在3～15mmHg。⑦排烟模式选择开关：按下此开关改变排烟模式。每次按下开关，模式发生如下改变：OFF（关）→LOW（低）→HIGH（高）→OFF（关）。⑧流量模式选择开关：按下此开关选择流量模式。每次按下开关，模式发生如下改变：LOW（低）→MED（中）→HIGH（高）→LOW（低）。⑨流量控制开关：按"＋"增加设定值，按"－"降低设定值。气体流量在0.1～2升/分的增量为0.1升/分，大于这个设定范围的增量为1升/分。"Normal"腔体模式中气体流量值的设定范围：LOW为0.1～1.0升/分；MED为1.1～19升/分；HIGH为20～45升/分。"Small"腔体模式中气体流量值的设定范围：LOW为0.1～1.0升/分；MED为1.1～5升/分；HIGH为6～10升/分。⑩注气开关：按下此开关启动或停止注气。⑪气量重置开关：按下此开关将气量指示器重置到0。⑫设定气压指示器：该指示器显示设置的气腹压。⑬气压测量指示器：该指示器显示实际的气腹压。⑭设定实际流量指示器：显示设定的实际流量。停止送气时显示设定值（绿色），开始送气时显示测量值（白色）。⑮气量指示器：显示所用的气量。⑯供气气压条形指示器：显示连接到此装置的二氧化碳气瓶或医用气体管路的气压。如果没有送气，最下方的黄色指示灯会激活，并响起提示声。⑰测量气压条形指示器：显示与设定气压相关的腹腔气压级别。⑱流量条形指示器：显示当前的流量

（5）排烟脚踏开关（图11-34）。

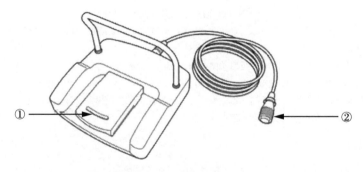

图11-34　排烟脚踏开关

①踏板：踩下时打开排烟，松开时关闭排烟；②接头：将此接头连接到气腹机背面的脚踏开关接口（脚踏开关的接头部位不防水）

2. 配件　电子腹腔镜内镜（图11-35）。

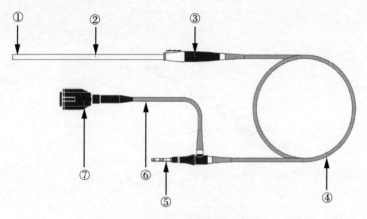

图11-35　电子腹腔镜内镜

①内镜先端部；②插入部；③主体；④通用型线缆；⑤导光束接头；⑥摄像主机缆线；⑦摄像主机接头

（四）操作技术

1. 连接Olympus电子腹腔镜系统的总电源线至电源接口。

2. 摄像及光源系统

（1）将视频接头的UP标识朝上连接在摄像系统的"视频接头插座"上，确保视频接头卡入到位。连接不当可能会增加图像噪点或导致操作过程中内镜图像消失（图11-36）。

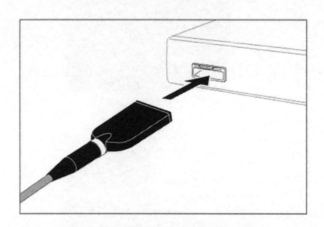

图11-36　摄像头与摄像系统的连接

（2）将导光束接头插入光源系统的"输出插座"，确保接头卡入到位（图11-37）。

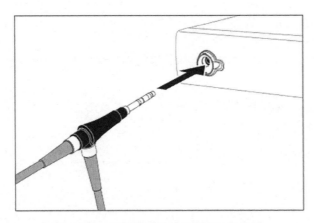

图11-37　导光束接头与光源系统的连接

（3）按下Olympus电子腹腔镜系统的总电源开关，再依次打开光源系统、摄像系统、显示屏电源开关，开启光源系统、摄像系统及显示屏（图11-38、图11-39）。

（4）按下光源系统的"检查灯按钮"，打开检查灯。根据需要调节光源系统的强度模式及检查灯的亮度。

（5）将内镜对准白色无反光的平整物体（如白纱布），使得白色画面充满整个屏幕，确保白色平面上没有可见的亮斑。此时长按摄像系统上的"白平衡按钮"，摄像系统会

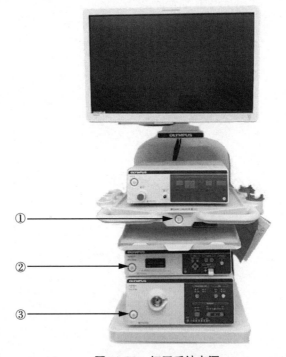

图11-38　打开系统电源

①Olympus腹腔内镜系统的总电源开关；②摄像系统电源开关；③光源系统电源开关

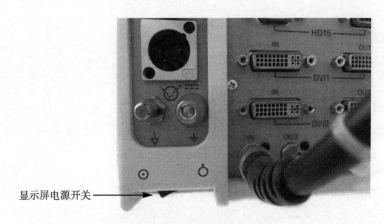

显示屏电源开关 ——

图11-39　显示屏的电源开关

进行白平衡校正，白平衡调节完毕，摄像系统上的"完成指示器"亮起［白平衡调节也可以从内镜的遥控开关和（或）脚踏开关启动］。

（6）将患者数据输入内镜系统（可在检查前/手术前即时输入患者数据或事先输入若干患者数据列表）。

（7）手术结束后：①按下摄像系统上的取存停止按钮或确认存取指示器不闪烁；按下光源系统上的"检查灯按钮"关闭检查灯。②关闭摄像系统和光源系统。③从摄像系统上取下摄像头的视频接头，从光源系统上取下导光束。

3. 气腹机

（1）将气腹管不带Lure锁紧接头的一端连接到气腹机的"二氧化碳注气接头"处。

（2）将吸引管带Lure锁接头的一端连接到患者一侧，将吸引管放入气腹机上的"二氧化碳吸引控制夹管阀"的凹槽内，吸引管的另一端与吸引装置连接。

（3）按下气腹机电源开关，开启设备。

（4）开机后，按腔体模式选择开关选择腔体模式；按气压控制开关设定气腹压力；按流量模式选择开关设定流量模式；按流量控制开关设定二氧化碳出气流速；按排烟模式选择开关设定排烟模式；按显示模式选择开关设定显示区域里的显示模式。

（5）按注气开关启动注气，直到腔内气压达到设定值。随着腔内气压接近设定值，气体流速会降低，最终达到设定值时注气会自动暂停。如果腔内气压低于设定值，注气自动恢复，以保持气压。

（6）踏下排烟脚踏开关，可启用排烟功能；本设备与奥林巴斯高频电刀装置（UES-40、ESG-400）或SonoSurg超声发生器（SonoSurg-G2、USG-400）组合使用时，可启用自动排烟功能，在排除产生的烟雾的同时保持腔内气压恒定。

（7）手术结束后：①按下"注气开关"，停止注气。②取下气腹机出气口上的气腹管。③从气腹机的二氧化碳吸引控制夹管阀上取下吸引管。④按下本设备的"注气开关"进行注气，排出设备内部的二氧化碳，当设备中的二氧化碳用尽时，会发出注气提示声，注气自动停止。⑤本设备进入停止模式时，关闭气腹机电源开关。⑥关闭二氧化碳钢瓶或室内中心供气的阀门。

（五）使用注意事项

1. 摄像及光源系统

（1）检查前或检查后请勿开启检查灯。否则，内镜和导光束的先端温度可能会升高，从而导致患者和（或）操作者受伤。

（2）当光源系统的"检查灯寿命指示器"上的"500h"指示器亮起时，应更换新的检查灯。

（3）如不先关闭光源系统的检查灯，从内镜上取下摄像头，需确认"亮度模式指示器"设置为"MANU"，且使用亮度按钮将亮度设置为最低。如果在"亮度模式指示器"设置为"AUTO"时取下摄像头，强光可能会导致视觉受损。

（4）将光源系统的照明光设置到安全实施手术所需的最低亮度。如果长时间使用内镜的最大光线强度，内镜图像上就会观察到雾状蒸汽。这是由光导镜头附近的光导发热导致有机物（残留血液等体液）蒸发所致。如果蒸汽持续干扰检查，取出内镜，擦拭内镜先端部，再重新插入内镜并继续检查。

（5）如果将光源系统的正常强度模式切换到高强度模式，务必要将亮度级别设置为0或0以下，否则亮度可能超过必要的级别，导致操作者或患者受伤。

（6）启用光源系统的自动亮度调节功能时应打开摄像系统，否则就无法启用自动亮度调节功能。

（7）连接或取下内镜和摄像头前，务必要关闭摄像系统，否则可能导致摄像系统的中央资料显示器损坏，并无法显示图像。

（8）窄带成像（narrow band imaging，NBI）观察模式中无法进行白平衡调节，进行白平衡调节前务必返回正常观察模式。

2. 气腹机

（1）气腹机的安装位置应该高于患者，否则患者血液和体液会通过气腹管污染气腹机。如果发现体液流入气腹机内，应立即停止使用并联系维修。如果使用了过滤器，回流的体液可能堵塞过滤器，应立即停止注气，更换新的过滤器。

（2）只能使用医用级二氧化碳气体，使用除二氧化碳之外的其他气体可能会导致火灾、中毒或并发症等。使用高压管或墙壁配管接头连接二氧化碳气瓶或医用气体管路。

（3）禁止用于子宫内注气，即本设备不能用于扩宫。

（4）将气瓶保持向上直立的位置，以免倾斜。如果将气瓶水平或倾斜放置，液化的二氧化碳会流到气腹机内的充气管路中，导致无法进行正常的注气。

（5）当气腹机与激光装置、氩气刀或其他供气装置同时使用时，气腹机和同时使用的装置都会成为供气源，应注意腹内的气压不要过大。如果气腹机发出腔内气压过大的提示（提示灯或提示声），应立即打开穿刺器的阀门，减小激光装置、氩气凝固机或其他供气装置的气流量。如果提示声响起后仍继续使用，可能因腹腔内气压过大而导致气栓。

（6）如果未将气腹管连接到患者，切勿长时间送气，否则可能会导致减压设备冻结，导致包括注气功能在内的功能失灵。

（7）使用送气能达到16.2兆帕的二氧化碳气瓶，否则本设备可能无法正常运作；确定医用气体管路的气压高于343.2千帕，并低于ISO7396中规定的上限（1400千帕），以确保二氧化碳气体的正常注入。

（8）在"Normal"腔体模式下，勿对小体型患者使用排烟功能，否则可能无法保持腹腔气压。为防止腹腔气压超过设定气压，勿以"Normal"腔体模式向小容量腹腔内注入气体。

（9）不适当地选择腔体模式和（或）流量模式可能导致气栓。注气过程中不能改变腔体模式，如果以错误的腔体模式设定并启动了注气，在重新选择腔体模式前首先按下注气开关停止注气。

（10）如果连接气腹针，务必选择"LOW"气流模式。如果没有正确插入气腹针，选择了"HIGH"或"MED"气流模式，会释放大量的二氧化碳气体，导致发生皮下肿胀或气栓等并发症。

（11）启用排烟功能时应注意：①如果患者是腔体容量很小的儿童，腔内气压会波动很大，勿使用排烟功能。②如果长时间持续排烟，大量的二氧化碳会被交换，患者的体温可能下降。务必准备好温度监控设备，并密切观察患者的体温和其他参数。③确认吸引管安装牢固，如果吸引管断开连接，则无法排放二氧化碳。④连接好气腹管后再连接吸引管，如果只连接吸引管，启动排烟和自动吸引功能会导致腔内气压下降，并且注气也无法恢复气压。

（12）在以下情况中，禁用自动排烟系统：①腔内气压低于2mmHg。②气腹机的流量模式设定为"LOW"。③气腹机处于气流停止模式。④气腹机处于过压提示状态及管路堵塞提示状态。

（13）如果腔内气压超过设定气压5mmHg，过压提示灯会亮起并响起提示声。如果超过气压10秒或更长，会启动自动吸引，直到腔内气压降低到设定气压。

（六）常见故障及处理

1. 按下光源系统的检查灯按钮点亮检查灯时，如果应急灯频繁亮起，而不是检查灯亮起，该设备可能发生功能异常，应与维修人员联系。如果光源系统控制面板上的多个指示器亮起或闪烁，应停止使用，并与维修人员联系。

2. 使用光源系统时，设置了"AUTO"调节亮度，如果监视器上的图像完全变白或变黑，表明"AUTO"调节亮度可能失灵。在此情况下，应将亮度模式指示器设置为"MANU"并手动调节亮度。从患者体内缓慢抽出内镜，确认患者安全后，将内镜连接到一台备用光源系统。

3. 如果检查灯失灵且应急灯亮起，应确认患者的安全状况后，将内镜连接到一台备用光源系统。应急灯仅提供紧急状态下所需的最低亮度，继续使用光源系统的应急灯将会非常危险。

4. 如果内镜图像消失或图像冻结后无法恢复，应关闭摄像系统，等待大约10秒再打开。如果仍无法解决问题，应立即停止使用该设备，关闭摄像系统和光源系统，从患者体内小心地抽出内镜。

5. 调节白平衡后，如果摄像系统的完成指示器不亮，进行以下步骤：①确认观察模式未显示在画面的右上端，并且图像处理装置是正常光观察模式。②将光源的亮度水平设定为调节范围的中间值。③调节要在灭菌区使用的内镜的白平衡时，使用的白色物体

（如白纱布）不能接触内镜；调节要在非灭菌区使用的内镜的白平衡时，将内镜先端部插入白平衡帽，并握稳白平衡帽和内镜。

6. 如果气腹机连接了气瓶，气流条形指示器亮黄灯，则表示未打开气瓶阀门，或气瓶里的二氧化碳气量不足。如果未打开气瓶阀门仍然持续有提示声，则表示气瓶里的二氧化碳气量不足，需更换新的气瓶。

7. 如果气腹机连接了用于医用气体管路的适配器，供气压力条形指示器最底部的绿色指示灯亮起，按下注气开关，确认启动送气。如果送气停止，检查软管、气腹机和墙壁配管接头的连接，并检查医用气体管路系统，确认送气气压在指定水平。

8. 当管道堵塞时，气腹机不能对腹腔气压进行测量，管道堵塞提示灯会点亮且有提示声响起，应立即检查可能的原因，并采取适当措施。管道阻塞的原因可能是气腹针先端部堵塞、气腹管弯曲、气腹针阀门关闭或气体注入狭窄腔体内，如皮下；如果使用了过滤器，体液（如血液）回流会导致过滤器堵塞，进而管道堵塞提示声响起。在注气停止模式下，此提示功能不起作用。

（七）维护与保养

1. 清洁前，需从交流电源插座处断开系统电源。

2. 如果设备上粘有血液或患者组织碎屑，用蘸有中性洗涤剂的软布擦拭，除去碎屑。

3. 用蘸有70%乙醇溶液或异丙醇的纱布擦去图像处理装置表面的灰尘、污物和其他污渍。擦拭后务必保持图像处理装置干燥。

4. 勿将设备浸入水中或使液体进入设备。

四、荧光腹腔镜系统

荧光腹腔镜系统在完全满足普通高清手术操作流程的前提下，可实时提供白光图像和近红外荧光图像，提供目标组织的荧光标记与导航功能，配合造影剂吲哚菁绿（indocyanine green，ICG）广泛用于淋巴显影、血流灌注、肿瘤显影等领域。

（一）适用范围

1. 妇科　肿瘤切除及淋巴结清扫。

2. 肝胆外科

（1）肝段显影。

（2）肿瘤识别

1）切除肿瘤的识别：①目的决定给药途径：术前给药用于肿瘤识别、肿瘤边界定位；术中给药主要用于肝段染色的正、负染法。②判断肿瘤的性质：细胞成熟/分化程度不同，ICG着色和储留能力不同；可探测到5～10毫米深的肿瘤显影。③肿瘤边界的判断：判断切除的范围，术中、术前给药的方式均可。

2）隐匿肿瘤的发现：磁共振成像（magnetic resonance imaging，MRI）、计算机断层扫描（computer tomography，CT）发现不了的微小卫星灶（＜2毫米的原发性肝癌）；肝细胞独特的ICG捕获、储留能力（肝细胞＞高分化细胞＞低分化细胞）。

（3）胆道显影。

（4）肝移植时进行血流灌注评估，评估吻合，重建胆道。

3. 胃肠外科

（1）胃、肠淋巴结造影。

（2）胃、食管、肠管血流灌注造影。

4. 泌尿外科

（1）肾部分切除时识别肿瘤边缘。

（2）前列腺癌、膀胱癌及阴茎癌的淋巴显影。

5. 胸外科

（1）肺段造影。

（2）肺癌、食管癌淋巴结显影。

（3）胃-食管吻合口漏的预防。

（二）原理与性能

荧光造影剂ICG在生物体中结合蛋白质后，可高效吸收波长为805纳米的近红外激发光的能量，并受激发射波长为835纳米的荧光。冷光源将照明白光和805纳米的近红外激发光同时照射到待观察生物组织上，组织反射的白光、805纳米近红外激发光及造影剂ICG产生的835纳米荧光同时进入摄像系统。摄像系统经陷波过滤805纳米的近红外激发光后，同时捕获白光信号和835纳米荧光信号。通过集成处理，摄像系统生成标准白光图像及近红外荧光图像，单独或同时输出到显示器。

（三）仪器组成及配置

1. 仪器组成

（1）显示器。

（2）冷光源系统（图11-40）。

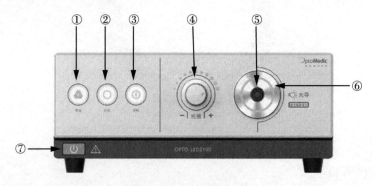

图11-40 冷光源系统

①荧光：输出发光二极管（light emitting diode，LED）白光与近红外激光的叠加光。②白光：由LED灯输出白光照明，冷光源系统开机时默认输出此模式。③待机：按下此按键，冷光源系统进入待机模式。④光强调节：旋转此旋钮，可调节光强。"－"和"＋"分别代表光强减弱和增强。⑤光纤接口：将光纤插入此接口。⑥LED指示灯：白光照明模式，蓝光长亮；荧光照明模式，蓝光闪烁；待机模式，绿光长亮；当白光LED灯寿命即将结束时，深蓝光闪烁，应联系售后服务人员更换LED灯。⑦电源开关：按下此按钮可打开或关闭冷光源系统

（3）摄像系统（图11-41）。

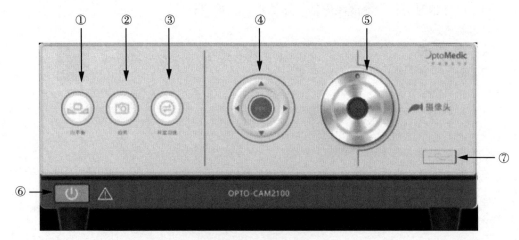

图11-41　摄像系统

①白平衡：按下此按钮可进行白平衡调节；②拍照：按下此按钮可抓取术中图像；③科室切换：按下此按钮，显示器左上角出现"妇科""肝胆科""自定义"字样，可根据实际情况进行科室切换；④MENU：按下此按键，可出现菜单选项（快捷按键、增强模式、参数设置、科室选择、设备状态、版本信息）；⑤摄像头接口：将摄像头插入此接口；⑥电源开关：可打开或关闭摄像系统；⑦USB接口

2. 配件

（1）摄像线（图11-42）。

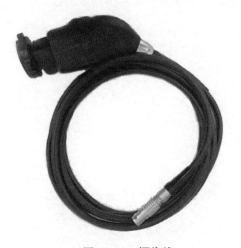

图11-42　摄像线

（2）内镜（图11-43）。

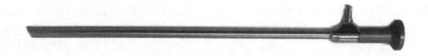

图11-43　内镜

（3）光纤（图11-44）。

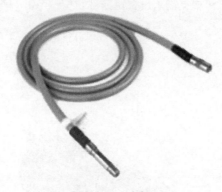

图11-44　光纤

（四）操作技术

1. 连接冷光源系统、摄像系统的电源线至电源接口。

2. 将摄像线连接头和光纤接头分别插入摄像系统的摄像线接口和冷光源系统的光纤接口。

3. 将摄像头与内镜、光纤连接：首先按下（a），其次将（b）连接至摄像头，最后释放（a），将（c）与内镜相连接（图11-45）。

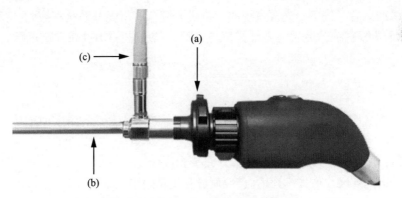

图11-45　摄像头与内镜、光纤的连接
（a）内镜卡口;（b）内镜;（c）光纤

4. 按下摄像及冷光源系统的电源开关，开启摄像及冷光源系统。打开显示器背面的电源开关，开启显示器（冷光源系统开机时，将自动开启白光照明）。

5. 将内镜前端对准白色无反光的平整物体（如白纱布），点击摄像系统的"白平衡"按键，显示屏提示白平衡操作完成即可。

6. 根据手术需求，点击冷光源系统的"白光"和"荧光"按键，切换照明模式；点击摄像系统的"科室切换"按钮，根据实际情况进行科室切换；旋转冷光源系统的"光强调节"旋钮，调节光纤输出亮度。

7. 每次按住摄像头的橙色"M"按键3秒，照明模式发生如下改变：标准荧光→彩色荧光→多模荧光→高清白光；可根据需求设置快捷键"◀"和"▶"的功能（图11-46）。

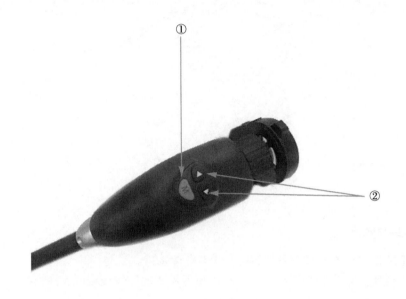

图11-46　摄像头快捷键

①橙色"M"按键；②"◀"和"▶"按键

8. 手术结束后，按下冷光源系统的"待机"键，将冷光源系统切换到"待机模式"，然后关闭冷光源系统，最后将光纤拔离冷光源系统；先关闭摄像系统电源，再拔下摄像线。

（五）仪器特点

1. 照明模式实时可调，不影响白光图像。图像辨识度高，深部实时成像，提供更优的导航效果。

2. 同时提供实时内镜可见光和近红外线荧光成像。

3. 应用近红外线成像技术评估血管/血流和相关组织灌注情况。

（六）使用注意事项

1. 冷光源系统和腹腔镜一起使用时，在获得最佳视场照明效果下使用尽量小的光强，并且勿将导光束或腹腔镜出光区放在吸热、易燃材质上。冷光源系统输出强度较高的光，有可能使光纤、内镜或附件表面温度超过41℃，在这种高温下可能会引起永久的组织伤害或灼伤等。

2. 冷光源系统在使用期间输出强度较高的白光和不可见激光，应避免直射人眼。

3. 冷光源系统在荧光模式下的近红外激光是不可见光，此模式应在需要进行荧光观察时才使用，并在完成荧光观察后立即解除，以减低激光对人体的影响。

4. 使用结束后将导光束拔离冷光源系统时，应避免触碰导光束连接头，以免灼伤皮肤。

（七）常见故障及处理

1. 冷光源系统在使用过程中表面过热，需检查电源是否按照说明书要求的电压范围配置，检查电源的电压输出是否发生了改变。

2. 冷光源系统输出的光强不稳定，需检查：①使用的电源是否与说明书所规定的电源一致。②使用的光纤是否有损坏。③冷光源周边是否有强大电磁辐射源。如有，应去除干扰。

（八）维护与保养

1. 在清洁、保养期间应确保设备处于断开电源状态。

2. 每次使用前后对设备进行适度的清洁和消毒：用湿软纱布擦拭表面，再用75%乙醇溶液擦拭。务必防止消毒液进入设备内部，勿用有机溶剂清洁设备表面。

3. 为确保设备性能良好，符合安全要求，需进行定期维护和日常使用监督。

第三节　电子胆道镜

电子胆道镜是将高分辨率的摄像头置于胆道镜的末端，将采集的影像直接传送到仪器的影像处理中心，由于采用了前置摄像头，其分辨率大大提高，成倍减少了玻璃纤维的数目，使胆道镜的插入部更细、更柔软，可减轻患者的检查痛苦，同时延长设备寿命。

一、适用范围

1. 术中胆道镜检查

（1）胆总管结石、肝内胆管结石。

（2）疑有胆管内肿瘤。

（3）疑有胆总管下端及肝内胆管主要分支开口狭窄。

（4）寄生虫、异物及胆道内其他所见，如良性肿瘤、息肉等。

（5）胆道畸形。

2. 术后胆道镜检查

（1）术中明确胆道结石残留者。

（2）需要做选择性胆管造影、置管溶石及注药冲洗者。

（3）术后胆管造影显示胆管内有异常影像，需进一步检查和治疗者。

（4）胆道出血需要及时诊断者。

二、仪器组成及配置

1. 仪器组成

（1）液晶显示屏。

（2）图像处理器（图11-47）。

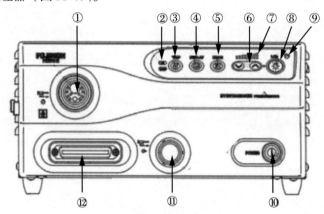

图11-47　图像处理器

①内镜插座：连接内镜的LG连接器；②送气显示灯：显示送气泵的"Hi"和"Low"，送气关闭时显示灯熄灭；③送气钮：按此按钮送气压会在"Hi""Low""OFF"3挡之间切换；④资料显示/隐藏钮：显示/隐藏观察屏上的日期、患者资料；⑤多重开关按钮：可以将多种功能（光圈、复位、信息、光亮限制等）分派给此开关，按此按钮可打开/关闭分派的功能；⑥亮度调节钮：按⌃钮监视器上的图像亮度提高，按⌄按钮监视器上的图像亮度降低，亮度级别分为9挡；⑦亮度指示器：显示亮度水平，从最小（灯全灭）到最大（灯全亮），与亮度调节钮同步；⑧镜灯钮：按下此按钮打开/关闭主灯（氙灯），在应急备用报警灯闪烁时按下此按钮，应急备用灯点亮；⑨应急备用报警灯：主灯不能点亮时，使用应急备用灯（卤素灯）；⑩电源开关：打开/关闭电源；⑪500系统连接器插座：连接530系统的EVE连接器；⑫200系统连接器插座：连接200系统的EVE连接器

（3）数据键盘（图11-48）。

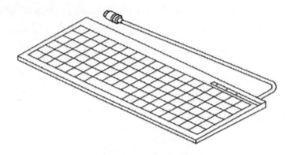

图11-48　数据键盘

（4）连接器帽（图11-49）。

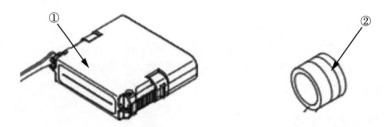

图11-49　连接器帽

①200系统连接器插座的连接器帽，用于操作530系列内镜；②500系统连接器插座的连接器帽，用于操作200系列内镜

2.配件　200系列内镜（图11-50）。

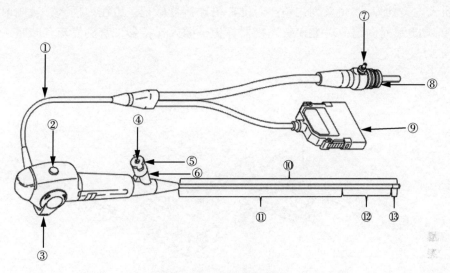

图11-50　200系列内镜

①LG软性部：内有导光束、电缆类；②冻结开关：图像静止及照相装置的遥控开关；③角度钮：弯曲部的弯曲操作钮；④钳道口：内镜附件的插入；⑤钳子栓：防止灌流液外流；⑥灌流转接器：连接注入灌流液的部分；⑦通气连接器：连接密封测试器或通气转换器；⑧LG连接器：连接图像处理器的内镜插座；⑨EVE连接器：连接图像处理器的EVE连接器插座；⑩插入部：插入体腔内的部分，由头端部、弯曲部、软性部组成；⑪软性部：连接弯曲部和操作部的部分，可弯曲；⑫弯曲部：用操作柄进行弯曲操作；⑬头端部：有物镜、导光束、钳道管部分

注：每次使用内镜前，检查插入部的外观是否有伤痕或凹陷等异常及有可能伤及患者的锐利边缘或凸起；将角度钮向下/向上各个方向转到底，确认弯曲部能顺畅地活动；确认内镜在弯曲状态下放开角度钮时，弯曲部会稍稍返回一些；确认将钳子从钳道口插入，钳子的头端能顺畅地从钳道管取出。

三、操作技术

1.将电源插头插入带有接地保护的插口。

2.灌流液的准备：将灌流液适当吊高（图11-51）。

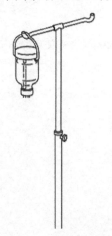

图11-51　灌流液的准备

3. 将内镜的EVE连接器插入胆道镜设备的EVE连接器插座内；将内镜的LG连接器插入内镜插座。530系列内镜：对准EVE连接器标记，边往内插入，边顺时针方向旋转。200系列内镜：对准EVE连接器标记，插入连接器，直到发出"咔嗒"一声（图11-52）。

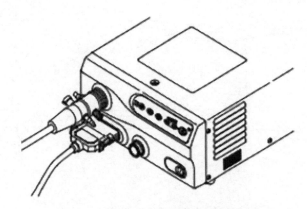

图11-52　连接EVE连接器和LG连接器

4. 将专用连接器帽连接至未使用的EVE连接器插座（未连接连接器帽时，不会输出图像）（图11-53）。

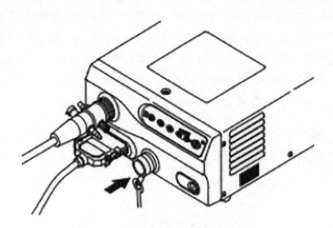

图11-53　盖住未使用的连接器插座

5. 在内镜上安装2个钳子栓和1个灌流转换器（图11-54）。

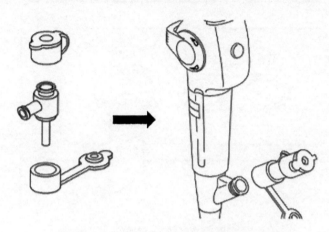

图11-54　安装钳子栓及灌流转换器至内镜

6. 将灌流瓶的输液管安装到灌流转换器的内镜送液口上（送液量以调节阀控制，以自然落差送液）（图11-55）。

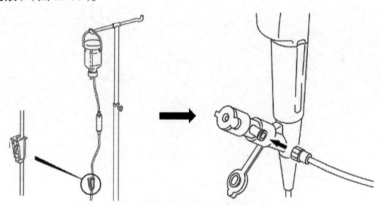

图11-55　灌流液输液管与内镜送液口连接

7. 按下图像处理器的电源开关，打开胆道镜系统。
8. 按下液晶显示屏背面的电源开关，打开显示屏。

9. 按镜灯钮，主灯即点亮（图11-56）。

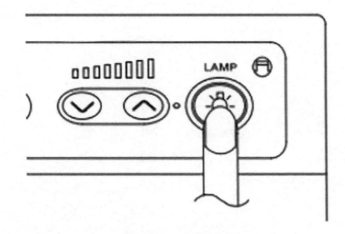

图11-56　打开镜灯钮

10. 将手掌放在内镜的头端部，确认当手掌远离和接近内镜头端部时，射出的光量有变化（图11-57）。

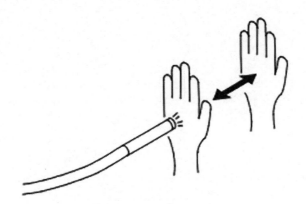

图11-57　测试内镜光亮情况

11. 伸入内镜，通过调节角度钮，使需要探查的部位送入视野（图11-58）。

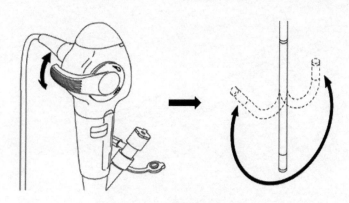

图11-58 内镜角度的调节

12. 若需要摄像，按住冻结开关使画面静止，再按一次冻结开关进行拍摄（图11-59）。

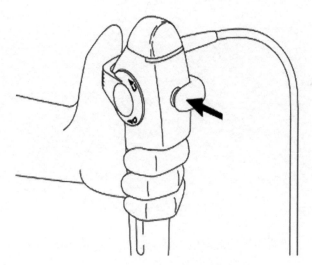

图11-59 术中通过内镜拍摄照片

13. 将内镜器械通过钳道口进入内镜进行操作（图11-60）。

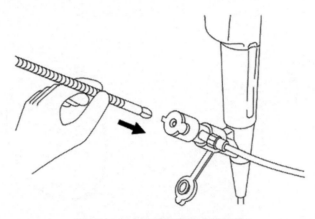

图11-60 内镜器械进入内镜操作

14. 取出内镜前，需操作角度钮使弯曲部基本伸直，再缓缓取出内镜（图11-61）。

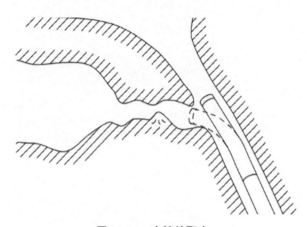

图11-61 内镜的取出

15. 使用结束后，切断图像处理器的电源开关，然后从图像处理上卸下内镜的LG连接器和EVE连接器。

四、仪器特点

1. 能够降低胆道术后残余结石的发生率。
2. 术中有助于对病变的确诊，为手术方式的选择提供依据。
3. 手术创伤小，不留瘢痕，患者在治疗过程中不会感觉痛苦。
4. 胆道镜手术比传统的开腹手术视野大。

五、使用注意事项

1. 电磁波可能会使设备监视器的屏幕上出现噪声。在这种情况下，关闭产生电磁波设备的电源或使其远离本设备。

2. 打开电源之前，确认内镜已正确连接。

3. 内镜连接到处理器前，须擦干内镜触点的水分。

4. 设备主灯是氙气放电灯，与普通灯或卤素灯不同，放电灯不会突然烧坏，而是光量或照明能力将逐渐减小。超过规定点灯时间继续使用时，灯的强度会下降，灯可能烧坏。应定期通过镜灯寿命指示器确认点灯时间。镜灯使用时间：绿色灯为200小时或以下；青色灯为200小时以上且250小时以下；黄色灯为250小时以上。

5. 内镜检查中，如果主灯熄灭且不能再点亮时，可打开应急备用灯以确保安全地取出内镜。

6. 检查或治疗过程中图像消失，如果未关闭处理器和光源装置，可能会导致内镜头端部位过热，造成黏膜烫伤或其他伤害。

7. 内镜器械进/出内镜时，应闭合器械头端，防止损伤内镜。

8. 在关闭处理器的情况下装卸内镜，至少过5秒后再重新打开处理器。

9. 用手触摸刚使用过的LG连接器会有烫伤的危险，应将连接器的头端部冷却5分钟后再触摸。

六、常见故障及处理

1. 重新设置处理器和光源装置的方法：关闭处理器和光源装置，至少过5秒后再打开。再次打开处理器和光源装置，然后打开光源按钮。

2. 如果检查过程中图像消失，取消冻结模式后，仍未显示实时图像或图像变色，应重新设置处理器和光源装置；如果治疗过程中图像消失，取消冻结模式后，仍未显示实时图像或图像变色，应立即停止治疗，从内镜取出治疗器具，然后重新设置处理器和光源装置。如果重新设置处理器和光源装置后图像仍未恢复，应关闭处理器和光源装置，慢慢从患者体内拉出内镜。

3. 打开主灯时，应急备用报警灯闪烁。按照下列步骤检查处理器：①关闭处理器的电源，使通风孔和墙壁之间保持17毫米以上的距离。5～10秒后打开电源。②按镜灯钮点亮主灯。如果主灯点亮，说明可以使用。否则，按以下的步骤操作。③关闭处理器的电源，再次打开电源，不要按镜灯钮。光源装置冷却风扇启动，使主灯冷却。④冷却2～3分钟后，按镜灯钮。如果主灯点亮，说明可以使用。

七、维护与保养

1. 内镜使用结束后，应立即在床边进行第一次清洗，再在水槽中细致地进行第二次清洗。第一次清洗的方法：用纱布擦拭去除粘在内镜表面的污垢。第二次清洗的方法：在清洗前先进行内镜的密封性实验测试，然后用内镜清洁刷刷洗管道内、内镜头端及钳道口，去除残留物。

2. 内镜长期使用会发生器械损耗，特别是橡胶、树脂等部分会因使用的药剂、时间的积累而老化，应每6个月或100个病例后由专家做一次检查。

3. 用软布轻轻擦拭电子胆道镜设备的灰尘或污垢。当污垢不易擦拭掉时，用蘸有少量稀释5～6倍的中性清洗剂的纱布轻轻擦拭。当前面板上沾有体液、血液等时，用蘸有酒精的纱布擦拭。

第四节　Encor乳房活检与旋切系统

乳房活检与旋切系统是在局部麻醉下，借助B超机的准确定位引导，将穿刺针放到乳腺肿块部位，通过负压吸引、旋切将肿块切除（图11-62）。

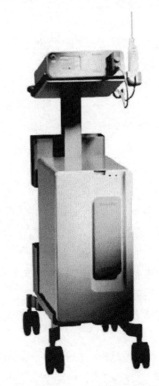

图11-62　Encor乳房活检与旋切系统

一、适用范围

1.用于获取活体组织采样以进行乳腺异常症状诊断。

2.用于组织学检查，可部分或完全切除仪器显示的异常部位。

二、原理与性能

乳房活检与旋切系统利用真空负压抽吸乳腺组织，完全自动地对乳腺病灶进行重复切割，不需要重复进针退针，大大缩短了手术时间。对于致密性腺体及较坚韧的病灶，能自动快速切割无须再次更换旋切刀。

三、仪器组成及配置

1.主机（CM3000）（图11-63）

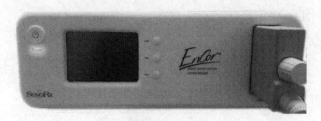

图11-63 主机

2. 真空系统（VS3000）（图11-64）

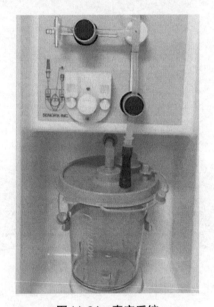

图11-64 真空系统

3. 推车（CART01）（图11-65）

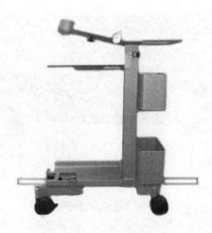

图11-65 推车

4. 器械驱动（图11-66）

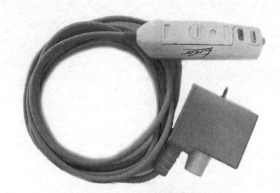

图11-66　器械驱动

四、操作技术

1. 主机正面各端口（图11-67）

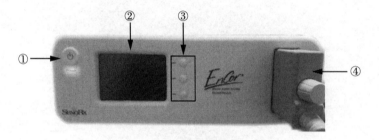

图11-67　主机正面各端口

①电源；②显示屏；③选择按钮；④SenoRx器械连接端口

2. 主机背面各端口（图11-68）

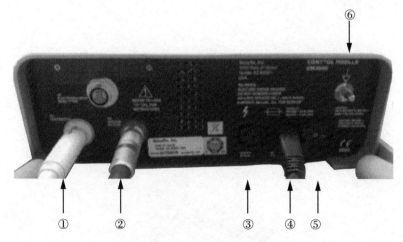

图11-68　主机背面各端口

①脚踏连接端口；②真空系统连接端口；③电源输入插孔；④电源输出插孔；⑤主电源开关；⑥等电位接线柱

3. 操作方法

（1）按照安全使用要求放置乳房活检与旋切系统，将推车上的电源线接入医院级壁装式插座。

（2）安装真空罐：将真空罐安置在真空系统中，牢固连接中央开口。真空罐连接必须牢固，否则可能导致可用真空下降，并出现报警。确认盖子已牢牢卡入真空罐底，而且所有未使用的孔都已经紧紧盖上孔盖（图11-69）。

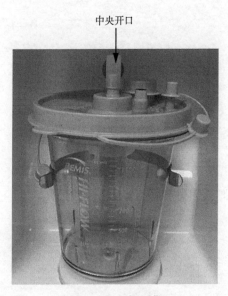

图11-69　真空罐

（3）如果需要使用冲洗功能：先将冲洗管套件上的黑色标记与冲洗夹管阀上的中心杆对齐，然后将冲洗管套件拉入冲洗夹管阀槽中，最后将生理盐水袋接头连接至生理盐水袋（图11-70）。

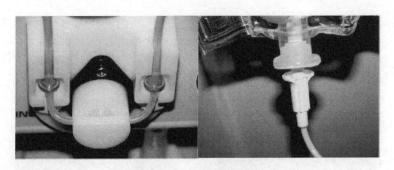

图11-70　冲洗管的连接

（4）安装真空管组件（图11-71）。

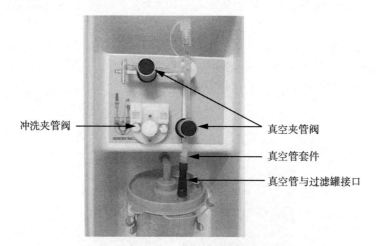

冲洗夹管阀

真空夹管阀
真空管套件
真空管与过滤罐接口

图11-71　安装真空管组件

（5）将探针管套件连接至真空管组件（图11-72）。

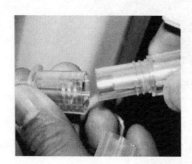 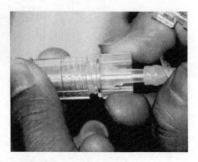

图11-72　探针管套件与真空管组件的连接

（6）将探针管套件连接至冲洗管套件（图11-73）。

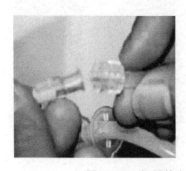 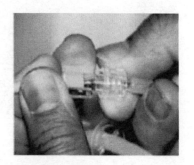

图11-73　探针管套件与冲洗管套件的连接

（7）打开主机背面的主电源，再打开主机正面的电源开关。然后主机将进行初始化过程，主机屏幕上会显示SenoRx标志（图11-74）。

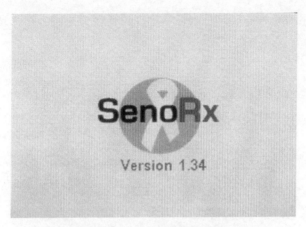

图11-74　主机初始化过程屏幕

（8）主机初始化之后将显示器械连接提示屏幕（图11-75）。

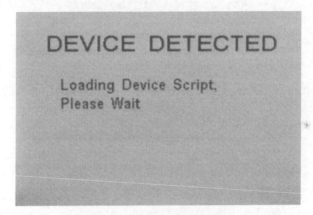

图11-75　器械连接提示屏幕

（9）激活器械连接提示屏幕后，将器械驱动的接头与主机正面的SenoRx器械连接端口相连接（图11-76）。

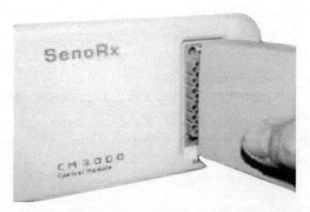

图11-76　器械驱动与主机正面的SenoRx器械连接端口相连接

（10）将器械驱动的另一端与一次性活检装置连接，主机会检测到连接的一次性装置（图11-77）。

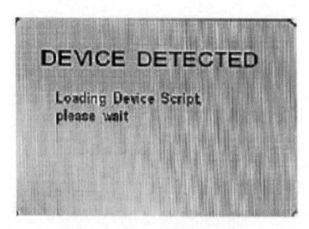

图11-77　主机检测到器械后的屏幕

（11）安装并校准一次性活检装置后，"真空就绪"灯将变为绿色，表明已达到所需真空度，可以开始进行活检。

（12）使用结束后，先关闭主机正面的电源开关，再关闭主机背面的主电源开关。拆下一次性装置，按照所在机构的要求处理（丢弃）。

五、仪器特点

1. 切口微小，美容效果好。

2. 精准定位，准确切除病灶。深部病灶及直径3毫米的微小肿瘤可准确切除。

3. 独特的空心针穿刺设计，手术过程只穿刺一次，避免重复多次穿刺导致的肿瘤细胞脱落的针道转移。

4. 手术时间短、疼痛轻，术后患者可自由活动。

六、使用注意事项

1. 将设备电源线连接到配有合适电压的医院级壁装插座，否则可能损坏产品。

2. 为了减少干扰，需使乳房活检与旋切系统尽量远离其他电子设备。

3. 每次使用前均需检查配件和电线是否存在破裂或其他损伤。不得使用已破损的设备，否则可能导致病患或操作人员触电或伤亡。

4. 滤毒罐各接口需紧密连接，否则会降低真空度或引发报警。确定罐盖牢固卡在滤毒罐底座上，将所有未使用的盖口帽紧紧按在未使用的开口上。

5. 安装并校准一次性活检装置后，"真空就绪"灯才会点亮。如果"真空就绪"灯没有点亮，则需检查所有管件接口和真空滤毒罐接口。

6. 使用结束后关闭乳房活检与旋切系统电源，不得整夜处于开机状态，否则可能损坏管件。

7. 该设备不得用于非适应证的情况。在禁止切除乳腺组织的情况下，不得使用该设备。

七、常见故障及处理

1. 发生报警时，主机将尝试找出报警原因。如果主机能够找出报警原因，则将在显示屏上显示该信息。根据报警原因不同，采取不同措施消除报警。发生某些报警时，应待主机自动恢复并返回就绪状态。还有一些报警情况，需要按下主机显示屏上显示的按钮才能消除报警。

2. 如果显示屏没有提示如何消除报警，可使用后面板上的开关关闭主电源，等待20秒后打开主电源，按下前面板电源按钮重启主机（此方法适用于大部分报警出现时）。如果已排除了查出的故障并且消除了屏幕上的报警，但报警仍存在，则需联系厂家维修。

3. 如果使用过程中系统发生故障，需检查后面板保险丝是否熔断。必要时需更换保险丝。

八、维护与保养

1. 清洁乳房活检与旋切系统时，须关闭电源，断开电源线与交流插座的连接。

2. 使用浸有清洁溶液或消毒剂的软布擦拭乳房活检与旋切系统、电源线、脚踏开关等所有暴露在外的设备的表面。不得使用磨损性清洁品，不得将清洁剂直接喷洒在乳房活检与旋切系统或电线上。

3. 至少每隔12个月进行电气安全测试，测试须采用标准医疗安全分析仪。

4. 定期检查所有电线和连接器是否磨损或破损。主机和真空系统无须校准或调解。

5. 空气滤器的清洁：使用小一字形螺丝刀小心将长方形空气过滤器滤网从风扇（位于除臭滤器右侧）上撬开。拆下空气过滤器，用水冲洗，使用合适的毛巾将其擦干。将空气过滤器装回滤网，再装回风扇上。

6. 除臭滤器的更换：逆时针旋转除臭滤器将其拆下并丢弃。安装新的除臭滤器时，顺时针旋转滤器直至紧密安装。

第十二章

显微外科设备

第一节　眼科蔡司OPMI LUMERA 700显微镜

眼科蔡司OPMI LUMERA 700显微镜拥有特殊的立体同轴照明系统，视场亮度好、立体感强、景深大、视野清晰，并具有直接目视、即时显像及录像等功能。

一、应用范围

该设备适用于手术区域的照明和放大，以及在眼科领域中对手术过程的观察起支持作用。

二、原理与性能

OPMI LUMERA 700显微镜采用高分辨率、高清晰度的光学系统和显像系统，可对病灶组织放大6～400倍进行观察，适用于微小部位的手术操作导航。可脱卸的眼底观察系统RESIGHT 500和RESIGHT 700及它们的机械组成，可满足前节和后节眼科切割手术的需要。

三、仪器组成及配置

OPMI LUMERA 700显微镜组成及配置见图12-1。

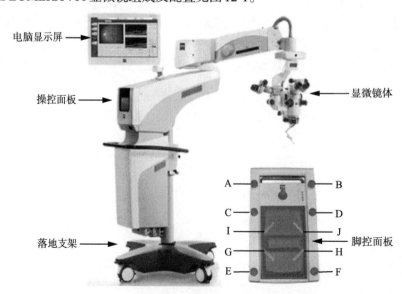

图12-1　仪器组成及配置

　　脚控面板的按钮 A、B、C、D、E、F可自由分配功能；按钮C和D之间的控制杆可以精确地电动控制XY方向平移部件；摇杆开关G、H、I、J用于操作"缩放"和"调焦"功能，可以垂直或水平分配这些功能到相关按钮

四、操作技术

1. 先连接系统电源，再按下位于操控面板下方的开/关机按钮（如果电源开关的绿色灯亮起，表示系统已经打开），打开电源后，系统会执行自检（大约持续90秒）（图12-2）。

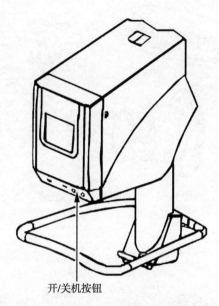

开/关机按钮

图12-2　开/关机按钮

2. 根据手术调节屈光度，根据术者的习惯调节瞳距（图12-3）。

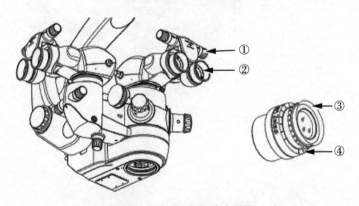

图12-3　屈光度及瞳距的调节
①调节瞳孔间距的旋钮；②目镜；③眼杯；④屈光度设定环

3. 手术开始之前，无菌人员应用罩子罩住显微镜和（或）使用可重复灭菌帽，旋转无菌帽使得按钮准确地安装到手柄按钮上（图12-4）。

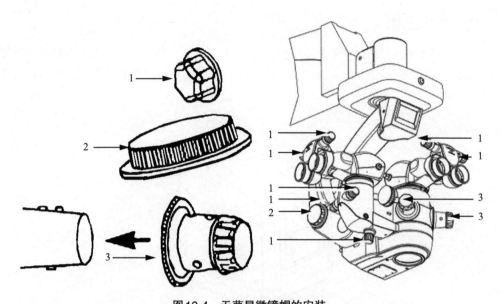

图12-4　无菌显微镜帽的安装

图中数字1、2、3标记处为三种不同型号的显微镜帽及其安装位置

4. 安装非接触性广角镜（图12-5）。

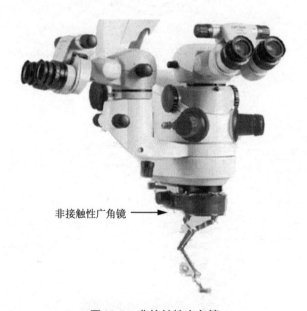

非接触性广角镜

图12-5　非接触性广角镜

5. 定位显微镜并对其聚焦。在手术期间，最常使用的操作功能，如对焦、放大、XY方向水平移动、照明强度增/减、调节亮度水平均等，可通过脚控面板进行控制，调节好一切参数之后可以开始手术。

6. 手术结束后，需用操作车将显微镜从手术区域旋转到停放位置，按XY水平移动系统上的复位按钮，将系统复位到初期值并准备好下一次操作（图12-6）。

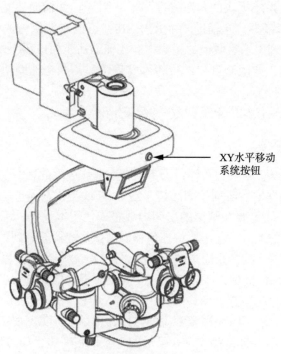

XY水平移动
系统按钮

图12-6 XY水平移动系统上的复位按钮

7.关闭显微镜的开/关机按钮。

五、仪器特点

1.内置保护滤波片。为了保护视网膜，OPMI LUMERA 700显微镜提供了旋入式视网膜保护滤波片（蓝屏滤光片）和固定的紫外线阻挡滤波片。这不仅能够减小患者眼睛暴露在光线下的程度，同时也对外科医生起到保护作用。

2.亮度可控。OPMI LUMERA 700显微镜中的光源亮度是连续可调的，能将照射到患者眼睛上的光线强度调节到最合适的值。

3.照明角度可调节。OPMI LUMERA 700显微镜的主显微镜有倾角调节机制，以便间接照明。

4.立体共轴照明。本系统的立体共轴照明设计在手术区域中心提供亮红色反应，外围区域的照射引起视网膜更高的暴露，通常不会直接照射黄斑。这一设置不只是将光线损伤风险设到了最低，还减小了患者巩膜的眩光。共有三个固定的立体共轴照明设置：①红反射照明：手术显微镜发出的光线范围在大约20毫米直径上产生红反射，以获得患者眼睛结构的最佳视觉效果。②红反射/周边区域照明：手术显微镜发出的光线产生红反射并同时照亮患者眼睛的周边区域。③周边区域照明：红反射被关闭，整个视野被周边区域照明系统照亮。

5.内置的裂隙灯。裂隙灯是 OPMI LUMERA 700独有的照明系统。它提供了明亮、清晰界定的裂隙图像，用于眼前节和后节的高对比度观察。

6.CALLISTO眼辅助功能对手术的支持：①辅助功能K-TRACK：可以基于手术显

微镜显示的数据输入系统模块的角膜镜获得对齐引导。②辅助功能Z-ALIGN：可以帮助外科医生对齐环面镜头。③辅助功能RHEXIS：可以支持执行撕囊手术，将可自由选择直径的圆环重叠到手术显微镜的图像中。④辅助功能创口LRI：支持对插入的人工晶体的窗口进行规划，并限制创口的位置和宽度（注：四个辅助功能中同时只能执行一个）。

7. RESIGHT电动非接触广角镜，超广角，超清晰。

六、使用注意事项

1. 使用该显微镜设备的限制条件：①不要在有爆炸危险的区域使用本设备。②不要在靠近易燃麻醉剂或挥发性溶剂（如酒精、乙醚/苯或类似物质）的环境下使用，保持至少25厘米的距离。③不要在潮湿的房间内放置或使用本设备。不要将设备暴露于出现喷水、滴水或溅水的地方。④不要将任何盛满液体的容器放置到设备的顶部，确保没有液体会进入设备内部。⑤禁止通过双目镜筒、目镜或物镜直接观察太阳。

2. 如果将系统从寒冷的地方（小于10℃）移动到温暖的地方，可能出现潮湿空气凝结。在打开系统之前，应等待至少1小时使其适应室温。

3. 将目镜从镜筒上取下时应注意常规的磁体处理规则：①不要将目镜放置在可能被磁化的设备旁边。②不要将目镜放置在灵敏的电子设备旁边，如输液泵、心脏起搏器、测量仪器或磁性数据记录载体（如磁盘、音频/视频磁带或信用卡）。③不使用时务必将目镜放置在原始包装中。

4. 每次使用OPMI LUMERA 700显微镜之前

（1）固定显微镜底座的脚踏板锁，以确保显微镜使用期间不会发生移动（图12-7）。

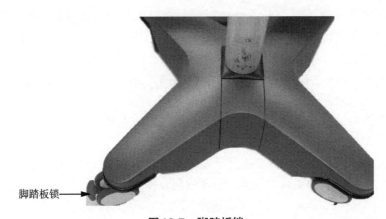

脚踏板锁 ←

图12-7　脚踏板锁

（2）设定向下运动限制位：防止显微镜偶然被降低，限制悬挂臂的位置以防止其与患者接触。在设置下降限制位时，按照下面步骤进行：①松开调节螺丝数圈。②按下手术显微镜上电磁制动器的释放按钮，然后降低显微镜到某一点，在该点仍然有距操作区域足够的安全距离。③顺时针调节螺丝直到最大。④再次降低手术显微镜到最低限制位，检查安全距离（图12-8）。

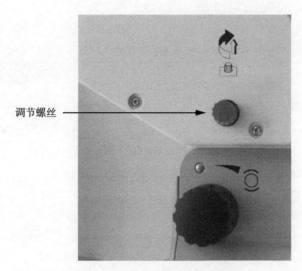

调节螺丝

图12-8　向下运动限制位调节螺丝

5. 使用OPMI LUMERA 700显微镜期间：①为了防止对患者眼睛的光损害，将手术区域光线照射的亮度降低到手术所需的最低亮度。②禁止在光源仍然打开的情况下离开设备，因为过量的照射次数会导致患者眼睛的视网膜受到伤害。③在操作时，手柄或助手显微镜上的缩放旋钮不要接触到未灭菌的连接电缆以免感染患者。④当手术暂停时，应关闭显微镜照明系统；或将手术显微镜移到待机位置；或遮住患者的眼睛。

6. 每次使用OPMI LUMERA 700显微镜之后，务必通过主开关关闭设备。

七、常见故障及处理

1. 软件故障：如果出现软件故障，可切换到手动模式，然后联系蔡司公司的服务部门。

2. 如果氙灯灯泡已经使用超过了其最大使用寿命500小时，可能突然发生故障并使手术中断。如果只剩50操作小时，将会在操作面板上出现一个警告消息。如果只剩下5小时，将收到一个警告消息，要求更换相关氙灯灯泡，这时应当至少更换氙灯灯泡。

3. 如果出现数据错误或输入错误的光学参数，撕囊环在目镜中可能发生偏移从而产生偏差，因此应注意：①在外科手术之前检查输入的光学参数。②检查所输入环数据的位置和直径是否合适。

4. 悬吊式支架的升降功能故障：如果升降功能故障，发生紧急情况时可将升降臂移动到旁边。

5. 发生故障的照明光源的照明强度可能会波动并损伤患者眼睛的视网膜，如果照明强度发生波动，应激活手动模式。

6. 主功能（XY，调焦，缩放，照明）发生故障：切换到手动模式以完成已经开始的手术过程。

7. 系统可能发生的故障及处理方法（表12-1）。

表12-1　系统故障及处理方法

问题	原因	处理方法
根本不工作	插头没有插好	插好电源插头
	悬挂系统的电源开关没有打开	按下电源开关，开关的绿色指示灯必须点亮
	悬挂系统电源开关的自动电源断流器启动	再次按下电源开关
	供电故障	联系当地电工
照明系统不工作	光纤没有很好地插入显微镜中	将光纤尽可能地插入
	主灯及备用灯故障	更换两个灯泡
	悬挂系统的电子发生故障	使用手术室的照明设备照明手术区域，联系蔡司显微镜部门
	光源没有在脚控面板上激活	按下脚控面板上照明光源的打开/关闭按钮
	悬挂臂位于待机状态	把悬挂臂向下拉

八、维护与保养

1. 清洁机械表面：设备的所有机械表面都可以用潮湿抹布擦拭清洁。不要使用任何刺激性或腐蚀性的清洁剂。清洁设备表面时，必须关闭设备电源。

2. 只在必要的时候才清洁光学元件（目镜、物镜）的外表面。不要使用任何化学清洁剂或刺激性物质。使用吹风机或者一个清洁无油脂的刷子去除光学表面上的尘土。

3. 光学元件（如目镜、物镜等）的图像质量会由于很少的污染物而发生削弱。为了保护内部光学设备，防止灰尘污染，使用完成后，应在系统表面覆上防尘罩。

第二节　徕卡增强现实荧光（AR荧光）显微镜

手术显微镜为光学仪器，通过放大倍率和照明改善物体的可视性，用于观察和记录及患者的医学治疗。AR荧光显微镜完美地弥补了手术显微镜传统成像及观察方式的缺陷，可以更好地帮助外科医生在复杂的外科手术中进行手术决策及教学（图12-9）。

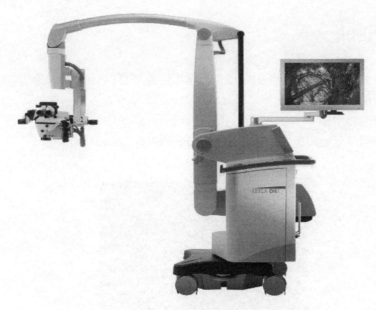

图12-9　AR荧光显微镜

一、适用范围

1. 神经外科

（1）颅内肿瘤、脑室内及颅底肿瘤切除：如蝶骨脊内侧脑膜瘤、垂体瘤、听神经瘤、颅咽管瘤等。

（2）脑血管类：①动脉瘤：可清楚地看清肿瘤界限，操作精确，减少出血。②脑血管狭窄或闭塞，即闭塞后的重建手术，如血管吻合。③动静脉畸形。

（3）脊髓手术：椎管内肿瘤、颈椎病。有助于彻底切除肿瘤而不损伤正常脊髓组织。

（4）周围神经外科：可看清神经束及神经外膜的结构，增加手术成功率。

（5）口腔入路环枕畸形矫正术。

（6）颈内动脉剥脱术。

2. 耳鼻喉头颈外科手术。

3. 骨科的断肢再植手术。

二、原理与性能

显微镜由照明系统和放大系统组成，因具有同轴光源，聚集的光线经棱镜、物镜到达术野，使术者在深窄的术野中获得立体观感而无阴影遮蔽。其放大系统的放大倍率取决于物镜的焦距、镜筒长度、目镜放大倍率和分级或连接转变倍率。

AR荧光可将近红外荧光成像与白光图像相结合，形成一个单一、实时的可视化白光图像，使外科医生能够实时看到白光图像及彩色荧光图像而不需要在白光图像和黑白荧光图像之间切换。将AR荧光图像投射到双目镜筒中，外科医生即可通过目镜实时观察解剖结构及荧光效果。

三、操作技术

1. 开机

（1）连接电源，打开电源开关，检查光学主体连接部位有无松动。

（2）调节助手镜位置。

2. 调节显微镜平衡

（1）按控制单元触摸板旁的"Auto Balance"按钮（图12-10）。

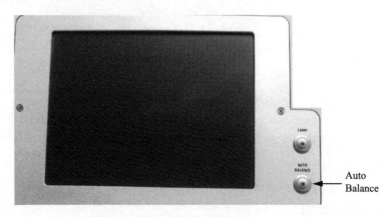

图12-10　Auto Balance按钮

（2）按照控制面板的提示，分别调节显微镜光学系统前后、上下、左右的平衡。

3. 设置瞳距、双目镜筒倾斜度：使用"调节转轮"设置瞳距，直至两眼可以看到一个圆形图像区域（图12-11）。

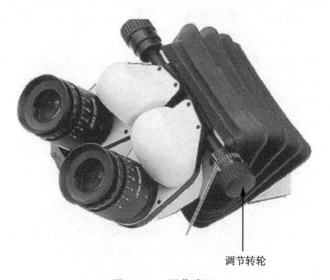

图12-11　调节瞳距

4. 设置屈光度

（1）调节显微镜放大倍数至最大。

（2）观察显示器上的图像，调节焦距直至图像最清晰。

（3）通过目镜观察镜下图像，左右眼分别进行调节：缓慢从左至右旋转目镜上的屈光补偿环从＋5到－5，直至镜下图像最清晰。

（4）屈光度调节完成，记录左右眼目镜屈光补偿环的刻度，下次使用时可以直接调至该刻度。

5. 展开支架摆臂，安装无菌防护罩，安装灭菌物镜防污镜。

6. 将显微镜移至操作位置并锁定脚刹，打开氙灯开关。

7. 关机

（1）关闭影像工作站。

（2）关闭氙灯。

（3）从手术操作区移开，取下一次性消毒罩，取下物镜防污镜并灭菌。

（4）将支架摆臂收起，停放在待机位，锁定脚刹，罩上防尘罩。

（5）关闭总电源开关，并确认电源连接断开。

四、仪器特点

1. 能够同时集成三种荧光，分为肿瘤荧光模块、血管荧光模块及黄荧光模块。只需一键切换，就可从白光模式切换为荧光模式或在三种荧光模式之间切换。

（1）肿瘤荧光模块：用于开放手术中，对特定肿瘤组织的观察（图12-12）。

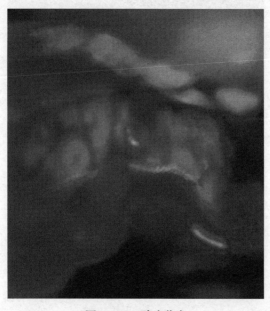

图12-12 肿瘤荧光

彩图

（2）血管荧光模块：手术过程中，可实时查看手术部位血流情况（图12-13）。

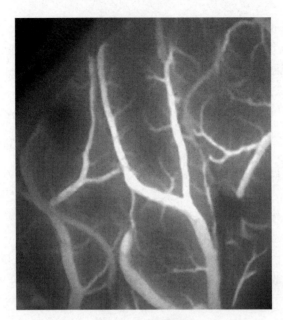

图12-13 血管荧光

（3）黄荧光模块：用于观察激发峰值在460～500纳米（蓝光）并且受激频段在510纳米以上（包含绿色、黄色、红色光谱）的荧光团（图12-14）。

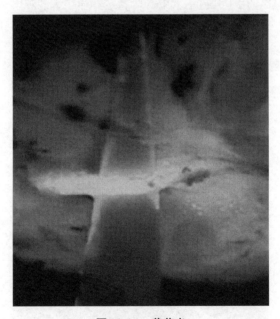

图12-14 黄荧光

彩图

2. 具有直观的触摸控制面板，操作简单、快捷。其重要功能均可通过手柄、脚踏进行控制（图12-15）。

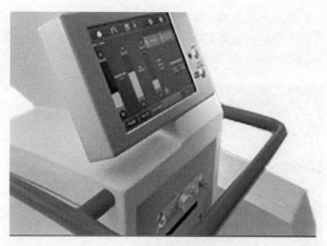

图12-15 控制面板

3. 只需通过光学头上方的手术信息面板，即可确认显微镜的设置（图12-16）。

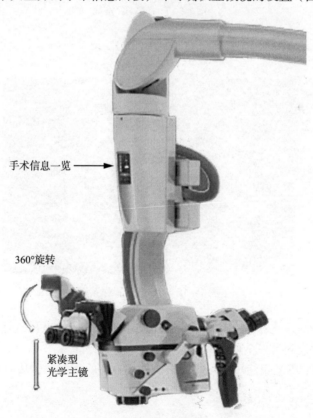

手术信息一览 ——

360°旋转

紧凑型
光学主镜

图12-16 信息面板

4. 内置电缆和电磁锁使操作流畅省力，光学头的定位灵活，移动范围极广，快速稳定，能够极大减少工作流程的中断。

5. 调节平衡时，只需点击平衡键（AC/BC按钮），自动平衡系统便可将所有六个轴完全平衡。即使已安装无菌罩，如需要在手术过程中快速准确地重新平衡显微镜，只需按下光学头上方的AC/BC按钮（图12-17）。

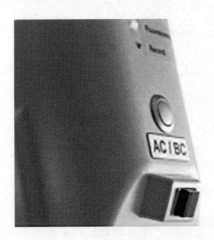

图12-17　AC/BC按钮

6. 一体化的TrueVision 3D影像工作系统（图12-18）。

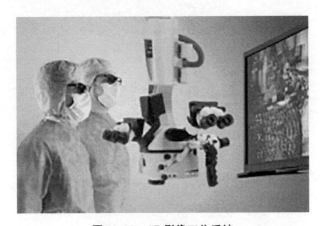

图12-18　3D影像工作系统

7. 可靠的照明系统：设有两个拥有独立灯和电路板的400瓦氙灯照明系统，必要时显微镜将自动切换到另一个照明系统。

8. 具有特殊的纳米银涂层，可极大减少显微镜上的病原体，从而防止院内感染。

五、常见故障及处理

AR荧光显微镜常见故障及处理方法见表12-2。

表 12-2 常见故障及处理方法

故障	原因	处理方法
按下 All Brakes（所有电磁锁）按钮后，显微镜倾斜	摇臂系统没有正确平衡	平衡显微镜支架
显微镜无法移动或移动费劲	线缆缠绕	重新分布受影响的线缆
	显微镜被锁定	松开锁定装置
显微镜内无光	光导纤维已断开	检查光导纤维连接
	主光源和（或）备用光源故障	切换至其他光源
对手镜/侧方助手镜无灯光	助手镜选择不正确	检查助手镜的选择
显微镜及其支架可能较难或根本无法移动	自动平衡未完成	确保已设定位置B，再次按下自动平衡按钮
无法执行自动平衡操作	显微镜倾斜角度过大	将显微镜上的A/B轴对齐A/B标记，重新执行自动平衡
无法平衡	在运输位置平衡	将显微镜脱离运输位置，重新进行平衡
工作距离不移动	工作距离紧急驱动装置被无菌罩挡住	释放工作距离紧急驱动装置

六、使用注意事项

1. 手术显微镜只能用于封闭的室内，且必须放在牢固、平整的地面上。

2. 手术前应完成支架的所有准备和调节工作。

3. 显微镜位于手术区域上方时绝对不能更换附件或调节显微镜平衡。手术过程中，重新装配前，需首先将显微镜旋至手术区域之外。

4. 更换附件前，需将显微镜锁定。重新装配后，需将显微镜配置平衡。

5. 不要在显微镜处于不平衡状态时释放电磁锁。

6. 在手术前准备系统时，检查所有零件和电缆的安装和连接是否正确。零件安装不佳或连接不良会导致危险状况和系统故障。

七、维护与保养

1. 设备不使用期间，应套上防尘罩。附件不使用时，应将其放置在无尘处，通过气压橡胶抽吸和软刷除去灰尘。

2. 使用专用的光学元件清洁布和纯酒精清洁物镜和目镜。

3. 应保护显微镜免遭湿气、水蒸气、酸、碱和其他腐蚀剂物质的侵蚀。

4. 禁止手术显微镜与油或润滑油接触。切勿在导轨面或机械零件上使用机油或油脂。

5. 触摸屏的清洁

（1）在清洁触摸屏之前，关闭显微镜并将其断电。

（2）用不起毛的软布清洁触摸屏。

（3）不得直接将清洁剂涂抹在触摸屏上。

（4）清洁触摸屏时不得用力按压。